養氣血、疏經絡、排毒素，
順應節氣食補強身、運動按摩，365天保健全書

一日一頁
中醫養生

薬日本堂のおうち漢方365日

薬日本堂・監修　楊家昌・譯

1日1ページ読むだけで心も体もリラックス

前言

提到漢方，很多人一開始會聯想到去中藥行請中醫師和藥師抓藥，或是接受針灸、艾灸等特別的治療方法。

然而，漢方其實深植於日常生活之中，是教導我們如何過得更快樂、更健康的智慧。漢方是古人藉由觀察大自然，同時運用平常的經驗，所找出的一套生活指南。

所謂漢方中醫養生法，包含調整生活節奏的方式、選擇食材的方法、活動身體的方法、如何保持良好的心態等，大量的養生法融入於日常生活中，我們早在不知不覺中或許已經有所實踐。

本書要介紹的是一年三百六十五天，每天可加以實踐的漢方中醫養生法。除了飲食和運動，還包括泡茶、入浴等放鬆方法，以及美容，當然還有生藥和日本漢方醫學的基本知識等，提供各式各樣踏上漢方領域的入口。

例如，雖然只是閉目養生，小歇片刻，對於心靈的養生也有很大的幫助；常吃當季的食物，也是飲食的養生方式。漢方的效果並無法透過數據來加以測量，但就某種含義來說，以「中庸」的方式來斟酌調整，是相當重要的要素。嘗試做某件事情之後突然感到輕鬆許多，或是有神清氣爽的感覺時，就是值得重視的寶貴經驗。首先，從自己能做的、想做的，以及感興趣的事情開始做起吧！

漢方中醫的理念是建立在人與自然合為一體的基礎。就像是將理所當然的現象視為「自然的事情」，例如：在太陽升起時起床、太陽西沉時休息；在炎熱的夏季吃當季的夏季蔬菜讓身體降溫、在冬天泡澡充分暖和身體等，採取不違背時序自然更迭的生活方式，也是漢方中醫的重要理念。在本書三百六十五天的養生法中，還要介紹隨著季節自然交替，身體狀況所發生的變化。

誠心邀請各位將漢方中醫的養生智慧融入於日常生活中，實踐養生之道，綻放生命的光芒吧！

目錄

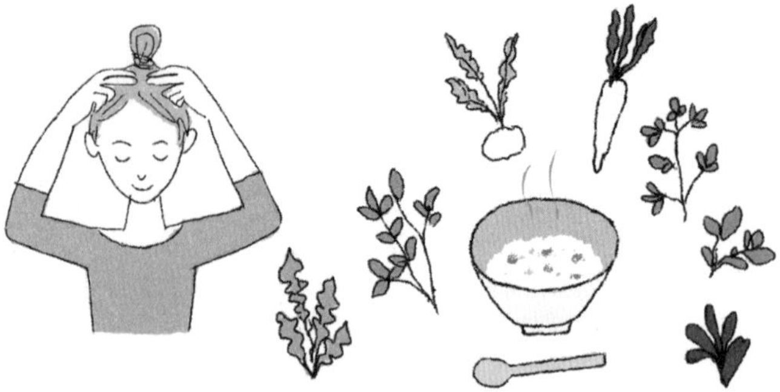

圖示說明

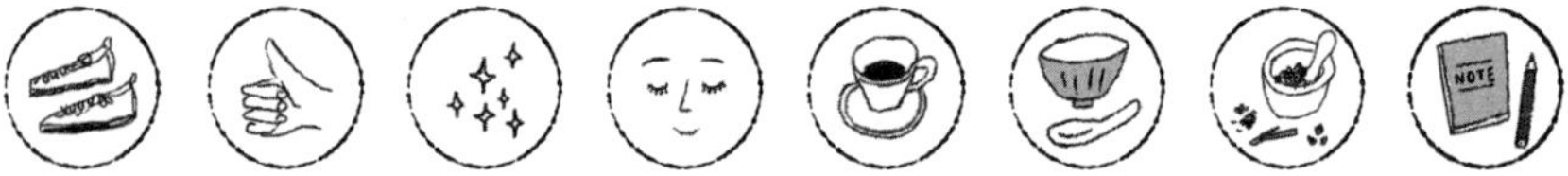

基本 介紹漢方和藥膳食療的基本理論。

漢方藥 介紹漢方藥與構成漢方藥成分的植物和生藥。

食物 介紹在各個季節能調養身體的食材和料理。

飲品 介紹季節性茶類和藥膳酒等對身體有益的飲品。

放鬆 介紹泡澡和呼吸法等讓心靈放鬆的養生法。

美容 介紹能保養肌膚和頭髮的食物、飲品、入浴劑、按摩等方法。

穴位 介紹能消除身體各種不適的穴位。

運動 介紹能輕鬆進行並促進血液循環的運動。

◎本書的實踐方式

本書的主題是每天一種，在該時期能發揮用處的三百六十五種漢方智慧，各位可以當作日曆每天來閱讀，或是直接從感興趣的頁面閱讀也沒關係。希望本書能幫助各位維持每天的健康。

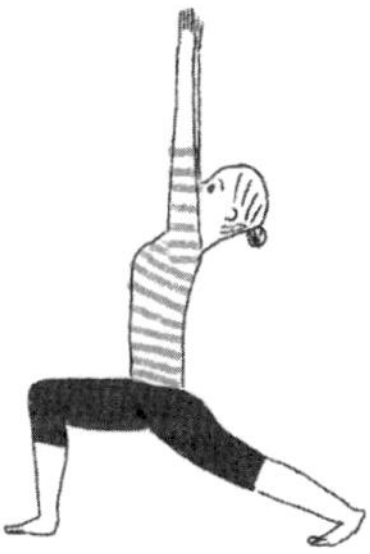

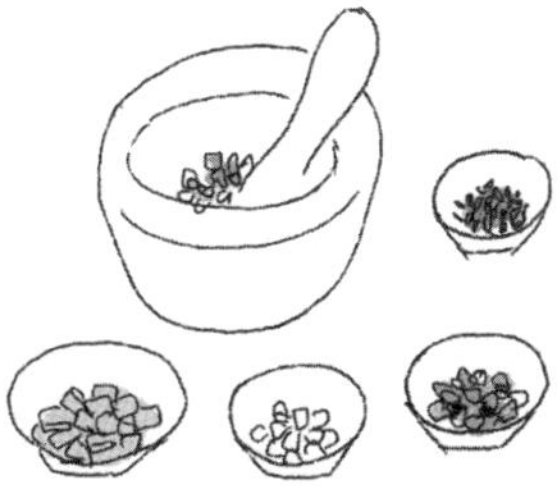

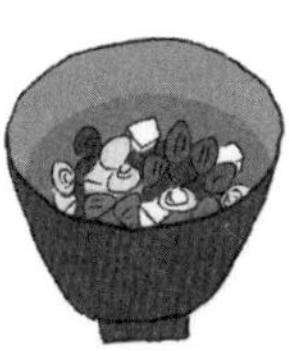

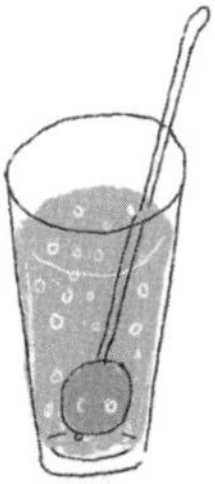

◎有關於本書的用語表現方式

在本書內文會看到「五臟之肝」、「五臟之心」、「五臟之脾」、「五臟之肺」、「五臟之腎」等用語，這是漢方醫學特有的表現方式，其含意與常見的肝臟、心臟、脾臟、肺臟、腎臟略有不同、為了避免讀者誤解，而有這樣的表現形式。詳見P39與P374的解說。

*本書所介紹的相關資訊，並不一定適用所有體質的人。漢方的效果會因個人體質或症狀而不同，建議疾病患者和身體不適者，先接受醫師或專家的診斷。

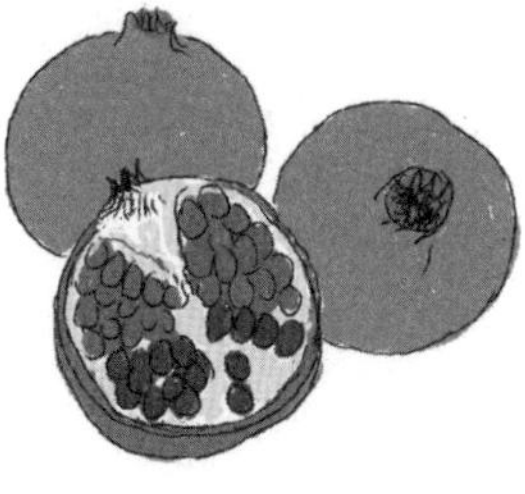

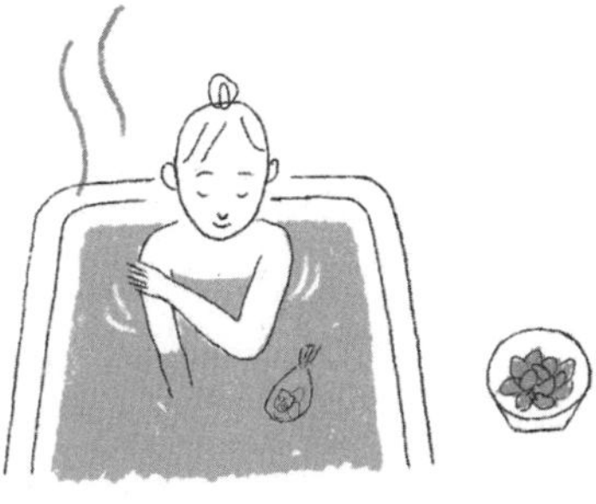

一年的開始，以開運物「屠蘇散」祈求整年健康平安

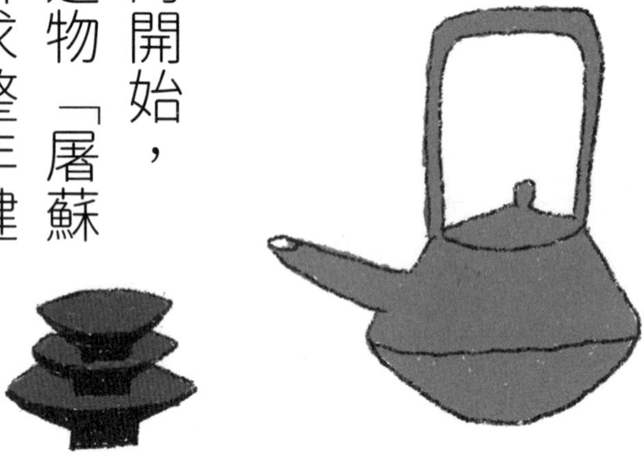

藥酒屠蘇和雜煮年糕湯、御節料理（日本年菜）等，都是日本新年期間的開運物。在日本酒或味醂中加入用五至十種生藥研磨成粉的「屠蘇散」，即可製成藥膳酒。在元旦當天，由年少者依序飲用屠蘇酒，祈求健康長壽。

屠蘇散起源於中國的三國時代*。名醫華佗混合了十幾種藥草，浸泡在酒中供人飲用，由於具屠滅邪氣、靈魂復甦的作用，因而產生「屠蘇」的名稱。到了唐朝時代，遣唐使將屠蘇散傳入日本，逐漸普及於平安時代的貴族階級。

屠蘇散的成分包含漢方所使用的生藥，像是「山椒果皮」、「陳皮」、「桔梗根」、「濱防風」、「桂皮」、「關蒼朮的莖葉」等，具有健胃與預防感冒的功效，獲得百姓的愛用。

製作屠蘇藥酒的方式相當簡單，在除夕夜將屠蘇散加入日本酒或本味醂（經過糖化熟成製法製作而成的味醂）浸泡即可。

這天為：元旦

在新年的第一天，以屠蘇開啟漢方生活，也是不錯的契機。

＊中國三國時代：其年代說法不一，廣義為西元184年至280年左右。

品嚐精力來源「年糕」，充飽一整年的動力！

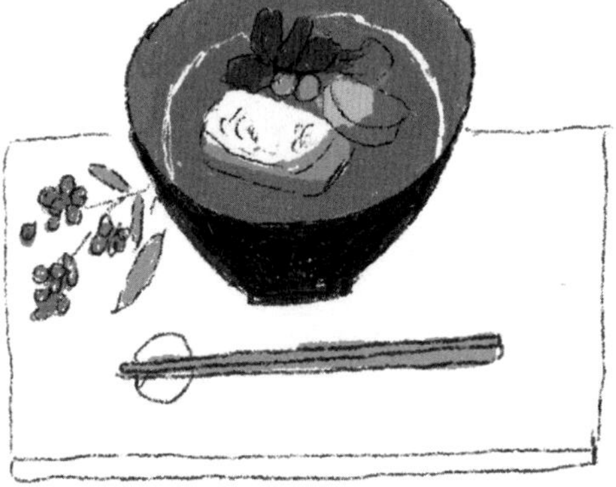

除了過年，日本在節慶的日子也會招待客人吃年糕，也就是大家耳熟能詳的開運物，像是加入年糕製成的「給力烏龍麵」等。年糕被視為補充精力的來源，自古以來是深受喜愛的食物。

在漢方醫學的領域中，年糕也被當成補充精力的食材，推薦給平常無精打采的「氣虛」（P106）者食用。慢慢地咀嚼年糕，就能有補氣的效果。此外，年糕能緩和食慾不振、身體無力等慢性疲勞感、心理不安等症狀，並提升胃部的機能，有助於消除軟便和消化不良的症狀。

以漢方的角度來看，到了冬天的季節，腎的機能會減弱，可食用能提升腎機能的食材。像是將年糕與紅豆一同煮成紅豆年糕湯，或是用海苔包年糕，製成磯部卷等。建議手腳容易冰冷的人，可以喝上一碗熱騰騰的紅豆年糕湯。

這天為：初夢之日
身體與心靈是合為一體的，這是漢方醫學的理論，夢境也會反映身體的狀態，詳見P145。

「陰陽」是漢方的重要觀念

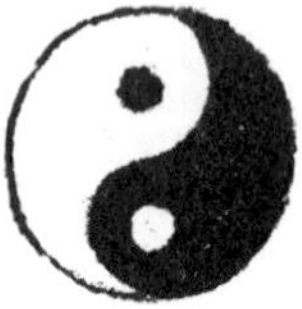

陰陽論是漢方的基本理論，根據中國自古以來的自然哲學，宇宙萬物都具有「陰」與「陽」之兩種特性。接下來將舉幾個陰與陽的例子：

【陽】太陽【陰】月亮
【陽】火【陰】水
【陽】熱【陰】寒
【陽】上【陰】下
【陽】男【陰】女

陰與陽互相依存並保持平衡，是流動性的存在。過了酷暑的高峰時期，就會進入涼爽的秋天，並迎接冬天的到來，這是陽性較旺盛的季節轉為陰性的證明。

以兩個勾玉形狀組合而成的太極圖，是陰陽的象徵，當其中一方處於優勢時，另一方會增加，產生陰陽逆轉。陰陽太極圖中白色為陽、黑色為陰，中間的眼球代表陰中有陽、陽中有陰，陰涵蓋陽，方能維持萬物平衡。

陰陽的觀念對於維持健康也相當重要，因手腳冰冷造成身體不適的時候，代表體質偏陰，這時候要提升陽氣，例如泡澡和吃一些溫補食材，以預防手腳冰冷的情形。維持陰陽的平衡，可說是健康的一大祕訣。

這天為：瞳之日
漢方醫學認為，眼睛與五臟之肝息息相關，當眼睛有不適症狀時，很有可能是肝出了問題。

吃下整個完整的食材，「一物全體」是對身體有益的觀念

飲食是維持身體健康的要素。那麼，平常該注意哪些飲食的細節呢？

首先，要重視飲食的均衡，「一物全體」是相當重要的概念。由於食物本身有其生命力，吃下整個食材，可以吸收完整的生命力。

佛教教義也有類似的觀念，人類是依賴世界上所有生命體而存活的物種，對於萬物都要表達感謝之意，並貫徹節儉與不浪費任何食物的精神。

例如，平常要攝取保留完整外皮和胚芽的非精製糙米，避免攝取精製過後的白米。在食用蔬菜與水果的時候，也要連同根、葉子、外皮、果實一同攝取。可將蘿蔔葉炒過加進白飯混合製成菜飯，或是將蘿蔔皮製成涼拌料理等。吃橘子的時候，不要去除內側薄皮與橘絡；煮魚的時候，要保留魚頭與魚尾的部位，如果是小魚，可以連同魚頭、內臟、魚骨、魚尾一起吃。

仔細想想，我們擅自認定「不能吃的部位」並遭到丟棄的食材，其實都是生命的一部分。為了生存下去，這些部位都包含了必要的均衡要素。因此，漢方醫學主張吃下整個食材，這是維持飲食均衡的一大祕訣。

這天為：石之日

若提到漢方生藥中的石，指的是石膏。石膏具有止渴、退燒、鎮靜、利尿等作用。

在年底年初的時期暴飲暴食，就要吃「山藥」來恢復

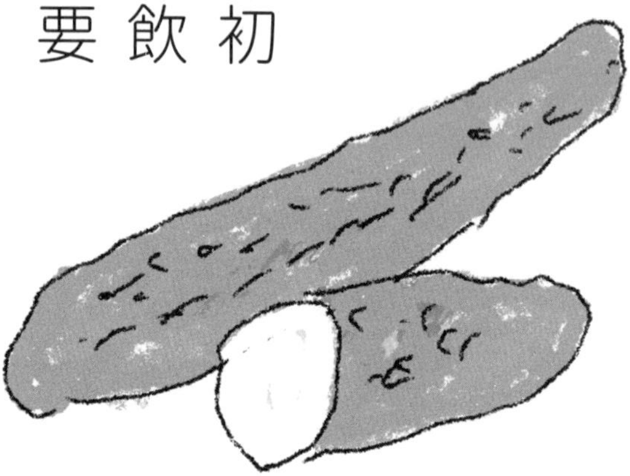

在尾牙、過年、春酒的時期，總是少不了暴飲暴食，因而造成腸胃的負擔與疲勞，這時候要多吃山藥來恢復精氣神！山藥又被稱為「山裡的鰻魚」，含有豐富營養，是能補充精力的食材。此外，山藥還能保護腸胃黏膜，並提升腸胃的機能。

當宿醉缺乏食慾的時候，可以在味噌湯裡加入山藥泥與薑泥，製成山藥泥味噌湯，幫助暖胃恢復精神。

如果要搭配白飯，可先將納豆與醬油加入飯中拌勻，再加入研磨的山藥泥與蔥花，讓黏稠的食材順暢地進入胃部，讓全身恢復精力充沛的狀態。

與山藥同屬的薯蕷，由於整年都是產季，能發揮與山藥相同的功效，可以替代使用。

這天為：小寒（日期依年份而異）
小寒為二十四節氣之一，又稱「入寒」，代表開始進入一年中最寒冷的日子。

1月6日

放鬆

在寒冷的冬夜泡「足浴」，暖和身體幫助入睡

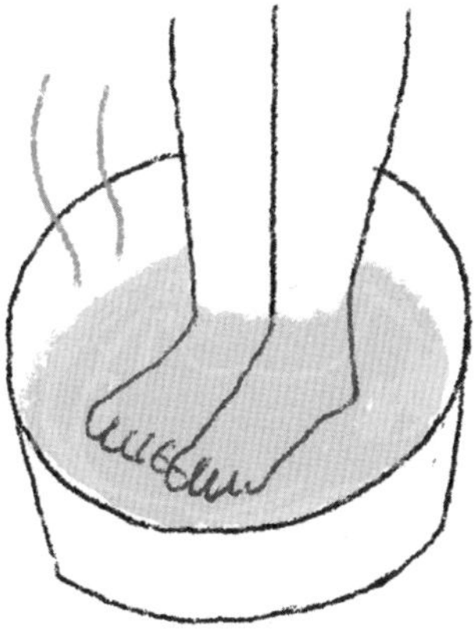

【準備足浴】
- 準備一個雙腳可以放入的水桶或臉盆
- 倒入43～45度的熱水
- 旁邊擺放補充熱水的茶壺

【泡足浴的方法】
① 將熱水倒入水桶，水深介於腳踝以上至小腿肚以下。
② 加入1～2大匙的鹽或醋，雙腳泡進熱水中，在水桶上面蓋上毛巾保溫。
③ 熱水溫度降低時，可以添加熱水，泡20～30分鐘。

每天有泡澡習慣的人，請務必試試足浴。泡澡與足浴其實是有所差異的。由於泡澡對於心臟的負擔較大，像是心血管疾病患者或平常體力不佳較為虛弱的人，可以改泡足浴。

提到泡足浴的重點，第一點是熱水量，要讓熱水高度介於腳踝至小腿肚之間。第二點，要添加鹽或醋，讓肌膚變得滑嫩，才能充分暖和體內。第三點，要有用來補充熱度的熱水，隨時維持足浴的溫度。

睡前泡足浴能暖和腿部幫助入睡，時常感到不安和情緒焦躁難以入睡的人，通常是熱氣囤積於頭部的緣故，溫暖腿部能幫助散去頭部的熱氣，提升睡眠品質。

這天為：顏色之日
「陰陽五行說」將顏色分為五色，由於冬天對應黑色，在冬天要攝取黑色的食物；詳閱P370。

吃「七草粥」驅邪，祈求健康無病，消災解厄

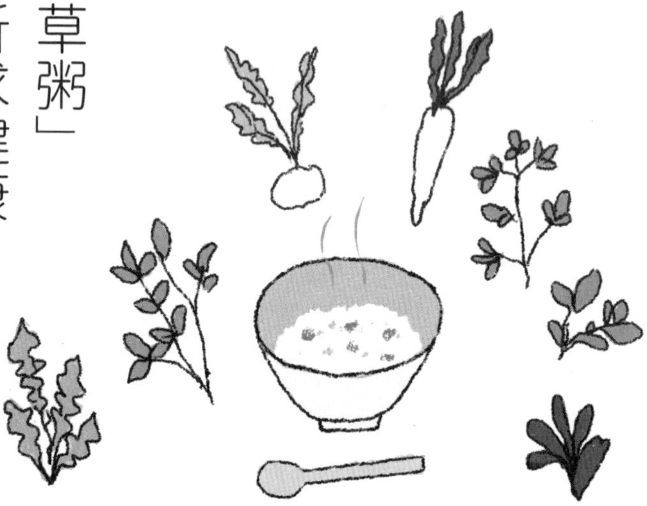

一月七日為人日，是日本的五節日*之一。在這一天，日本人會吃加入春天七草熬煮而成的七草粥。吃七草粥的用意是，在經過新年期間的大吃大喝後，讓疲勞的胃部獲得休息。

春天七草為水芹、薺菜、鼠麴草、繁縷、寶蓋草、大頭菜、蘿蔔；大頭菜為蕪菁的葉子，蘿蔔為蘿蔔葉，兩者都能幫助消化，讓囤積於胃部的食物順利排出。用春天七草熬煮的七草粥，對腸胃而言是十分溫和的食物，能維持腹部健康，並帶有祈求一整年平安的含義。此外，據說這些在春天萌芽的蔬菜，具有驅邪（P61）的神祕力量。

近年來在超市也能買到七草的商品組合，但沒有備齊所有種類也沒關係。

這天為：七草粥之日

＊ 五節日：除了人日，還有上巳（3月3日）、端午（5月5日）、七夕（7月7日）、重陽（9月9日）。

運用五感來解讀身體狀態的「四診」，是漢方醫學特有的診察法

在漢方醫學的領域中，在決定治療方法前，都會先運用「四診」的四種診斷方法來評估。四診是：望診、聞診、問診、切診，做法是不能僅觀察單一症狀，而要透過各種角度找出身體不適的原因，是漢方醫學特有的診察法。

望診是透過視覺來進行的診察，以肉眼觀察身體狀態，舌頭的狀態最為重要。舌頭的顏色與舌苔的分布，都會反映身體的健康狀態。此外，臉色與容光也是重要的觀察項目。

聞診是以耳朵聆聽患者的聲音和呼吸聲，以及用鼻子聞體味或排泄物的味道，確認身體有無異狀。例如聲音有無沙啞、呼吸節奏是否混亂、是否有口臭等。

在現代醫學的領域也可見到問診，但漢方的問診方式，是先觀察手腳是否發冷，以及出汗狀態等全身症狀，再詢問患者的家族關係與生活習慣，當作診斷的依據。

切診是直接觸摸的診察方式，包括觸按病人的動脈探查脈象的脈診、觸摸腹部的腹診等。透過脈診觀察五臟的狀態，也是漢方特有的方法，進行脈診時會使用食指、中指、無名指三根指頭按壓手腕，由於各指碰觸的部位對應五臟，藉由脈診的方式即可得知身體的狀態。

這天為：國際郵政之日

一月八日為日本橫濱郵局開始受理國際郵政業務之日。漢方提倡不能錯過身體所傳遞的任何訊息，這點也相當重要。

製作藥膳「薑黃酒」改善腸胃的毛病

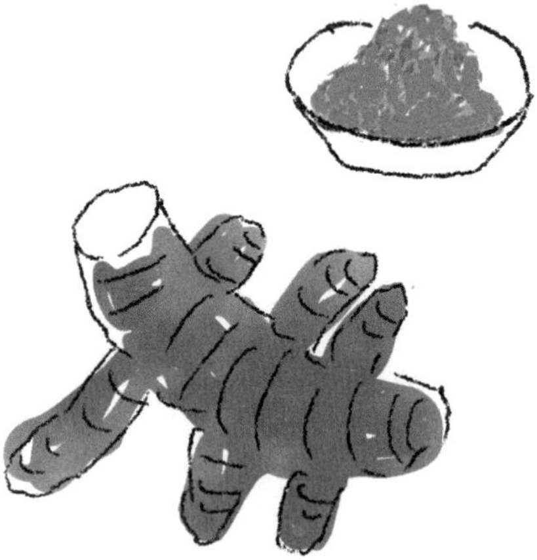

【製作藥膳酒的材料與器具】
・可密封的廣口瓶
・蒸餾白酒（或燒酒、白蘭地、威士忌等）
・生藥

【藥膳酒的基本製作方法】
①將蒸餾白酒與生藥放入廣口瓶中密封，存放在陰涼處1～3個月。
②用細網布過濾生藥，再加入冰糖、粗糖、蜂蜜等甜味料，繼續存放10～20天。
③可以直接飲用，或是加入熱水或碳酸水稀釋飲用。

薑黃是經常用來製作咖哩的香料之一，在日本因可預防宿醉而廣為人知，帶有特殊苦味，能活化腸胃機能。

因生活累積過度壓力而有腸胃不適症狀的族群，不妨喝喝看薑黃酒。

只要將乾燥的薑黃浸泡在蒸餾白酒中，蒸餾白酒會立刻變成黃色，可見逐漸滲出藥效。

只要持續每天飲用30 ml的藥膳薑黃酒，應該會有明顯的感受。由於薑黃酒的苦味較強，添加蜂蜜或檸檬更易於入口，很適合用來預防宿醉的症狀。

這天為：頓悟之日
頓悟對腦部而言是很好的運動，能培養靈活的思維，讓大腦隨時保持年輕狀態。

1月10日

基本

1月

「氣、血、水」是構成人體的三大要素

「氣、血、水」是漢方的基本思維，人體是由此三大要素所構成，當氣、血、水失去平衡，身體各處就會出現不適症狀。

如同「元氣」和「氣力」等名詞，「氣」代表生命的能量。從漢方的角度來思考，氣在白天的時候會圍繞在身體表面，保護身體；到了晚上則是聚集在體內，以修復身體的不適症狀。「血」是負責輸送全身營養與滋潤的血液，不僅協助輸送維持生命活動的必要物質，也是思想的來源，構成人類思想和記憶的精神活動基礎。「水」是體內血液以外的水分，泛指淋巴液、唾液、汗水、淚水、尿等物質，統稱為「津液」，負責滋潤體內。

這三大要素中，只要有其中一種失調，就會連帶影響其他兩種要素。平常要補充不足的要素，排出囤積於體內的廢物，確保氣、血、水的平衡，方為養生之道。

這天為：110電話號碼日

所謂未病先防，在尚未罹患疾病之前先做好日常保養，是漢方的重要觀念。千萬別忽視身體所發出的任何警訊。

用「拉提臉部按摩」消除皺紋與鬆弛

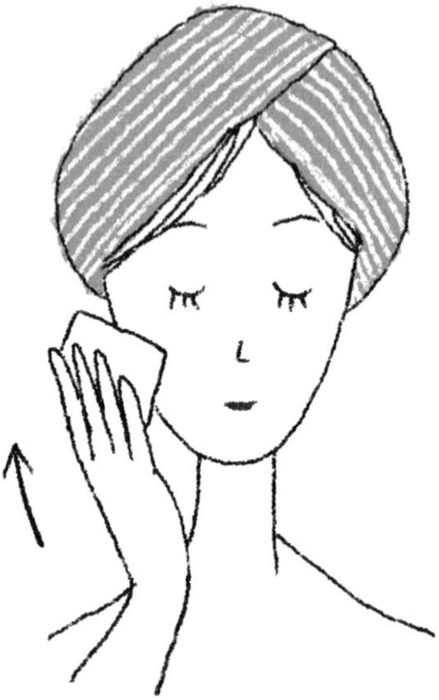

年齡是造成皺紋和肌膚鬆弛的主要原因嗎？其實，寒冷所造成血液循環不良，才是產生皺紋和肌膚鬆弛的原因。

漢方醫學認為，血液是讓肌膚保持營養與彈性的要素，若血液循環不良會造成皺紋和肌膚鬆弛，加上體內缺乏滋潤的津虧血虛（P168）的人，其肌膚容易因氣候乾燥而失去彈性，同時產生細微的皺紋。

因此，提到冬天肌膚保養的最佳方針，要特別著重於肌膚的拉提。早晚在塗抹化妝水的時候，要由下至上輕拍肌膚；塗抹乳液的時候，先均勻地塗滿臉部，再由下至上輕輕按摩，讓肌膚充分吸收乳液，最重要的是施加往上拉提的力道。

雖然是看似稀鬆平常的動作，只要下意識地運用「往上拉提」的按摩安，就能實地感受到肌膚的變化。

這天為：開鏡餅日

日本人會在這天將變硬的鏡餅（新年期間用來祭祀神明的年糕，通常由大小兩個圓盤狀之餅相疊而成）做成炸年糕、年糕湯、紅豆年糕湯食用。有關於年糕的功效請參考P7。

以放鬆上半身的「甩手健康操」消除肩頸痠痛

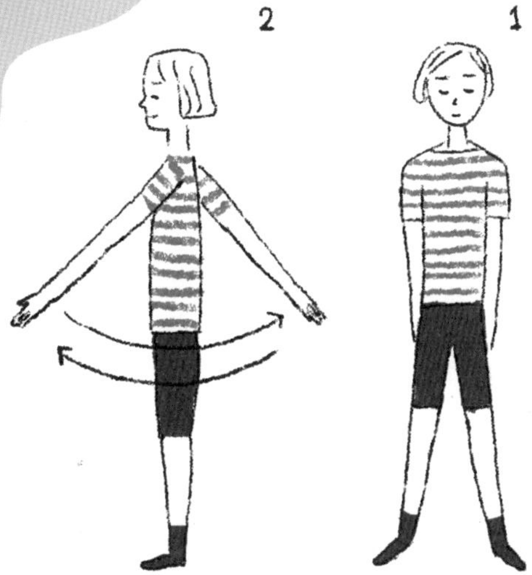

【甩手健康操的進行步驟】
①腳尖朝前，張開雙腳與肩同寬，膝蓋放鬆。雙手自然放在身體側面。
②雙臂同時前後擺動，逐漸加大擺動幅度，直到肩膀高度。擺動的訣竅是順勢往後方擺。
③重複步驟②的動作，前後來回擺動當作一次，總計擺動一百次。最後縮小擺動幅度，讓手臂自然停止。

甩手健康操是源自中國武術的基本練習法，能緩解上半身的緊繃，調節上半身與下半身的平衡。

上半身以腦部為首，人體的多數臟器聚集於此，因此上半身的負荷會比下半身來得大，容易引發眼睛疲勞和肩頸的痠痛。

進行甩手健康操的步驟相當簡單，只要放鬆地前後擺動手臂，前後來回擺動當作一次；首先以擺動一百次為目標，最後透過深呼吸吐出體內的廢物。

甩手健康操不僅能消除肩頸痠痛，還能讓使用過度的腦部保持清醒，重振身心狀態。

這天為：滑雪日
在明治44年的這一天，是日本人第一次從事滑雪運動的日子。

手腳冰冷者，可多吃生藥中稱為桂皮的「肉桂」

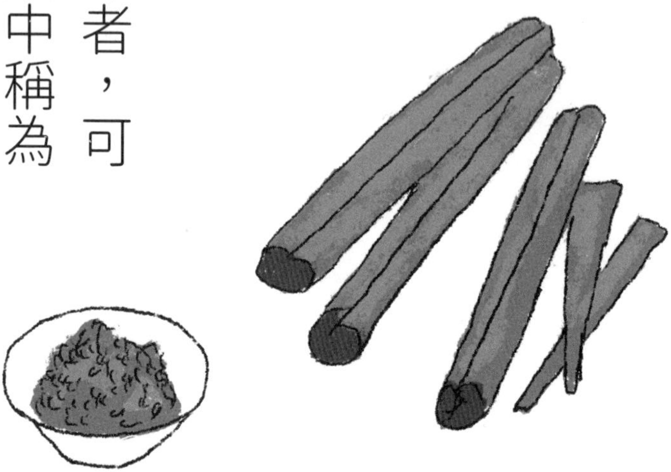

肉桂是日常生活中常見的香料，經常用來製作肉桂捲、蘋果派等甜點或洋菓子，以及八橋等和菓子甜點。肉桂的正式名稱為「桂皮」，也是知名的漢方生藥。

每種食材所具備的五性（P52），會對人體產生散寒或清熱作用，對於手腳冰冷的人而言，適合攝取能感到溫暖的熱性食物，讓體內產生溫熱來舒緩手腳冰冷造成的腹痛和關節痛。溫暖腸胃也有助於改善消化機能，消除食慾不振等症狀。

在市面上可以買到粉狀或棒狀的肉桂，肉桂粉是更易於使用的方式，用來沖泡肉桂茶十分方便。當手腳發冷症狀特別嚴重的時候，可以加入同樣具有散寒暖身作用的薑，沖泡一杯肉桂薑茶。冬季時也可以加入紅酒，喝杯肉桂熱紅酒也不錯。

這天為：菸草日

抽菸會引發各種身體疾病與風險，不妨用肉桂茶取代香菸，養成小歇片刻，緩解身心的習慣。

「臉色發黑暗沉」是寒冷造成血液循環不良的信號

望診（P13）是漢方的特殊診察法，主要透過肉眼觀察的方式，掌握人體所傳遞的訊息，以診斷健康狀態。例如，仔細觀察人的表情、動作、姿勢、說話方式等，來判斷身體的症狀。

其中，臉色是極為重要的要素。依據身體的症狀，臉部會產生相對應的顏色。

經常在冬天發生的症狀，包括因血液循環不佳造成的淤血、五臟之腎不適等。如果有臉色發黑的情形，有可能是以上的症狀所導致。

因寒冷導致身體循環停滯，像是陳舊血液囤積的淤血、主掌排尿的腎機能降低等，都是身體無法排出有害物質的狀態。因此，臉色會變得發黑暗沉是可想而知的現象。

如果在意臉色發黑暗沉，可以積極攝取能溫暖身體的香料，或是促進血液循環的辛辣蔬菜，以及具利尿效果的海藻和紅豆等食物。

自己就能簡單確認臉色，但重點是每天觀察臉色的變化，看看跟昨天相比是否有顯著的差異。因此，要養成每天早上洗臉時順便觀察臉色的習慣。

這天為：飾納

在這一天取下注連繩（又稱為注連飾、標繩和七五三繩，是避邪、淨化、開運的繩結，在新年掛在門前、玄關或室內）或門松等新年裝飾，正式宣告新的一年的開始。日本某些地區會選在一月六日舉行飾納儀式。

1月15日

食物

1月

在小正月吃「紅豆粥」，驅邪預防百病

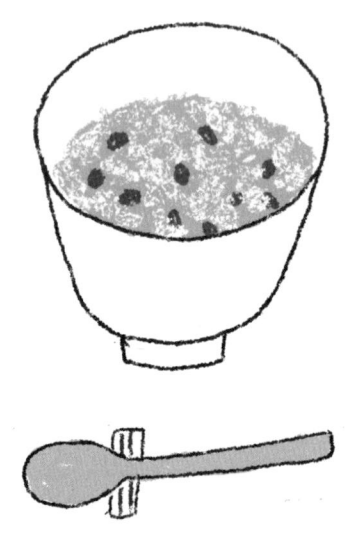

自古以來，日本人會在一月十五日的小正月這天吃紅豆粥，祈求預防百病。

由於紅色的紅豆具驅邪作用，能防止該年發生百病，因而演變為在小正月吃紅豆粥的習俗。

紅豆具有優異的利尿效果，由於五臟之腎在冬天容易出毛病，紅豆可說是提升腎機能的特效藥。此外，漢方醫學認為腎是精氣的聚集處，是生命力的來源，具有主掌發育和生殖等生命活動的機能，吃紅豆補腎是預防百病的方式之一。

熬煮紅豆粥的方法，是將洗淨的紅豆加水開火熬煮，沸騰後濾掉湯汁，加水繼續熬煮，可以保留稍硬的口感。要記得留下熬煮的湯汁，不要倒掉。接下來將米、水、紅豆湯汁倒入鍋中，加入少許的鹽，熬煮時一邊過濾浮渣，大約煮四十分鐘左右，最後加入紅豆即可完成。

這天為：小正月

各地的習俗不同，日本人通常會在這天燒掉取下的注連繩和門松，舉辦左義長火祭（歳德燒）。

按壓可溫暖下半身的「腎俞穴」，改善腰痛問題

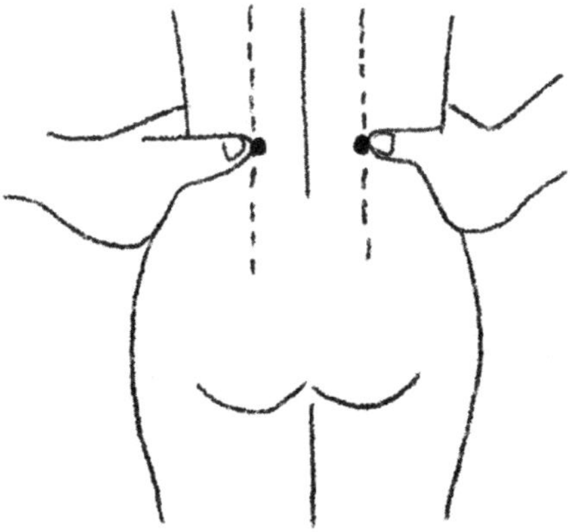

【如何找出腎俞穴】
腎俞穴位於腰部的高度，在脊椎左右兩側兩指頭外的位置。

【腎俞穴的按壓法】
雙手按住腰部，用拇指按壓腎俞穴的位置，一次按壓10秒，反覆按壓十次。

熱空氣上升與冷空氣下降，是空氣對流的性質，人體也是相同的原理。漢方所提到的「上熱下寒」，指的是熱氣容易聚集於上半身，寒氣容易聚集於下半身的性質；尤其到了冬天，很容易發生雙腳冰冷的症狀。因此，平時要多留意「頭寒足熱」的原則，著重身體的保養。

按壓腎俞穴能溫暖腰部以下的下半身，改善下半身冰冷的症狀，提升五臟之腎的機能。若能維持腎的健康，即可排出造成體內發冷的多餘水分，驅寒效果令人期待。

改善下半身發冷的情形後，即可調節全身狀態，進而改善因發冷導致的腰痛。

這天為：禁酒日
讓新年期間處於疲憊狀態的肝獲得適度休息吧！同時喝杯暖呼呼的熱茶溫暖雙腳。

按壓促進血液循環的「陽池穴」能改善手腳冰冷

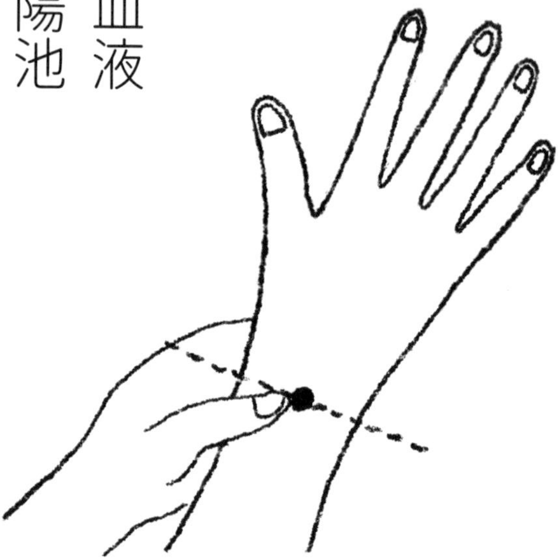

【如何找出陽池穴】陽池穴位於手背處，在手腕向後翻時形成的橫向皺紋中心點。

【陽池穴的按壓法】以拇指按壓穴位，一次按壓6秒，反覆按壓十次，換手重複相同的動作。

即使穿再多衣服還是有手腳冰冷問題的人，可以試著按壓陽池穴。

如同其名，陽池穴是聚集陽氣的穴位，池代表凹陷處之意。陽池穴位於手背處，在手腕向後翻時形成的橫向皺紋中心點。

按壓刺激此穴位，可以促使溫暖全身的陽氣運行，促進血液循環，改善手腳冰冷的症狀。此外，按壓陽池穴還能調節荷爾蒙平衡，增加促進血液循環的效果，也有調整腸胃機能與消除倦怠感的作用。

由於陽池穴是容易找到且方便按壓的穴位，只要想到時隨時都能按壓。

這天為：防災與志工日

日本政府依據1995年1月17日發生的阪神、淡路大地震所制定的紀念日；漢方的知識對於發生災難時的身心照護，也有極大的幫助。

好喝又能預防感冒的「藥膳薑片糖漿」

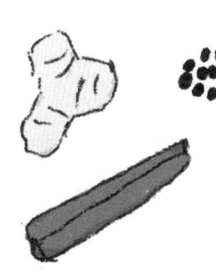

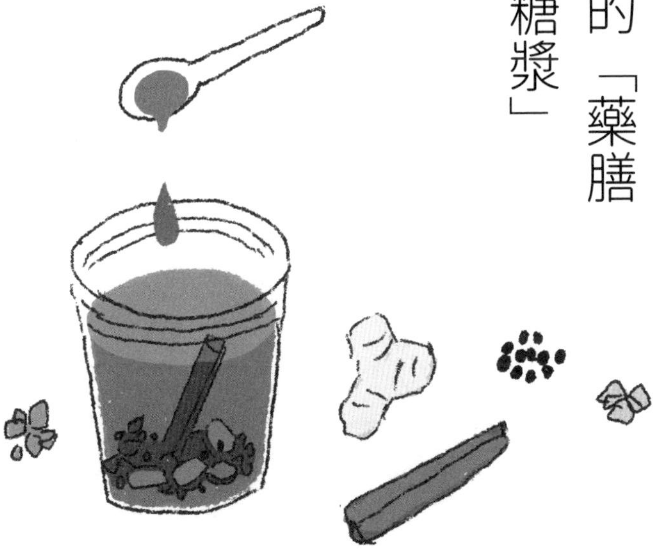

在剛發生感冒的初期階段，就要治好感冒，以免症狀惡化；這時候的重點是避免身體受寒。

薑是溫補食材的代表，在這時候就能派上用場。薑通常被用來製作料理，但如果使用薑片製作糖漿，能預防畏寒和身體發冷造成的肩頸痠痛，是預防感冒的萬全對策。

製作方法是將薑片與黑糖混合，等到黑糖溶化出水後，再加入香料與水熬煮。薑片、水、黑糖採相同的用量，各為150g，是異於製作的用量。最後再依照個人喜好加入蜂蜜即可完成。建議使用具優異溫補效果的黑糖，也可以使用家中常見的白糖。如果要添加香料，可依照喜好選用具驅寒效果的肉桂、八角、胡椒、陳皮等。

這天為：都營巴士紀念日

為紀念東京市營共乘巴士於1924年開業所制定的紀念日，東京市營共乘巴士又有「圓太郎巴士」的稱號，受到市民的喜愛。

放鬆

輕輕地閉上眼睛與耳朵，透過「冥想」放鬆身心

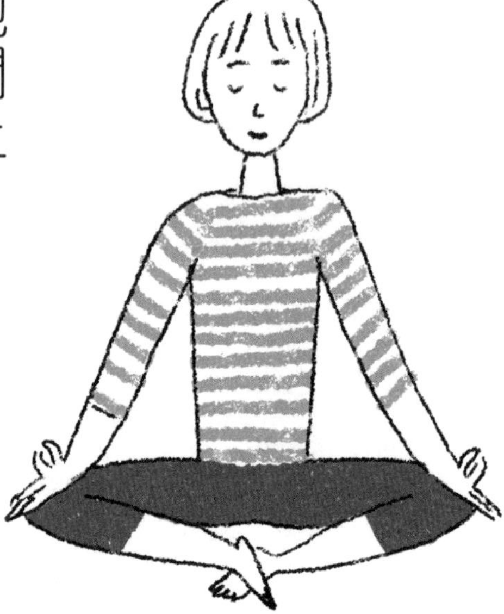

提到漢方中的藥膳等食養方法，不難想像其箇中的原理，其他還有養心、休養、養動等方式等，在此介紹養心的理論。

漢方所謂的「身心一如」（P286），為禪林用語，指的是心靈與身體相互強烈影響，心理的失調有可能會導致生理疾病。此外，以心靈聆聽身體的聲音，意識到身心合一，也是相當重要的環節。如此一來，即使面對時常變化的生活環境，依舊能保持身心的平衡。

冥想是透過閉上眼睛、摀住耳朵的方式，製造一段不看與不聽外界任何事情的時間。不過，就算只有閉上眼睛休息放鬆，也是冥想的一種。冥想時要端正姿勢，維持平穩且緩慢的呼吸，如此就能將專注力放在呼吸與身體變化上，這就是所謂的養心。

這天為：揚聲歌唱之日

NHK廣播電台在1946年的這天播出《NHK揚聲歌唱》第一集，人們唱著具有正面含意的歌曲，也是養心的一種。

1月20日

飲品

1月

在寒冷的夜晚喝碗熱呼呼的「葛根湯甘酒」暖和身體

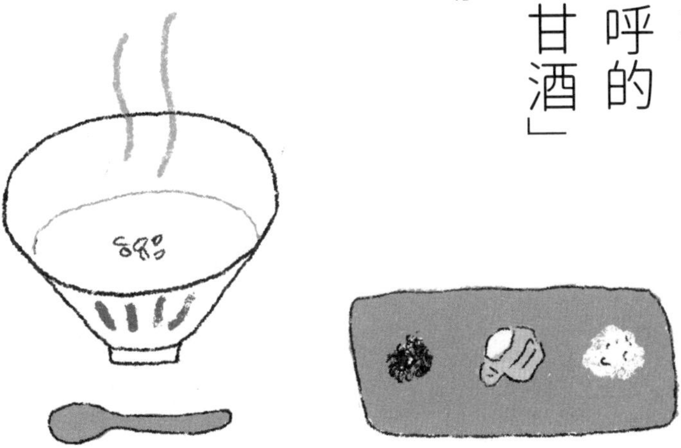

每年的一月二十日前後，是二十四節氣裡的大寒，大寒介於小寒與立春之間，是一年之中最寒冷的時期。

在寒冷的一天即將結束的夜晚，可以喝碗葛根湯甘酒。

在剛罹患感冒的階段，葛根湯經常拿來當作治療感冒的漢方藥，可以添加薑、肉桂、葛粉，以及含豐富營養的發酵食品：甘酒，製成藥膳熱飲。

建議選用以米麴製作而成的甘酒（甜酒），可以用電鍋自製，或是購買市售商品。先將水、本葛粉、薑泥與甘酒混合，拌勻後放入微波爐加熱，最後撒上肉桂粉即可飲用。喝下葛根湯甘酒後，會感覺體內變得暖呼呼的。

屬於發酵食品的甘酒具整腸作用，調節腸道環境後，即可提升美膚效果。

這天為：大寒（日期依年份而異）
大寒為二十四節氣之一，由於處於嚴寒的時期，空氣中的細菌與微生物較少，這時候很適合釀酒、製作味噌、凍豆腐、寒天等食物。

橘皮製成的「陳皮」是具健胃整腸效果的生藥

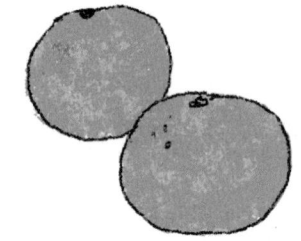

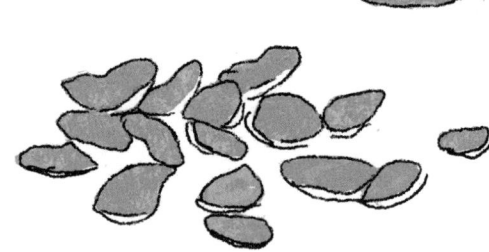

自古以來，橘子是深受喜愛的冬季補充維他命食材。眾所周知，攝取帶皮的水果，才能補充完整的營養。此外，橘皮也具有一定的藥效；將熟透的橘皮烘乾製成陳皮後，即可當作漢方的生藥。

橘子的清爽香氣可行氣活血，除了健胃整腸的效用，也能幫助止咳化痰。

陳皮在日本常被用來製成七味唐辛子，很適合加進各類燉煮料理中，增添料理的風味。當胃部不適的時候，也可以用陳皮熬煮稀飯，或是使用熬煮陳皮的湯汁來煮粥，最後加入蔥花。

可以購買市售陳皮，或是自己製作，製作方式相當簡單，只要將吃剩的橘皮晾在太陽下一星期即可。如果能買到無添加農藥的橘子，請務必製作看看。

這天為：化干戈為玉帛日

在幕末時代，這天是薩摩藩與長州藩結盟之日。攜手合作能產生數倍的力量，食物的組合也是如此。

1月22日

運動

以搖擺身體的「金魚運動」改善身體歪斜

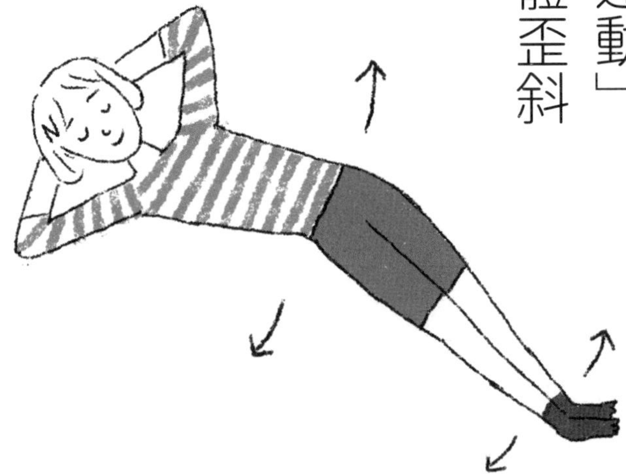

在寒冬的季節，總是選擇窩在家，往往造成運動不足的情形。這時，身體不僅容易萎縮，姿勢也會走樣、變形。而且冬天也容易讓人懶得出門運動，更遑論踏出家門，有的人甚至還不想離開客廳的暖桌前。這類慵懶的族群，很適合在家躺著做金魚運動。

動作的要領是仰躺在地，左右搖擺腰部，以舒緩、放鬆全身。重點是做出搖擺動作的時候，不要過於劇烈，可以想像身體如同柔軟的水袋，搖呀搖地產生水波般搖擺身體，此動作持續做兩分鐘。

左右搖擺身體可以矯正因不良姿勢而移位的骨盆，改善身體歪斜、變形的情況。此外，還能向腸道傳遞微幅震動，幫助腸道活潑蠕動，建議經常便祕的人可以多做這項運動。

這天為：咖哩日
辛香料中的咖哩具溫暖身體與促進新陳代謝的作用，能排解不愉快的心情。感覺心情沮喪的時候，記得要多吃咖哩！詳閱P297。

喝「焙茶＋黑豆茶」的混合茶，溫暖身體

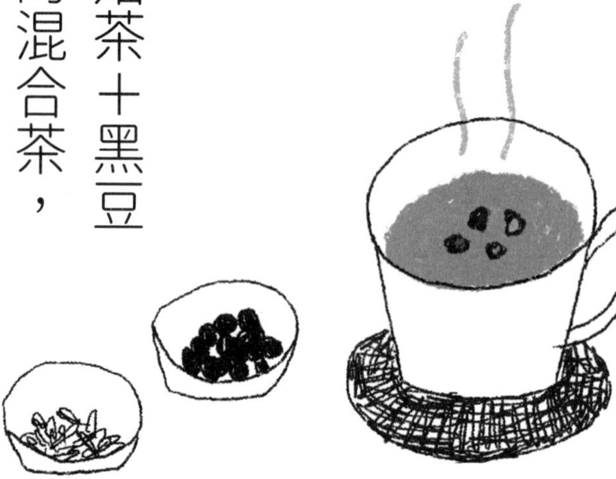

焙茶由於不含咖啡因成分，深受孩童至老年人之廣大族群的喜愛。焙茶是綠茶的一種，其定義因地區而不同，通常泛指將綠茶茶葉以高溫焙煎製成，經過「焙煎」過程的焙茶，具有提高體溫的效果，獨特的香氣更是魅力所在。

在日常生活中的任何場合都可以飲用焙茶，這次推薦的是焙茶加黑豆茶的混合茶，在睡前或想要放鬆的時候可以飲用。黑豆能有效預防慢性病，還有促進血液循環、強身補體、防止老化等作用，由於可調節體內水分代謝，消除水腫效果令人期待。

可以購買市售的黑豆茶或炒過的黑豆（P256），只要將焙茶與黑豆一同放入茶壺中，注入熱水沖泡即可。喝完混合茶，可以直接吃掉黑豆，或是用來製作料理，完全不會浪費任何的食材。

這天為：杏仁日
杏仁具有促進腸胃蠕動的作用，能改善便祕，適合當作零食食用。

1月24日

基本

1月

遵從「身土不二」的原則，多吃當地生產的當季食材

「身土不二」是漢方飲食的基本原則，指的是要吃經由當地土壤所栽種的當季食材。

人類與其他的生物相同，都屬於大自然的一部分，與當地的氣候和風土等自然環境產生密切關聯，才得以維持生命。因此，我們應該吃身處環境所生產的當季食物，才是最為原始的飲食型態。

與人類處於相同風土所栽培而成的食物，與身體的契合度最高，這是理所當然的道理。

例如，日本人在高溫潮濕的環境中培育稻米，並將稻米當作延續生命的主食；日本人的腸道較長，屬於適合消化穀類的體質。此外，品嚐當季的食材，除了能感受新鮮的風味，也代表讓身體攝取當季所需的營養之意。

在夏天收成的夏季蔬菜，具有降溫的效果；秋天的多汁水果能滋潤身體，補充水分。到了冬天，可以多吃溫暖身體的根莖蔬菜。

在日新月異的現代，不分產地和季節，無論何時何地都能取得同樣的食材。雖然生活變得越來越便利，但還是要經常思考身土不二的真正涵義。

這天為：淘金日

1848年1月24日，有位工人在加州的河床發現一顆黃金，引發淘金熱潮。一攫千金雖然是每個人的夢想，但在看似平淡的日子裡，卻有無法取代的魅力。

「舌頭發紫」是內臟受寒的訊號

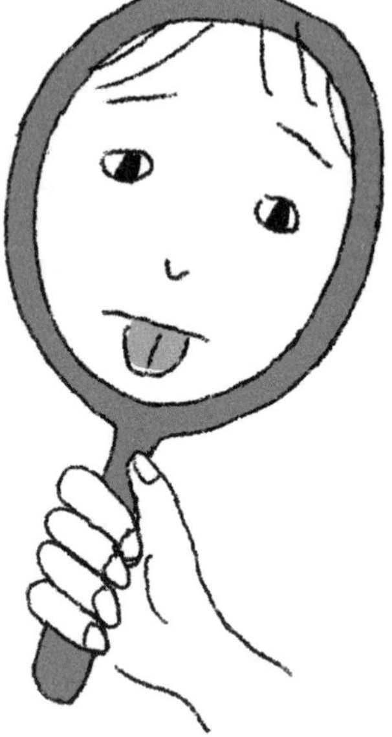

透過肉眼觀察的望診（P13），是東洋醫學的特有的診察法。望診尤其著重於觀察舌頭的狀態，舌頭的顏色、形狀，以及舌頭表面的舌苔，都會反映身體的健康狀態。

到了冬天，要特別留意舌頭的顏色，如果帶有紫色，可能是身體受寒的徵兆。像是喝太多冷飲和攝取過量的生冷食物，會造成腹部冰冷；以及天生是手腳發冷的體質等，舌頭都會因寒氣而發紫。

健康的舌頭大多為淡粉色，但顏色因人而異，且這時候不能光從當下的顏色來判斷，還要留意舌頭是否變得比昨天更紫或更白等，觀察每天的顏色變化十分重要。因此，要養成每天觀察舌頭的習慣，建議在飯後至少間隔30分鐘再觀察，避免舌頭的顏色受到食物所影響，並在明亮的光線下檢視舌頭狀態。

這天為：中華包子日

便利商店都有販售加熱過的中華包子，吃點熱騰騰的食物，是快速驅寒的方式之一。

1月26日

食物

1月

攝取「胡椒」來溫暖受寒的胃部

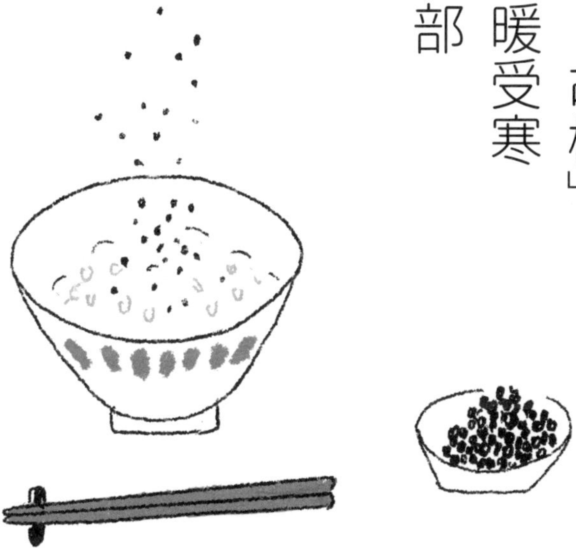

即使到了冬天，只要在室內開啟暖氣，就能讓身體感到一絲暖和。吃熱騰騰的火鍋，配上冰涼的啤酒，可說是人生一大享受！但違背季節性的飲食習慣，容易造成內臟的負擔。

除了雙手冰冷的症狀，腸胃在冬天也容易有受寒的問題，因此要留意自身的飲食習慣，改善體內虛寒的症狀。

五性（P52）代表透過食物溫暖身體的五種性質，當中推薦屬於熱性的胡椒，具有最佳的溫暖效果。如果感覺腹部受寒，就要在食物中加入比正常份量略多的胡椒。除了用來炒菜和燉煮料理，在剛煮好的米飯中加入現磨的黑胡椒，也能增添米飯的風味。

由於胡椒能促進氣的運行效果，缺乏食慾的時候也可以食用。不過，攝取過量的胡椒可能會造成胃潰瘍，要特別注意用量。

這天為：膠原蛋白日

冬天因氣候乾燥導致肌膚變得乾巴巴的時候，可食用富含膠原蛋白與胡椒風味的燉雞翅。

以舒適的力道按摩「天樞穴」改善便祕

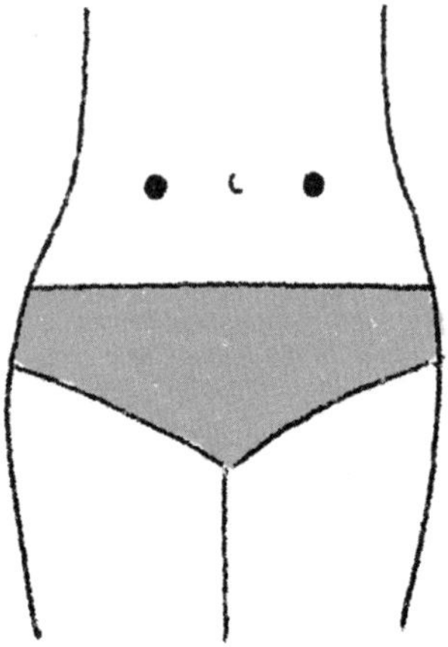

【如何找出天樞穴】
天樞穴位於肚臍左右兩側各三指處，大巨穴則位於天樞穴的三指下方處，剛好在大腸的尾端。

【天樞穴的按壓法】
以中指按壓一次10秒，刺激十次。也可以沿著肚臍周圍以順時針方向慢慢按壓。

無論是睡前或起床的時候，都可以窩在棉被裡按壓天樞穴，幫助消除便祕。像是在夜晚難以入眠，或是早上清醒時不想離開棉被的時候，都可以嘗試按壓看看。

「天樞」原為天地之氣交錯的要處（中樞），天樞穴則是負責調節消化系統整體運作的穴位。

天樞穴位於肚臍左右兩側各三指處，一邊按壓刺激此穴位，一邊維持著這個舒適的力道，以順時針方向沿著肚臍周圍慢慢按壓，還能順便刺激位於天樞下方的大巨穴，能讓腸胃的蠕動效果更好。當腸道變得通暢後，即可改善肌膚的狀態與提升免疫力。

這天為：國旗制定紀念日
以漢方的角度來分析日本國旗造型便當，由於白飯帶有甜味、梅乾則是帶有酸味，所以這個食材組合扮演滋補身體的角色。

放鬆

泡「松葉湯」來改善手腳冰冷

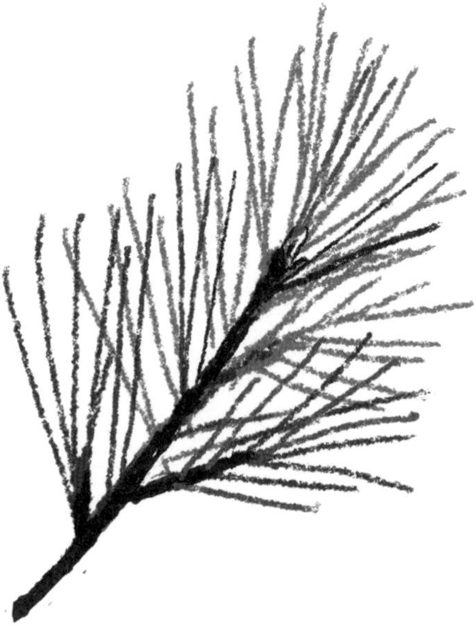

松樹是全年不會枯萎的常青樹，因而被視為長壽的吉祥象徵。據說在古代的中國，仙人會用松樹製作長生不老的靈丹。

松樹在日本常被製成民間藥物，據說有強化血管、促進血液循環、排毒或改善失眠等功效。從現代營養學的角度來看，松樹含有具造血及淨化血液作用的葉綠素、維他命A、維他命C、鐵質等成分。

相信有些人有聽過松葉茶或松葉酒；在此推薦浸泡松葉浴，藉由清爽的芳香成分帶來放鬆身心的效果。首先將松葉放入紗布袋，泡澡時在浴池中放入整袋松葉，浸泡松葉浴能促進血液循環，緩解肩頸和腰部痠痛。不過，容易長疹子和敏感肌膚者，要小心使用。

這天為：廣告文案設計人日

聯合國教科文組織在這一天頒布了《世界版權公約》，1956年1月28日起，開始使用©版權標記符號。

肌膚變得粗糙時，敷「薏仁面膜」讓肌膚恢復光滑透明的狀態

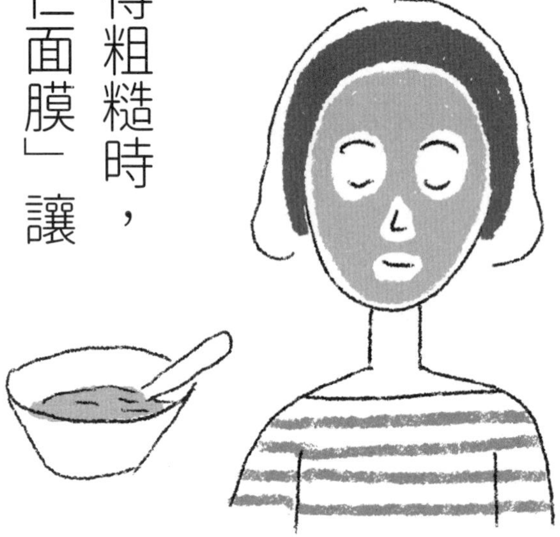

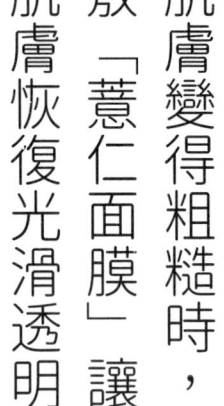

總覺得肌膚乾巴巴的時候，通常是因為壓力造成氣滯，是血液循環變差的警訊。

這時候可敷自製的薏仁面膜，讓肌膚重回潤澤的狀態。薏仁的功效是排出體內多餘的水分，也是知名的去疣特效藥。薏仁能幫助改善粗糙的肌膚，讓肌膚重回滑嫩與透明感的狀態。

首先，慢慢將少量的水加入薏仁粉中，揉和成塗在臉上不會掉落的硬度，若加入蜂蜜或優格，還能增添肌膚的滑順效果。

將面膜均勻地塗抹在眼睛、鼻子、嘴巴以外的臉部區域，注意不要搓揉。靜置五分鐘，讓臉部充分放鬆，最後用溫水沖洗乾淨。建議在蒸氣瀰漫的浴室中進行。

這天為：世界救癩日
「癩」是漢生病（痲瘋病）的舊稱，無論面對何種疾病，最重要的是擁有正確的知識與對他人的包容。

1月30日

漢方藥

不光只有果實，「梅花」也具有各種功效

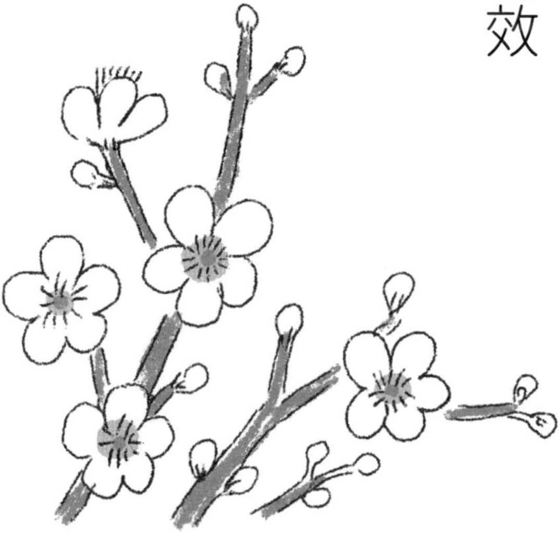

在依舊寒冷的立春時期，梅樹是最早開花的樹種，因而象徵著「堅忍不拔」、「謙虛」等品格。

提到梅樹，眾所周知的是用梅子果實製成的梅乾，或是梅酒的藥效，而很多人誤以為梅花僅能作觀賞用途。事實上，梅花具有各式各樣的作用。例如幫助消化、消除脾胃功能失調導致的腸胃不適，也能改善打嗝、想吐、食慾不振、胃部和腹部鼓脹、消化不良等症狀。此外，梅花還具有清痰作用，以及消除情緒低落的功效等。

要使用梅花的時候，得趁花苞綻開前摘取，在陰涼處快速晾乾，以保持花香。以沖泡的方式飲用梅花茶，記得加入蜂蜜或黑糖增添風味。如果有食慾不振、消化不良、胃漲氣、咳嗽和喉嚨有痰等症狀，可以再加入陳皮、紫蘇葉、薑等材料。

這天為：三分鐘電話日

日本政府在曾在這一天，將公共電話費率定為三分鐘十圓，打電話時聽到十圓硬幣掉落的聲音，讓人感受到時間的重要性。

在寒冷的季節裡吃「羊肉」暖身

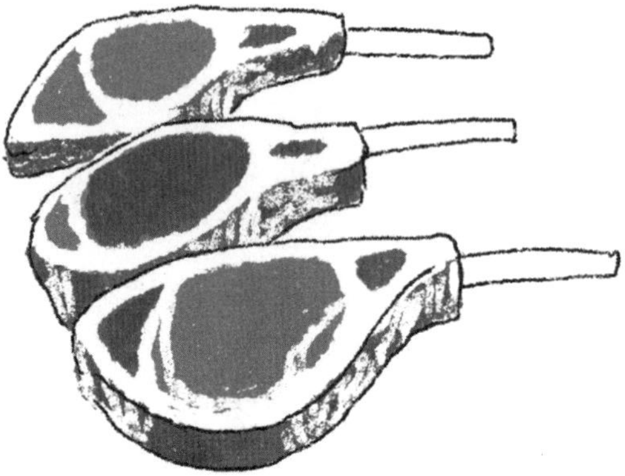

近年來，羊肉被視為不易發胖的瘦身食材，廣受人們討論。北海道的成吉思汗烤羊肉，是知名的羊肉料理代表。

在漢方的領域中，羊肉的強大暖身補氣效果，比瘦身作用更廣為人知。在寒冷的北海道，成吉思汗烤羊肉為何會成為當地的靈魂美食呢？主要原因也許是羊肉的暖身效果吧！在肉類之中，羊肉具有最優異的溫暖身體能力。

由於羊肉具暖身補氣的作用，在此推薦給手腳冰冷和虛弱體質者食用，利用羊肉的暖胃效果，來改善虛寒造成的腹痛和食慾不振的症狀。此外，羊肉能提升五臟之腎的功能，減緩腿部、腰部疼痛及腰部冰冷，對於孕婦產後恢復體力也能發揮極大作用。此外，羊肉還能改善月經不順和貧血等症狀，適合女性食用。

煮湯的時候可以加入羊肉與薑片，或是在羊肉表面鋪上香草，放入烤箱烘烤做成烤羊排。

這天為：愛妻日

把數字1當作英文字母i（愛）來唸，31的日語發音唸成妻（さい，sai），因而將這天訂為愛妻（あいさい，aisai）日。愛妻日的主旨，是告訴我們要珍惜身邊的人們。

2月1日

食物

「黑糖核桃」是具暖身效果又便利的點心

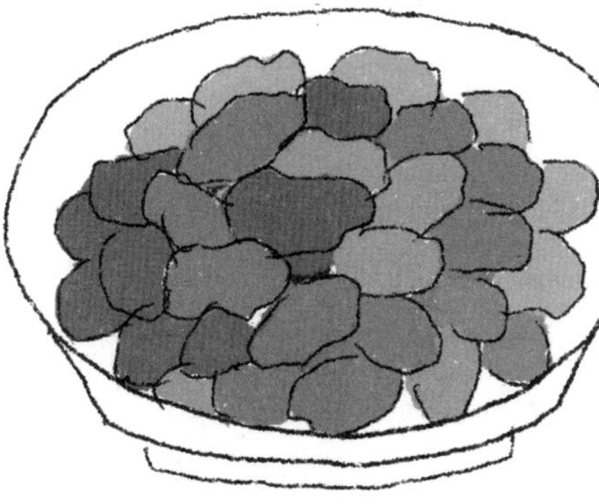

二月介於大寒與立春之間，是一年之中最寒冷的時期，這時候身體容易萎縮，體內血液和水分的流動也會停滯。不妨選用具暖身作用的溫性食材，來自製預防手腳冰冷與調節體內水分循環的點心吧！

主要材料為核桃與黑糖，如果有肉桂與紅茶茶葉更佳。使用煮過的少量濃郁紅茶或水，加入黑糖將水分煮乾，再加入炒過的核桃與肉桂粉，攪拌均勻。黑糖核桃的香氣逼人，散發清新的甜味，不分男女老少深受喜愛。

砂糖又分為上白糖、白砂糖、二號砂糖等各式各樣的種類，但沒有經過精製的黑糖，具高度營養價值，暖身作用優異。同為溫性食材的核桃，則具有改善腰痛、耳鳴、頻尿等作用，還有防止老化與滋補健體的效果喔！

這天為：氣味日
漢方醫學中的「聞診」（P13），是透過鼻子聞身體的氣味，來當作診察的依據。

2月2日

美容

透過「蒸氣浴」在家做簡易的保養

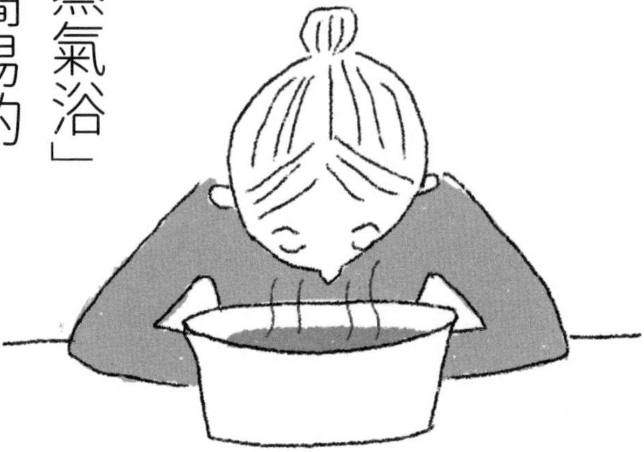

肌膚乾澀粗糙，是這個季節令人在意的問題。隨著美容家電的普及，市面上也經常見到家用蒸臉機等產品，但要在家中保養臉部，其實還有更為省錢且便利的方法。

做法很簡單，只要在臉盆或乾淨的洗臉台裝滿熱水，用蒸氣蒸臉即可，如果從頭頂蓋上乾毛巾，效果倍增。記得要使用浴巾等大片的毛巾，完整覆蓋頭部。這樣完全不需花半毛錢，就能做好臉部的保濕與保養。

用蒸氣溫暖臉部，能讓身心感到平靜與神清氣爽，也可以將喜好的芳香精油滴在熱水上，獲得更深層的療癒。建議選用玫瑰精油，當然也可以選擇自己喜歡的精油。玫瑰蒸氣浴能促進血液循環、滋潤肌膚，進而改善膚質，對於五臟之心也能產生作用，有效消除失眠症狀。

這天為：夫婦日

22與日語中的「夫婦」（ふうふ，fuufu）發音相似，夫婦日的主旨是希望全天下感情和睦的夫妻越來越多。

2月3日

基本

五行說，對應身體機能，分別是肝、心、脾、肺、腎之「五臟」

漢方的基本理論「五行說」主要概念為：自然界是由五大要素所構成，五行的木、火、土、金、水，保持著平衡的關係。

身體機能也依循五行的理論，並對應「五臟」。「肝」、「心」、「脾」、「肺」、「腎」分別對應五行的「木」、「火」、「土」、「金」、「水」。

「肝」的功能是將能量之氣輸送到全身，貯藏血液以備不時之需，隨時將血液輸送至必要器官。

「心」主掌神經、意識、思考，當心產生毛病，會連帶影響其他的臟器。

「脾」負責消化與吸收功能，吸收人體所攝取食物的營養，製造氣、血、水（P15），將這三大要素輸送至全身。

「肺」的作用是透過呼吸引入新鮮空氣，並將污穢之氣排出體外，與代謝水分及保護身體也有關係。

「腎」是維持生命活動的關鍵，儲存著成長、發育、生殖所不可或缺的精氣。當腎機能低下，容易導致老化。此外，腎也負責控制體內的水分。

當五臟保持平衡的狀態，身體能維持健康；反之，若五臟的平衡失調，人便容易生病。

這天為：節分（日期依年份而異）
立春、立夏、立秋、立冬是季節的交會日。在日本，這四天的前一天稱為節分，所以一年會有四次節分。

2月4日

放鬆

以「腳趾按摩」消除體內水分淤積

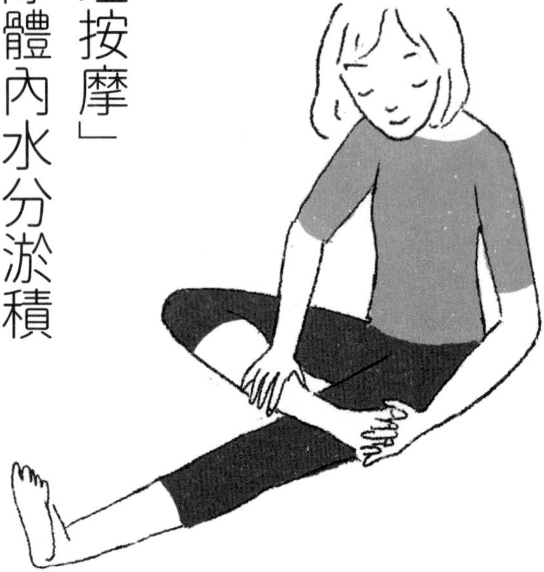

【按摩腳趾的方法】
① 伸直單腳坐下，彎起另一隻腳的膝蓋，放在大腿上。
② 用手抓住腳趾，逐一轉動腳趾。
③ 用手撐開腳趾之間的縫隙。
④ 以手指夾住腳趾縫，大幅度轉動腳踝，換腳做相同的動作。

據說穿五趾襪、用腳趾猜拳、張開腳趾等運動，都能產生促進血液循環的健康效果。

腳是位於人體最底層的部位，也是支撐全身體重的重要部位。由於血液和水分容易囤積於腳底，所以更是易於累積疲勞的部位。加上現代人每天都得穿鞋子出門，使得雙腳受到壓迫而萎縮，承受的負擔逐漸加重。

平常要適時讓腳趾放鬆，可以脫下鞋子試著伸展腳趾，如果搭配按摩，消除疲勞的效果更佳。可以逐一按摩每根腳趾，或是將手指插入腳趾縫轉動按摩，重點在於讓腳趾獲得徹底的放鬆。

這天為：立春（日期依年份而異）
立春為二十四節氣之一，立春是節分的隔天，從立春到立夏的前一日是就是春天。

2月5日

放鬆

用「洗鼻液」改善花粉症造成的鼻子不適症狀

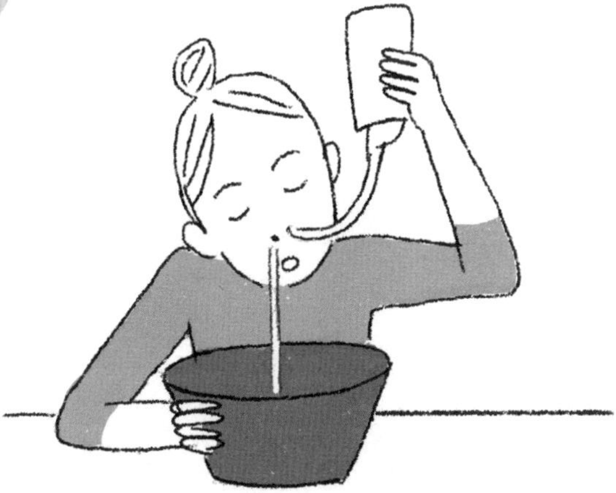

【準備洗鼻液】
- 將鹽巴加入37度左右的溫水中，調成0.9%濃度的鹽水。
- 準備帶有噴嘴的瓶子

【洗鼻的方法】
① 身體前傾，略收下巴，臉略微朝向側面。
② 一邊發出「啊」的聲音，從單邊鼻孔注入鹽水，讓鹽水自然從另一端鼻孔流出，換另一邊進行同樣的步驟。

已經得到花粉症了嗎？那麼千萬不可掉以輕心。預防花粉症的最佳對策，是在發生症狀前勤做保養。

打噴嚏、流鼻水、鼻塞等，都是花粉症讓人感到不舒服的症狀。鼻子不舒服的時候，有可能會產生頭暈目眩、眼睛疲勞模糊、聽力變差等症狀。由於鼻子是位於臉部中央的器官，鼻子的健康狀態，會影響到周圍的器官。

這時候要清洗鼻子，讓鼻子變得舒暢。清洗鼻子不需要專用器材，只要準備一個帶有噴嘴的瓶子即可，將0.9%濃度的鹽水注入鼻孔，以暢通鼻道。請各位務必體驗清洗鼻子時神清氣爽的暢快感。

這天為：笑容日
散發笑容可以療癒人心，帶給他人幸福，同時也能療癒自我的心靈。即使是難過的時候，也要擺出笑容。

如果是帶痰的咳嗽，可以吃「海苔」來緩解

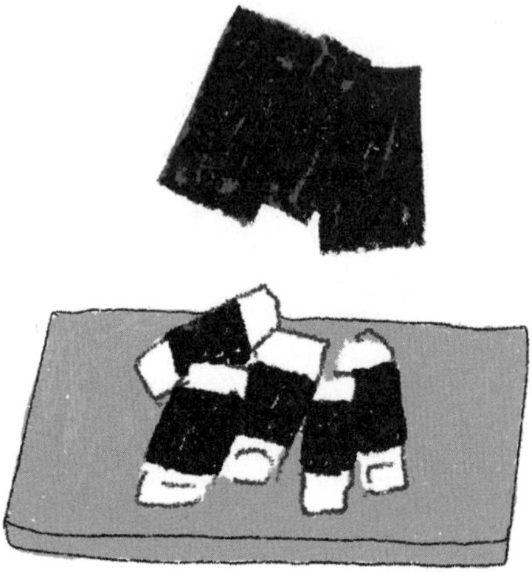

進入冬天，病毒和細菌會隨著乾冷空氣侵入體內，首當其衝的部位是喉嚨。當喉嚨發炎，讓人開始感覺疼痛時，身體的機制會產生咳嗽和痰，以驅除病毒和細菌。

咳嗽大致可分為乾咳和濕咳，濕咳往往是帶痰的狀態。痰是體內的防禦反應機制之一，其作用是捕捉體內多餘的物質，並排出體外。如果喉嚨的痰量較多，很可能是體內水分循環不佳的徵兆。

特別是黃色的黏稠痰液，是熱氣囤積於體內的訊號。這時候可以吃降溫並緩和痰液結塊的海苔（紫菜）。海苔有去痰、幫助水分循環、舒緩喉嚨發炎等功效。在寒冷的冬天，海苔山藥捲能幫虛弱的身體補充精力，是絕佳的藥膳料理。

這天為：海苔日
要選擇厚度均勻，黑紫色帶有光澤的海苔。

2月7日

漢方藥

利用「蓮子」改善因不安引發的頻尿

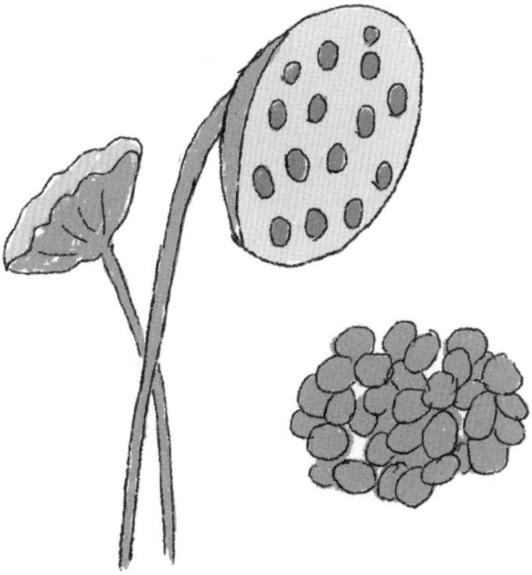

不知道各位有沒有類似的經驗，每到冬天常常會想上廁所，但這其實是心理不安造成的頻尿現象。

透過五行說的理論，就能找出頻尿的原因。負責代謝體內水分的五臟之腎，對應五行中的水，並與冬季相對應。當身體受寒的時候，會影響腎機能，導致控制水分循環的功能失調。

那麼，不安與頻尿有何關聯性呢？不安來自於五臟之心的不適，心對應五行中的火，心之火過於旺盛，造成水分循環不佳時，容易有頻尿的情形。

這時候可以喝漢方藥「清心蓮子飲」來改善頻尿症狀，「清心」的意思是降低心中火氣，「蓮子」是將蓮花果實去皮後的種子。在藥膳的領域中，蓮子經常用在改善不安和失眠的症狀，對於緩和不安造成的頻尿有極大幫助。

這天為：鯽魚日
2與7的日語發音與鯽魚（ふな，funa）相近，因而將這天訂為鯽魚日。在這個時期，可以品嚐當季的美味鯽魚壽司。

焦躁不安時，可以做「腹式呼吸」讓心情恢復平靜

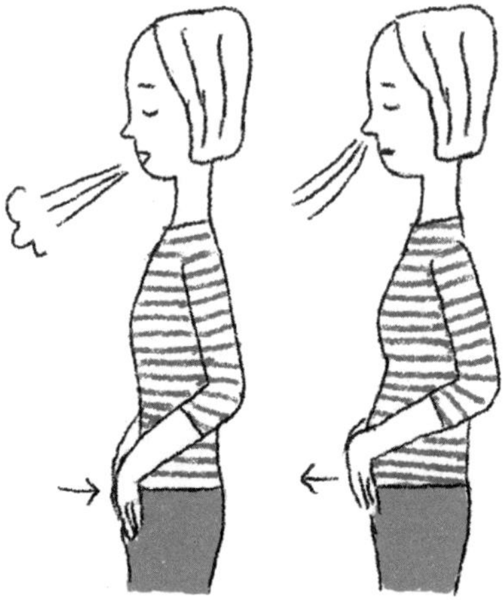

寒冷的日子持續著，每天關在家裡，容易讓人感到情緒低落，加上缺乏運動，焦躁不安的心情會越發嚴重。

心理的不適，其實是體內能量之氣停滯所造成，為了順暢行氣，可以做適度的運動來調整陰陽（P8）平衡。

深呼吸是最簡單的方式，深層吸氣的腹式呼吸法，能讓空氣自然地進入腹部。在做腹式呼吸的時候，要留意腹部鼓脹與凹陷的動態，慢慢吐氣讓腹部逐漸凹陷，凹陷到一定程度後不再吐氣。吐出大量的氣體後，身體會自動吸入大量空氣讓腹部鼓脹，這要就能讓充足的新鮮空氣進入體內。建議每天早上養成做五分鐘腹式呼吸的習慣，會有更好的效果。

這天為：針供養（部分地區會在12月8日舉行）
日本習俗針供養，是將生鏽或彎曲的老舊縫衣針拿到寺院供奉，祈求縫紉技術精進；此舉是要人們懷有愛物惜物之心。

適合用來保養喉嚨的「蜂蜜煮金桔」

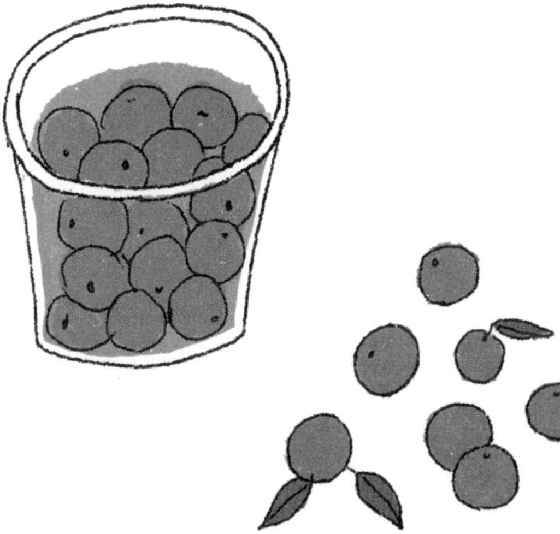

雖然過了立春，但二月的氣候依舊寒冷，仍然需要預防感冒的對策。

風的邪氣是造成感冒的原因，漢方醫學稱為風邪（P356），會傷害五臟之肺（包含鼻子與喉嚨）。由於肺部不喜乾燥，所以要透過滋補肺部的食材來提高機能，維持能預防感冒的體質。

當季的金桔，是值得大力推薦的藥膳食材。金桔是有養氣作用的柑橘類，具溫補效果，並能舒緩咳嗽和痰等症狀。此外，還可以搭配同樣具補氣及滋潤作用的蜂蜜，自製「蜂蜜煮金桔」。

將金桔去掉蒂頭後，放入鍋子快速水煮，再加入甜菜糖與蜂蜜再煮十分鐘即可完成。平常可將蜂蜜煮金桔（醬）冰在冰箱裡，想要飲用時加入熱水沖泡成金桔茶，即可快速飲用。

這天為：服裝日
一個人的心情會隨著身上的穿著而改變，情緒低落的時候可以選擇色彩鮮明的衣服。

肌膚乾燥的人可泡「蘆薈浴」，滋潤肌膚

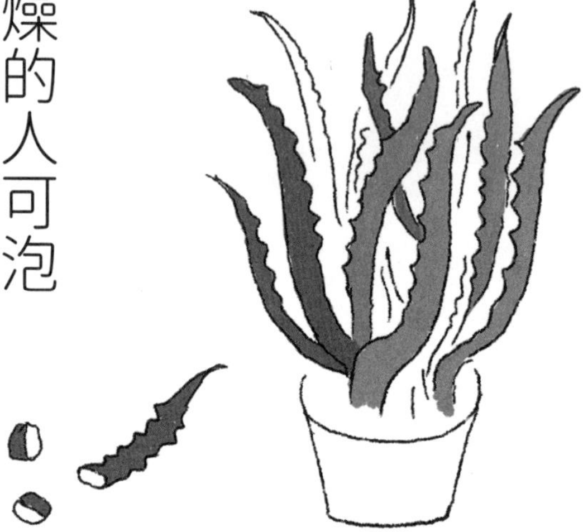

皮膚曬傷或燙傷的時候，蘆薈的果肉是用來降溫的知名特效藥。蘆薈對於肌膚乾裂、凍傷、粗糙等症狀都有效果，可當作肌膚保養用品，也有高度保濕效果。

在空氣乾燥的季節，可以泡蘆薈浴來溫暖身體讓全身徹底放鬆，同時滋潤身心。做法是：先去掉蘆薈葉緣上的刺，並將蘆薈切碎後裝入布袋，再放入浴池中。用手搓揉泡在熱水中的蘆薈，讓蘆薈完全釋出成分。蘆薈是無色無味的植物，碰到熱水會軟化，相信泡完蘆薈浴，能實際感受肌膚變得光滑的效果。

不過，敏感肌膚者在使用生蘆薈時要特別注意，由於生蘆薈含有草酸成分，可能會讓肌膚長出紅疹。也建議購買市售無引發紅疹成分的乾燥蘆薈或蘆薈萃取液，來取代生蘆薈。

這天為：蜂斗菜日

2與10的日語發音與蜂斗菜（fukitou）相近，因而將這天訂為蜂斗菜日。蜂斗菜會散發春季野菜的苦味，排毒效果極佳。

「說好話」是營造健康心靈的養生法

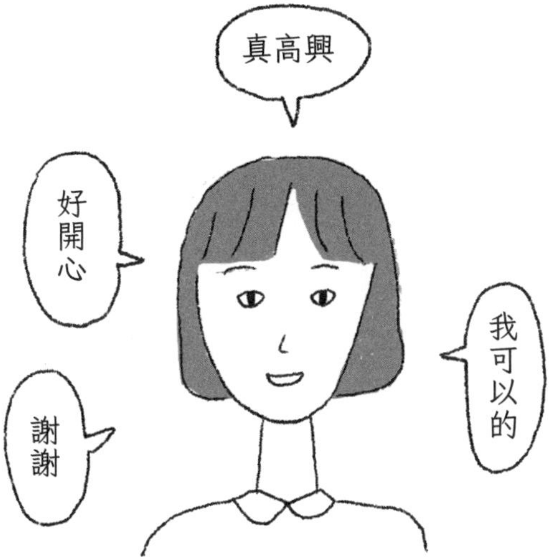

自古以來，日本便有「言靈」的思想，日本人深信話語具有無形的力量，經由口中說出來的話語，能化為現實。因此在心靈養生的層面中，特別著重話語的力量。

如果經常把「我辦不到」、「好痛苦」等負面話語掛在嘴邊，就會逐漸失去意志力，同時累積大量疲勞。隨著狀況的惡化，內心開始產生焦躁不安等情緒，精神狀態會變得越來越差。

另一方面，如果經常說「我可以的」、「真高興」、「好開心」、「謝謝」等正面而積極的話語，就能培養健康的心靈。

雖然從口中表達的是同一件事情，但若能選擇用有禮貌或中聽的詞語，便能淨化心靈，而且不僅是自己，連旁人也能度過愉悅且美好的生活。有意識地改變自身的言語後，會自然地轉為正向的思考模式，藉此維持心靈的健康。

這天為：建國紀念日
日本初代天皇神武天皇的即位之日，改為新曆後，日本將這一天訂為建國紀念日。

按壓眼睛下方的「承泣穴」能消除黑眼圈

【如何找出承泣穴】
承泣穴位於臉部正面的眼睛正下方，以及眼睛周圍的骨頭邊緣交會處。
【按壓承泣穴的方法】
閉上眼睛的狀態下，用食指指尖輕柔地按壓承泣穴3秒，再慢慢放開。反覆按壓十次，注意不要壓迫到眼球。

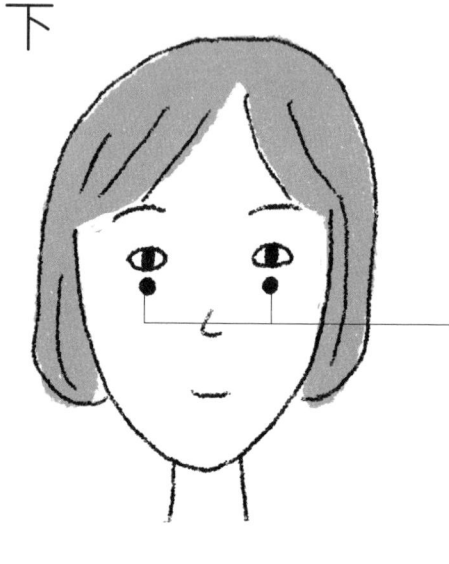

冬天的空氣較為乾燥，臉部容易產生皺紋，當皺紋的陰影變黑後，就會形成明顯的黑眼圈。

此外，眼睛下方的皮膚較薄，若經過摩擦過度刺激後，因色素沉澱會變成咖啡色，也容易產生黑眼圈。

輕柔地按摩該部位是消除黑眼圈的重點，避免傷及皮膚和眼球。特別是要消除睡眠不足造成的黑眼圈，以及眼皮有紅腫現象的時候，推薦按壓「承泣穴」。

承泣穴位於眼睛正下方，按壓前先閉上眼睛，用指尖輕輕按壓。除了黑眼圈，按壓承泣穴還能改善眼睛周圍的黑斑、皺紋、鬆弛、眼睛疲勞和血絲等症狀。

這天為：速食咖哩日
疲勞的時候不妨吃速食咖哩放鬆一下，不要把自己逼太緊，適度休息也很重要。

2月13日

飲品

2月

喝「杜仲茶」補充水分，在春天到來前做好排毒兼瘦身

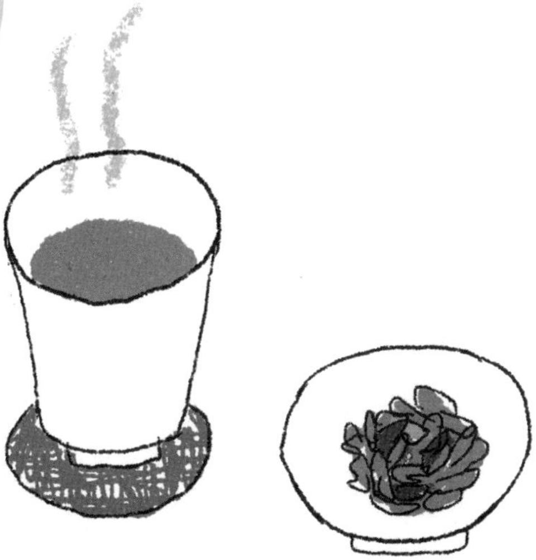

在冬天的時候，由於身體處於冬眠狀態，代謝能力較差，體內容易囤積老廢物質和多餘脂肪。在春天的腳步即將來臨之際，要排出囤積於體內的毒素。

杜仲茶同時具有排出體內老廢物質的解毒作用，以及消除多餘脂肪的瘦身效果，建議飲用。杜仲是以杜仲的樹皮製作而成的藥材，中國漢代的中藥學專著《神農本草經》，將杜仲記載為「上藥」；坊間常見的杜仲茶，是經揉捻、發酵、烘乾過程製作而成。

杜仲茶具利尿效果，能讓老廢物質連同尿液排出體外，還能調節腸內環境來改善便祕。經研究報告指出，杜仲茶含有京尼平苷酸成分，具有降血壓作用，持續飲用可減少內臟脂肪。

平常可飲用杜仲茶來補充水分，排出在冬天囤積於體內的老廢物質，準備迎接春天的到來。

這天為：姓氏制定紀念日
姓氏是認識族譜的管道之一，不要忘記對祖先表達感謝之意。

在情人節自製愛意滿滿的「藥膳巧克力」

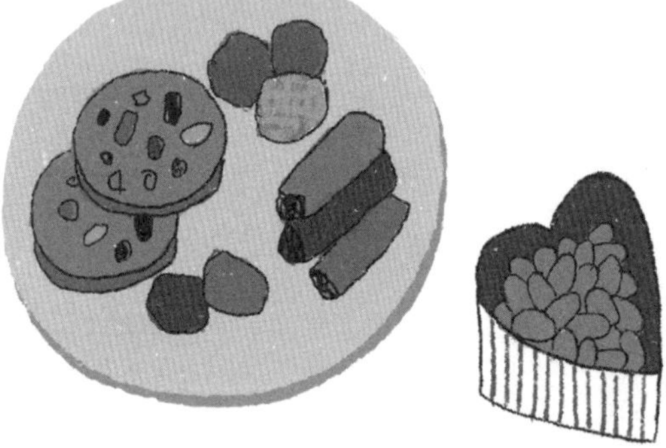

巧克力因其多酚成分具抗氧化作用，加上各種促進健康的功效，近年來逐漸受到矚目。巧克力的原料為可可，有強心、利尿、消除疲勞等效果。

如果想在情人節自製巧克力，不妨試著製作能發揮可可先天功效的藥膳巧克力。

建議使用的材料為：用白蘭地浸泡過的枸杞，以及烘烤過的薏仁。枸杞能消除眼睛疲勞等眼部症狀，也有滋補健體的功效，很適合送給感到疲勞而無精打采的另一半食用。由於添加了白蘭地醃漬製而成，更散發濃郁的成熟風味。

加入烘烤薏仁製作的巧克力，口感宛如米香，新鮮感十足。如果另一半有水腫症狀，可以多吃加入薏仁製成的巧克力。此外，還可以加入肉桂或核桃等材料，其藥膳效果令人期待。

這天為：西洋情人節
談戀愛或是感到怦然心跳的時候，也許是最棒的養心方法呢！

2月15日

穴位

暢通鼻子的「迎香穴」

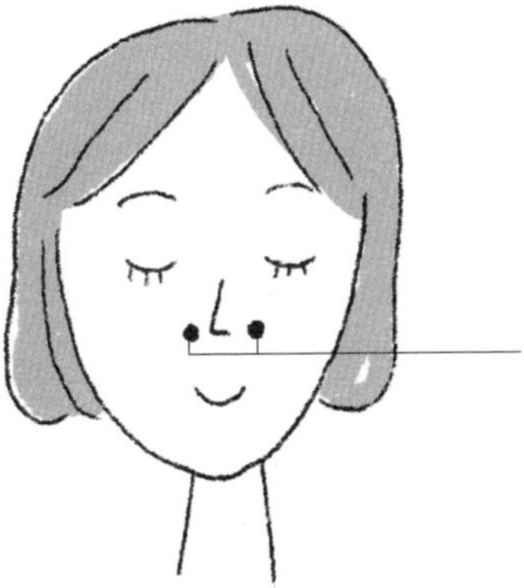

【如何找出迎香穴】
迎香穴位於鼻翼兩側的骨頭凹陷處。

【按壓迎香穴的方法】
用雙手的食指或中指，以夾住鼻子的感覺往上按壓10秒，以略強的力道按壓後快速放手。反覆按壓五次。

在即將面臨花粉症肆虐的季節，花粉症會造成眼睛和喉嚨的不適，症狀輕重因人而異，但最讓人感到苦惱的是鼻子的症狀。像是不停流鼻水，或是經常擤鼻涕而造成鼻孔下方有刺痛感等，相信很多人都有類似的症狀。

此外，這個時期的氣候依舊寒冷，不可輕忽感冒的入侵。感冒所造成的流鼻水和鼻塞，都是令人感到不適的症狀。

這時候可以按壓「迎香穴」來改善鼻子相關的症狀。「迎香」代表迎接香氣的含意，此穴位能暢通鼻道，讓鼻子恢復舒爽狀態。

迎香穴位於鼻翼的兩側，無論在何時何地都能按壓，感到不舒服的時候請務必試試看。

這天為：春一番命名日
春一番是日本立春和春分期間，由南方吹拂而來的第一道強風，代表春天即將到來。

食材的五種性質為「五性」

藥膳的目的是發揮食材的作用，以調養體質，食材的五性是其中的要素。五性是食材對於身體的溫熱或寒涼作用，表現出來的性質，分為寒性、涼性、平性、溫性、熱性。

五性的平衡是重點之一，例如體質虛寒的人，要多攝取溫性或熱性的食物；相反的，體質燥熱的人要多攝取寒性或涼性的食物。

此外，盛產於夏季的蔬菜，大多為涼性；在過年吃的年糕則屬於溫性。各種當季食材和自古以來的飲食習慣，其實都有各自的含意。

【寒性】具清熱與抑制發炎的作用。主要食材為苦瓜、竹筍、蓮藕、蛤仔、海藻類、香蕉等。

【涼性】身體清熱的效果較為溫和。主要食材為小黃瓜、芹菜、番茄、茄子、蘿蔔、豆腐、蘋果、橘子、綠茶等。

【平性】不偏寒涼或溫熱的性質，大多為日常性食物。主要食材為豆類、薯類、紅蘿蔔、高麗菜、豬肉等。

【溫性】具和緩的溫暖身體作用，辛香料大多被歸類為溫性。主要食材為南瓜、蔥、薑、蝦子、雞肉等。

【熱性】具溫暖身體與提振精神的作用。主要食材為羊肉、肉桂、胡椒、辣椒等。

這天為：寒天日
含豐富膳食纖維的寒天，是預防便祕的特效藥。利用藥膳食材之一的寒天自製寒天凍，是相當便利的藥膳甜點。

2月17日

基本

食材的五種作用為「五味」

「五味」是漢方食養的基本思想，五種味道各有其作用，並與五臟有所關聯。例如，酸味的食材可提升肝功能，如果肝有不適症狀，代表需要攝取酸味食材。反之，若攝取過量也會產生不適，要多加留意。

【酸】五臟＝肝
具收斂作用，能調節汗水和尿液。可有效改善多汗、頻尿、不正常出血、腹瀉等症狀。主要食材為番茄、葡萄柚、梅子、橘子、蘋果、醋等。

【苦】五臟＝心
具清熱*、解毒的作用，幫助排出體內多餘物質，對於改善發燒和便祕也有效果。主要食材為苦瓜、芹菜、牛蒡、青椒、菊花、綠茶等。

【甘】五臟＝脾
具舒緩、補益*的作用，減緩身體的緊繃，促進滋補健體與緩解胃痛等症狀。主要食材為紅蘿蔔、高麗菜、白菜、南瓜、薯類、大豆等。

【辛】五臟＝肺
具散熱與排汗作用，消除氣血凝滯的情形，具溫暖身體效果。主要食材為蔥、韭菜、洋蔥、薑、辣椒、紫蘇等。

【鹹】（重鹹味）五臟＝腎
具軟化堅硬物質、去除腫瘤的作用。主要食材為海藻類、蛤仔、烏賊等。

這天為：挪亞方舟日
近年來洪水災情頻傳，提前做好防災準備工作相當重要。漢方就是防範於未然的醫療。
*清熱：降溫去除體內的熱氣之意。　*補益：補充氣、血、水的不足之意。

「野菜與春季蔬菜」的苦味與香氣能消除春天焦躁不安的心情

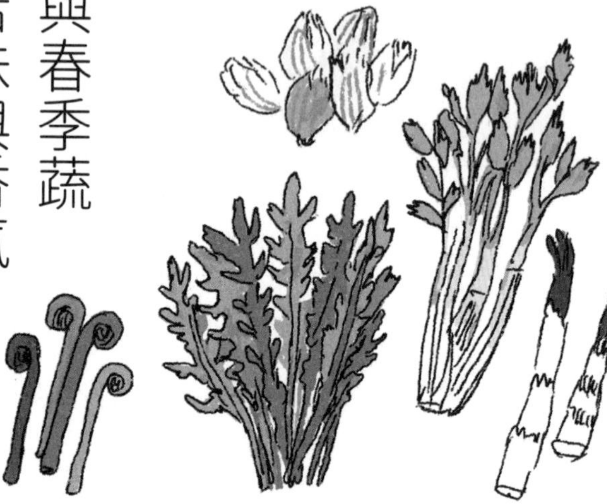

所謂的二十四節氣，是將一年的季節變化分為二十四個時段，每段節氣約相隔半個月。每年到了二月十八日左右，是二十四節氣中的「雨水」。這個時期天氣從下雪轉為降雨的型態，水溫也升高了，隨著春天的腳步逐漸接近，冷熱溫差相當大，自律神經平衡容易失調，造成不安的情緒。這時候可運用在春天最早發芽的野菜和春季蔬菜，透過苦味及香氣來緩和以上的症狀。

到了冬天，由於身體的新陳代謝較差，體內容易囤積老廢物質，氣血循環不佳是導致焦躁不安的原因。野菜的苦味能將囤積於體內的老廢物質與焦躁感，一同排出體外。蜂斗菜和九眼獨活等野菜具有促進新陳代謝與排毒作用，可用來製作天婦羅和醋味噌等涼拌菜。芹菜與茼蒿的清新香氣，能促進氣血循環，適合製成沙拉或日式醬汁配菜享用。

這天為：雨水（日期依年份而異）
雨水是二十四節氣之一，從這個時期天氣開始由下雪轉為降雨的型態，雪開始融化。

2月19日

放鬆

運用「芳療按摩」促進血液循環

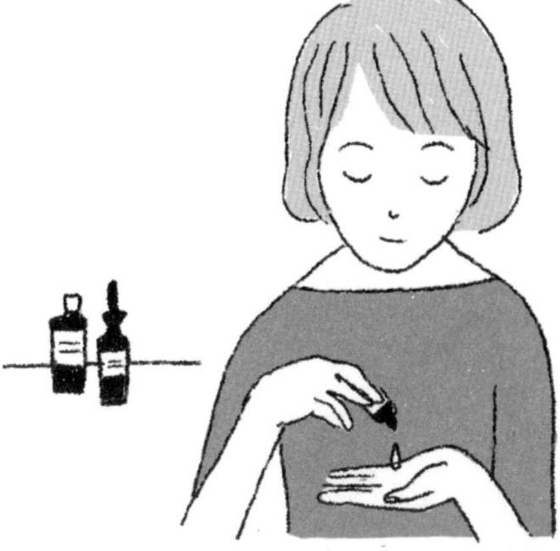

【鎖骨按摩】（薰衣草、迷迭香、檸檬草）

①將精油滴在掌心加溫，輕柔地按摩下巴至鎖骨的部位。

②手指慢慢移動按壓鎖骨中央至身體兩側的區域。

【膝下按摩】（葡萄柚或是檸檬、天竺葵、柏木）

①將精油滴在掌心加溫，塗抹在腳踝周圍至小腿肚的部位。

②最後輕輕按摩膝蓋後側。

芳療按摩是源自西方的養生法，其概念與漢方促進「氣、血、水」循環有共通之處。

進行芳療按摩的時候，可以選擇自己喜愛的芳香精油，但將精油混合後效果加倍。建議以甜杏仁油或荷荷芭油為基底，再混合數種精油。

如果因眼睛疲勞和緊繃導致肩頸痠痛的時候，可以選擇薰衣草、迷迭香、檸檬草精油，按摩鎖骨周遭部位。當身體產生令人煩惱的水腫時，可以使用葡萄柚或檸檬、天竺葵、柏木混合的精油，按摩膝下部位。

這天為：職業摔角日

昭和30年的這一天，日本舉辦第一場職業摔角比賽。

喝「玫瑰花茶」預防花粉症

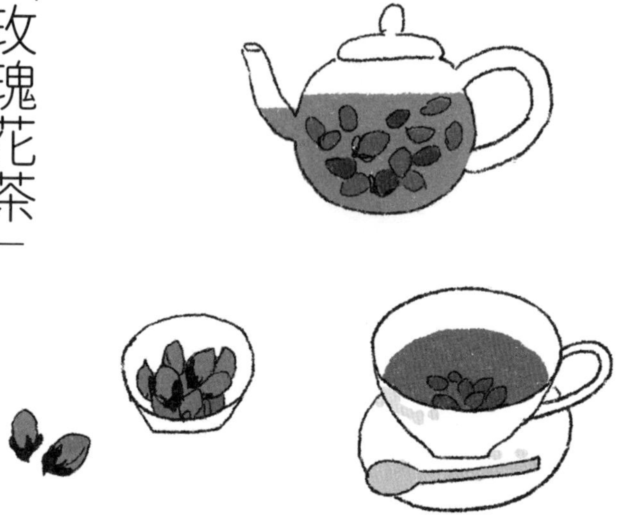

進入花粉症的季節，常常會聽到有人說要吃某種食物，或是喝特定的飲品，才能預防花粉症，坊間充斥著各類資訊。不過，喝茶有益身心健康，相信大家都有聽過這點。茶具有高度放鬆效果，以及穩定自律神經的作用，效果令人期待。在漢方的領域中，則推薦大家飲用玫瑰花茶。

花粉症分為兩種類型，第一種是不斷打噴嚏與流出透明鼻水的寒冷型；另一種是眼睛發癢與充血，黃色黏稠鼻水造成鼻塞的燥熱型。大多數的花粉症為寒冷型，玫瑰花有助於改善寒冷型花粉症。

玫瑰花的甘甜香氣，能促進身體能量來源的氣、血循環，具溫暖身體的作用。將玫瑰花與肉桂加入紅茶中，可調配成西洋綜合花草茶；將玫瑰花與薑加入焙茶中，則可製成日式綜合花草茶。

這天為：過敏日
要改善過敏的情形，除了要抑制發癢等症狀，還要運用漢方中醫的養生法，找出過敏的根本性原因。

2月21日

穴位

按壓手背的「合谷穴」，舒緩不舒服的頭痛

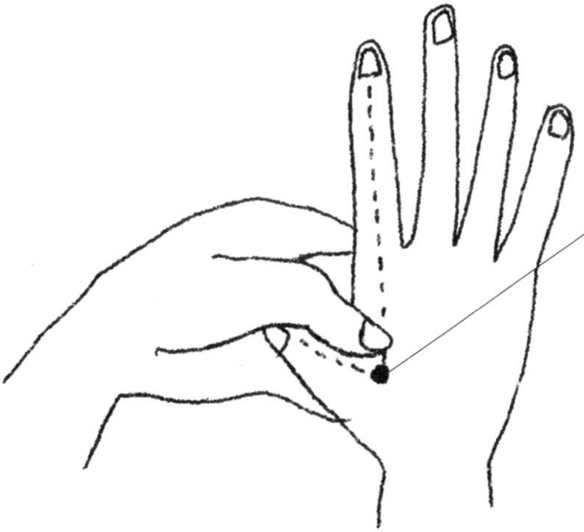

【如何找出合谷穴】
合谷穴位於手背大拇指與食指交會的凹陷處。

【按壓合谷穴的方法】
將大拇指放在手背，以大拇指與食指夾住合谷，用大拇指施力按壓6秒，反覆進行十次。

頭部是氣、血液、神經等體內能量來源的匯集處，如果「氣、血、水」之中有任何一個要素停滯時，就會發生頭痛。

頭痛的原因有很多，例如感冒、血壓異常、生理期經痛、更年期障礙、眼睛和耳朵、鼻子、牙齒的疾病等，還有自律神經失調和睡眠不足等。尤其到了春季，五臟之肝負擔加重，肝火過旺會影響氣血循環，是容易發生頭痛的季節。

合谷是能幫助舒緩頭痛的穴位，除了頭痛，對於改善牙痛、腰痛、經痛等疼痛皆有一定的效果。

這天為：日報創刊日

如同每天閱讀報紙的習慣，要將漢方中醫養生當作每日的習慣。日積月累進行保養，會產生顯著的效果。

透過「氣功」養成不易感到疲憊的站立方式

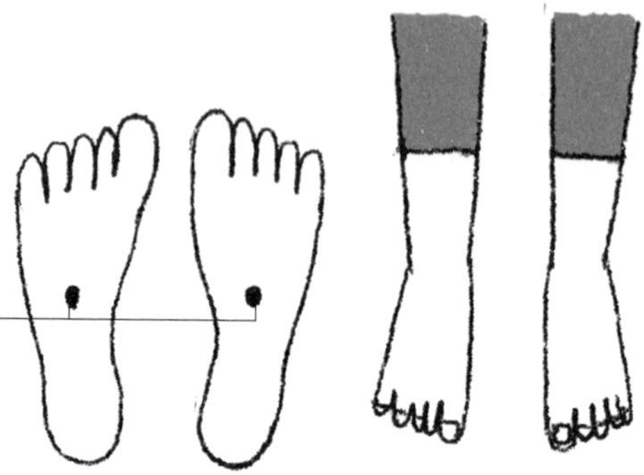

【站樁的做法】

① 找一個寧靜的場所採站姿，放鬆全身力量。

② 將身體重心放在腳底，想像腳底中央的「湧泉穴」（P100）貼地的感覺。

③ 讓身心保持平靜的狀態，充分感受體內吸取大地的元氣（營養），並吐出污穢之氣。想像氣流從腳底↓大腿↓腰部↓手部流動的感覺。

站立是每個人都能做出的姿勢，但令人意外的是，有很多人的站姿並不正確。站立的時候要將重心放在身體何處、是否挺胸、臀部是否翹起等，各位在站立時有留意到這些環節嗎？

「站樁」是氣功的一種，「站」為站立，「樁」為插入土中的木棒或石柱之意。換言之，站樁就像是在地面扎根的站立姿勢。

站立是日常生活的基本行為，採正確的站姿，身體比較不容易疲勞，並能藉此強化下半身的力量，降低跌倒的風險。俗話說「人老腳先衰」，在日常生活中，請採取正確的站立方式，展現年輕有活力的站立姿勢吧！

這天為：關東煮日
一邊用嘴巴呼呼呼（fufufu，日文的2與呼為諧音）地吹走熱氣，一邊品嚐關東煮，是溫暖身體防止受寒的最佳方式。

2月23日

食物

製作「紫蘇醬」來緩和花粉症症狀

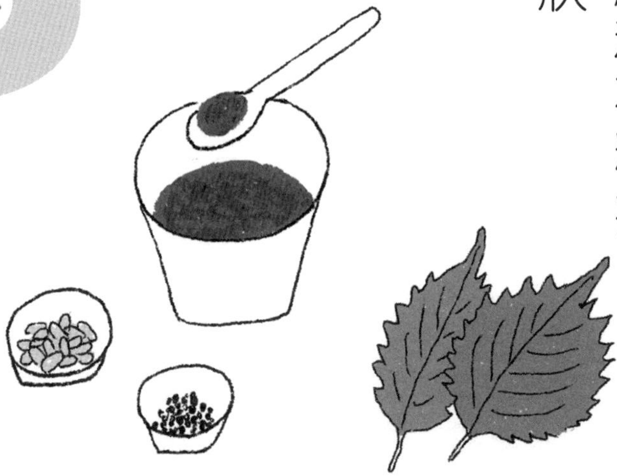

紫蘇是日本香藥草的代表，特徵在於散發清新的香氣。紫蘇可促進身體能量來源，幫助氣血循環，並排出體內的多餘物質，對於花粉症引發的各類症狀，特別是鼻子的不適症狀，能發揮優異效果，並幫助消除焦躁不安的心情。

由於紫蘇葉容易受損，所以可將紫蘇製成易於常備的調味料，並添加於每日的飲食中，創造具有變化性的風味。

可以將自製紫蘇醬加進義大利麵中，變成改良的羅勒風義大利麵，或是淋在乾煸白肉魚或肉類上，也可以淋在生魚片上，改良為義式生魚片風料理。

紫蘇醬的材料為松子、紫蘇、鹽、胡椒、蒜頭、橄欖油。製作方式相當簡單，只要將這些材料加入果汁機打成泥狀即可。添加少許的橄欖油後，紫蘇醬的風味會比較濃，如果添加較多的橄欖油，會變成調味醬汁的口感。製作紫蘇醬後須放入冰箱冷藏，保存期限大約為五天。

這天為：富士山日

富士山是能量景點之一，要親自登上富士山並不容易，但光是鑑賞富士山的照片或畫作，似乎也能感受到強大的能量。

吃煎餃時可以沾香氣四溢的「藥膳辣油」

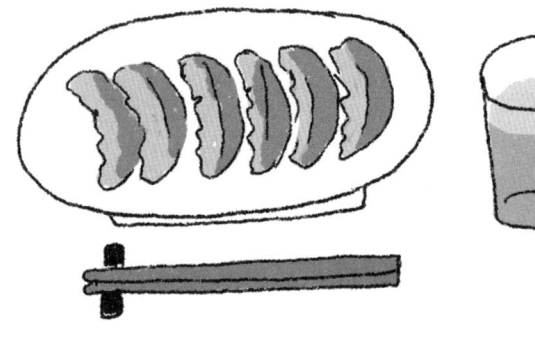

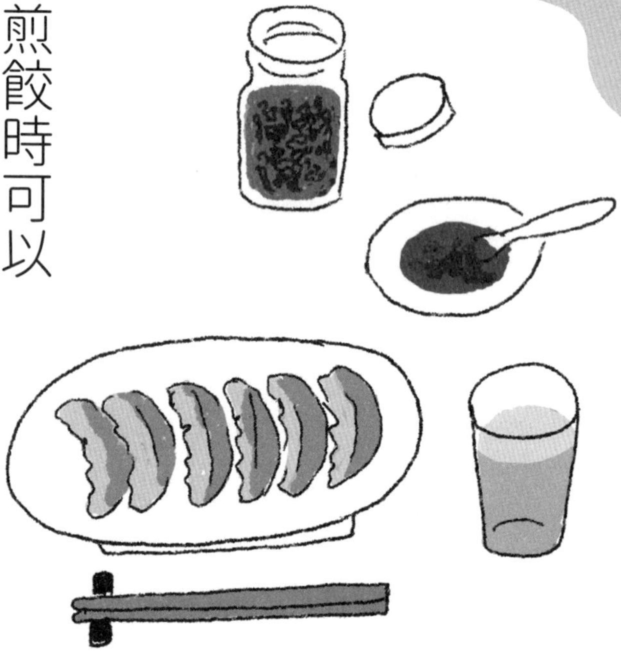

提到增強體力的經典料理，通常會想到煎餃吧！接下來要介紹煎餃搭配藥膳辣油的吃法。

辣油是以麻油添加辣椒所製作而成，如果再添加藥膳食材，即可改良為效果顯著的藥膳辣油。材料包含暖身效果絕佳的熱性肉桂、花椒，以及溫性的大蔥與蒜頭，還要加入可促進能量來源、氣血循環，並消除脹氣和食慾不振的陳皮。

先在鐵鍋中淋上麻油，加入大蔥、蒜頭拌炒，再加入辣椒、花椒等辛香料繼續快炒。接著放入肉桂、陳皮、麻油，將材料炒至熟透關火，等鍋中食材稍微降溫後再繼續添加麻油即可完成。將藥膳辣油放入密封容器，可保存約兩個星期。

因手腳冰冷造成身體不適，以及因壓力和疲勞所苦的人，都可以嚐嚐藥膳辣油。

這天為：越野賽跑日
越野賽跑往往得穿越有積雪的山林，會用到平常較少運用到的身體肌群。

會引發疾病或受傷的「邪氣」

去神社參拜時，可以順便求取具驅邪作用的御守；到了節分之日，日本人會撒豆子來驅邪避凶。「邪氣」的「邪」代表不正當或有害之意，漢方所稱的「邪氣」，指的是引發疾病的原因。

人為何會生病呢？從漢方的角度來看，將引發疾病的機制當作「正氣與邪氣之爭」（P342）。正氣是人類與生俱來的力量，負責維持生命力與保護身體；邪氣則是導致疾病的外來之氣，像是酷暑或嚴寒季節所引發的各種不良外在空氣，以及病毒等傳染病等原因，都是屬於外來的邪氣。

最重要的是提高正氣的力量，以防止邪氣的攻擊。正氣越強大，即使邪氣再強，也無法戰勝正氣；反之，若正氣越弱，甚至無法贏過弱小的邪氣，會引發身體各種疾病。舉例來說，明明周遭沒有任何人有感冒症狀，自己卻經常得到感冒，這就是正氣的力量比他人微弱的關係。

平常吃飯時要細嚼慢嚥，調整生活的節奏，確保充足的睡眠時間等，這些看似理所當然的事情，都是提高正氣與驅除邪氣的有效方式。

這天為：晚報日
這天是日本報社首度在車站販售小報的日子，當時談民生、緋聞等娛樂新聞的報刊相當罕見。

透過「邪払」的力量驅除花粉症

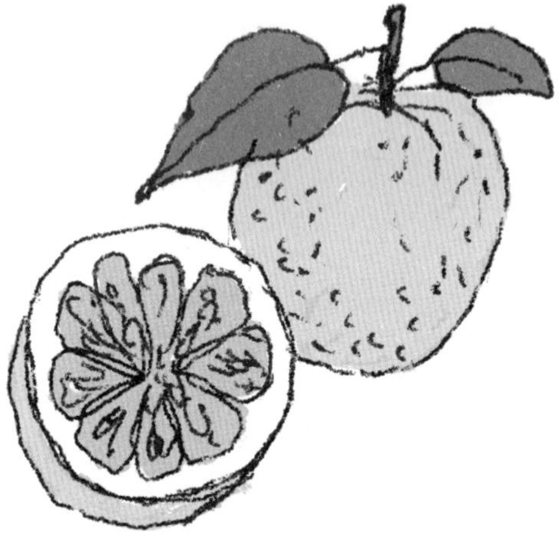

在冬至的時期泡柚子湯，或是在暖桌上擺放橘子，這些都是日本特有的冬季風景。盛產於冬天的柑橘類，具有預防感冒的效果，是日本人在冬天所不可或缺的食物。

其中有種名為「邪払」（じゃばら，Jabara）的柑橘類，近年來尤其受到矚目。邪払源自江戶時代，是自生於和歌山縣北山村的柑橘類，據說「果實的酸味能趨除邪氣」（P61），特徵在於強烈的酸味。在和歌山縣部分地區，有許多家庭會將邪払當作是新年料理的開運食物。由於邪払具有獨特的酸味，大多被用來製成果汁或果醬。

提到這個季節的邪氣，指的是在大氣中飄散的病毒或花粉等過敏原，要利用邪払強烈香氣的力量，促進體內能量來源的氣血循環，以增加擊退邪氣的正氣之力（P342）。

這天為：捐血血庫開始營運之日

漢方將五臟之肝視為血液的儲藏庫，驅除邪氣並促進氣血循環，與肝的保養息息相關。

運用溫暖腹部的「八角」，終止手腳冰冷的症狀

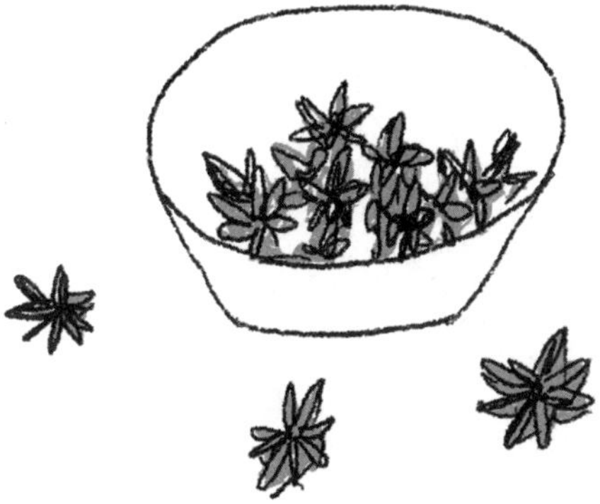

八角的英文名稱為star anise，外觀狀似八角星，特徵是散發獨特的強烈香氣。像是中國料理中的滷爌肉等燉煮料理，經常使用八角。八角屬於溫暖身體的溫性，特徵是溫暖腹部，以及緩和因手腳冰冷造成腹痛等疼痛症狀。當腹部變得暖和後，腸胃也會恢復精力，能改善消化不良與食慾不振等情形。

推薦各位可以製作八角燉雞肉這道料理，以改善腹部虛寒。雞肉也是溫暖腹部與養氣的食材，對於改善慢性腹瀉或產後恢復體力有很大幫助。

散發甘甜香氣的八角，也很適合用來製作甜點或飲料，八角與肉桂是絕配組合，同時使用這兩種食材，能讓溫暖身體效果倍增。除了將八角加入西洋梨或蘋果等糖煮水果中，也可以加進紅酒裡熬煮，自製讓身體由裡到外都能暖呼呼的熱紅酒。

這天為：羈絆日
人與人是相互攜手扶持而生存，身體的內臟也是靠著臟器相互傳遞，才能發揮最大功能。

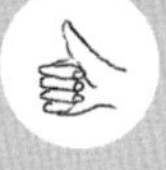

穴位

舒緩坐骨神經痛的穴位「腰腿點」

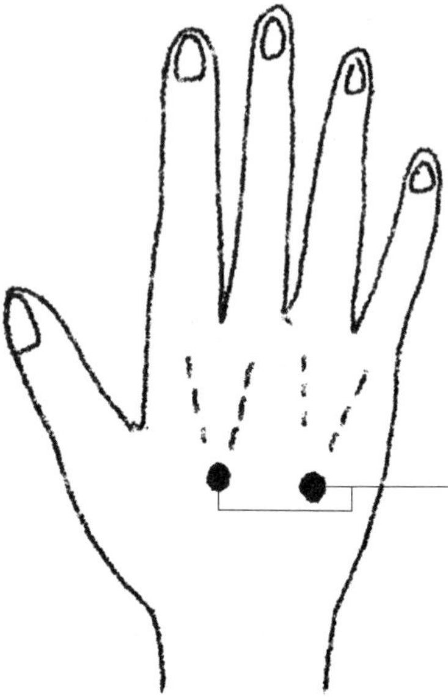

【如何找出腰腿點】
腰腿點位於手背的食指與中指間、無名指與小拇指之間，骨頭之間的凹陷處

【按壓腰腿點的方法】
用食指與中指垂直大力按壓骨頭之間凹陷處，一次按壓6秒，反覆按壓十次。

從腰部到臀部，經由大腿內側連通小腿肚的神經，稱為坐骨神經。每到寒冷的冬季，很多人會感覺坐骨神經發麻、刺痛，為坐骨神經痛所苦。

漢方醫學認為，發生神經痛的原因是血液停滯沉積的「淤血」狀態，或是水分囤積所造成，身體受寒的時候也會造成神經痛。

為了緩解疼痛，要先消除血液和水分停滯的狀態，促進體內循環。可以嘗試按壓腰腿點穴位，對於改善腰痛和坐骨神經痛皆有不錯的效果。

別忘了同時進行預防身體與手腳冰冷的對策，效果倍增。

這天為：餅乾日
薑餅含有優異暖身效果的薑，是最佳的茶點。

「辛夷」花蕾能舒緩鼻塞!?

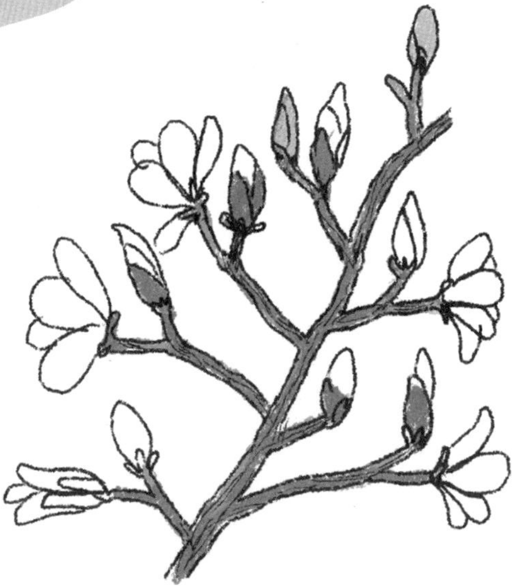

《神農本草經》是現存最早的中藥學專著之一，也是漢方的重要古籍。相傳作者是尊稱為「神農大帝」的神農氏，祂嚐盡百草，逐一確認植物的功效，將味道順口的植物當作食材，味道不順口但能治療身體疾病的植物被列為藥草，歸納所有藥草的功效後，詳細記載於《神農本草經》中。

辛夷是生藥的一種，是古代人透過眼睛與身體的感覺，憑藉長年的經驗從大自然中所找出的藥草，具有高深的含意。辛夷其實是日本辛夷的花蕾，由於花蕾綻放時具有力量，加上日文的「開花」與「暢通鼻子」音近，也許古代人從中獲得靈感，發現辛夷能暢通鼻子。實際使用辛夷後，發現鼻子的確暢通許多。

添加辛夷的漢方藥包括「辛夷清肺湯」與「葛根湯加川芎辛夷」兩種，當鼻子感到不舒服的時候可以服用。在這個時期，辛夷也能改善花粉症的症狀。

這天為：豬之日
從現代營養學的角度來看，豬肉含有豐富的維他命B1，在漢方中也是能滋潤肌膚的美容食物。

在花粉肆虐的季節吃「醋拌菊花與枸杞子」，保養眼睛

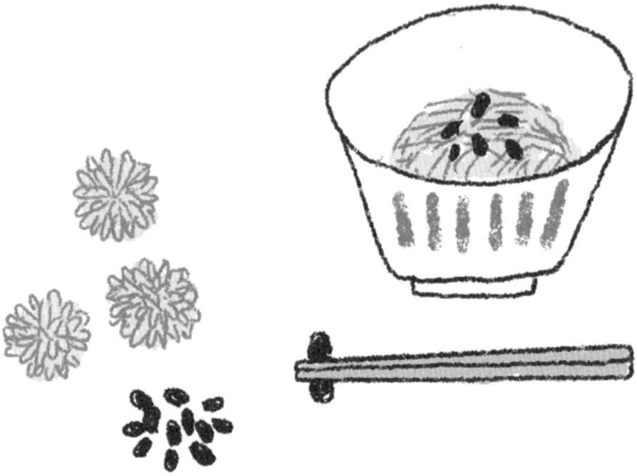

漢方將春天吹拂的強風視為是「風邪」（P356），風邪入侵體內時會引發各種症狀。風邪的特徵是頭暈或痙攣等「動態」症狀，像是花粉症所伴隨的眼睛搔癢，主要也是風邪造成的。

為了緩解花粉症狀，要補充身體的元氣（補氣）提高免疫力，並驅散邪氣（解表），將風邪逐出體外。

菊花與枸杞子是改善眼睛不適症狀的黃金組合，菊花能驅散風邪，排出與眼睛相關的五臟之肝熱氣，具清熱降火、養肝明目的作用。枸杞子是枸杞果實的生藥名，對於改善眼睛疲勞與防止視力減退均有效果。可選用較易於取得的市售乾燥菊花，來做醋漬菊花加枸杞子的家常菜。製作重點是先將甜醋加熱，來去除些許酸味，酸味太強會減弱菊花的驅散風邪作用。

這天為：袖珍模型日

日文的3與2是MINI的諧音，袖珍模型日的宗旨，是教導世人愛惜袖珍模型或小型物品。

3月3日

放鬆

起床時按摩「耳朵」以消除疲勞

【按摩耳朵的方式】

①用雙手手心包覆耳朵，慢慢地上下移動摩擦，摩擦5～6次。

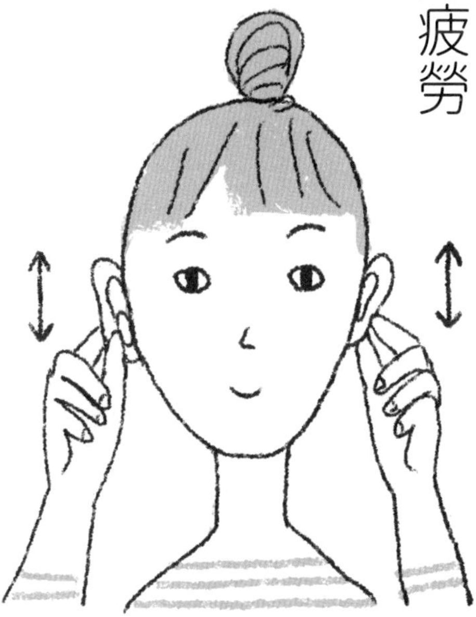

②用拇指與食指捏住耳朵，由上至下有節奏地拉動單一部位5～10次。

③用整隻手輕輕蓋住耳朵，前後扭轉5～6次。

三月三日為耳朵日，各位有仔細觀察過自己的耳朵嗎？仔細一瞧，會發現耳朵呈現不可思議的形狀。耳朵的外形，宛如嬰兒在母親肚子中倒睡的姿勢。換言之，耳朵反映身體各部位，分布著能調節全身機能的穴位。

即便如此，因為我們難以自行觀察耳朵，所以要找出穴位並按壓相當困難，這時可以採取按摩耳朵的方式。步驟相當簡單，消除疲勞的效果也很優異，推薦在早上起床後進行按摩。

如果還是覺得按摩耳朵很麻煩，可以改為輕微摩擦或拉動耳朵的方式，也有一定的效果。

這天為：女兒節（上巳節、桃花節）

基於陰陽五行說，將農曆的季節交替時期分為五大節日。在上巳節這天，要喝白酒與品嚐菱餅。

能改善運動不足或焦躁不安的「養動法」

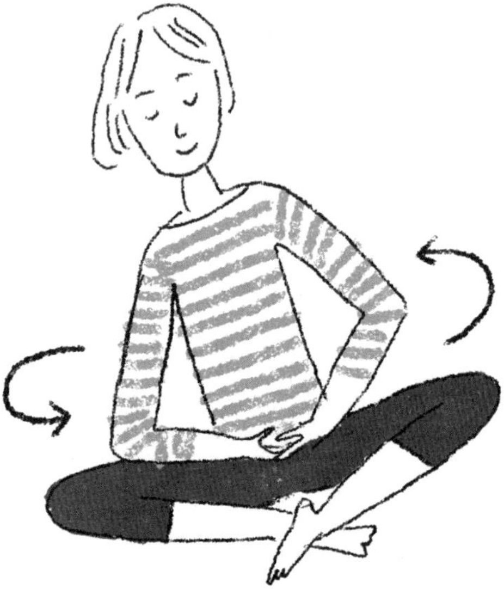

時間來到三月，得開始察覺到身體要適度活動才行，這時候可以試試養動法。養動法是只要坐下就能確實感受到效果的運動法。進行方式很簡單，採坐姿緊縮臀部，自然地迴轉腰部即可，就像是在搖空氣呼拉圈一樣。雖然活動幅度不大，卻能確實鍛鍊軀幹，對於改善運動不足有意外的效果。

從中心轉動身體，能矯正背骨的變形與骨盆的偏移，調整身體的平衡。持續進行養動法後，由於腹部深層升溫，得以活化內臟，能促進血液循環與改善便祕。

另外，緩慢地活動身體，有助於心靈的放鬆，情緒會變得平靜許多。

這天為：雜誌日
3（za）與4（shi）的日文諧音近似雜誌（zasshi），代表在春天展開新生活時，要涉獵豐富的知識，而閱讀雜誌也具有放鬆身心的作用。

「六淫」是從外界入侵人體致病的原因

根據漢方的理論，「邪氣」相對於正直生命力的「正氣」，當邪氣阻礙正氣的時候，會引發疾病。

存在於自然界的風、寒、暑、濕、燥、火之六氣，如果過剩或不足，或是無法對應季節氣候時，六氣會成為致病的因素，此時稱為「六淫」。如果能認識六淫的特性，有助於預防疾病並加以應對。

【風邪】引發感冒的各種症狀，例如皮膚、頭部、鼻子、眼睛、喉嚨等身體表面的症狀，以及發冷、冒汗、發抖、頭暈等。好發於春季、秋季至冬季。

【寒邪】身體受寒，氣血凝滯造成身體疼痛和僵硬，好發於寒冬季節。

【暑邪】引發高燒、冒汗、口渴等高熱症狀，造成脫水或倦怠感。好發於夏季。

【濕邪】關節積水，造成下半身水腫，以及胃部不適。好發於梅雨季節。

【燥邪】乾空氣讓身體失去滋潤，造成肌膚乾燥或乾咳、便祕等症狀，好發於秋季。

【火邪】引發高燒、發炎、眼睛充血、焦躁不安等症狀。

這天為：驚蟄（日期依年份而異）

二十四節氣之一，天氣在這個時期轉暖，「驚蟄」代表上天以打雷方式驚醒冬眠蟄居動物之意。

「荔枝」能滋潤肌膚和頭髮

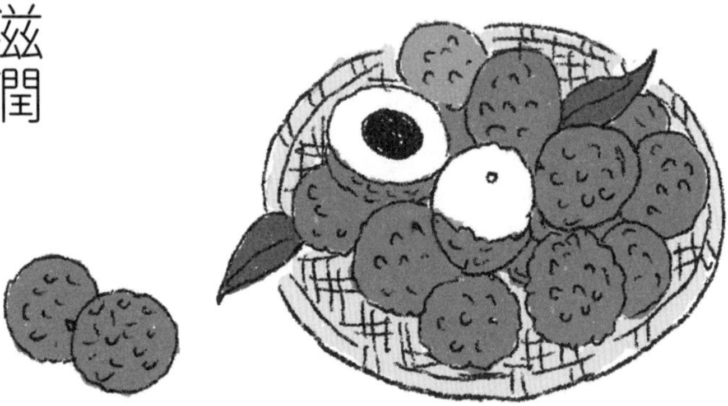

據說中國唐朝的絕世美女楊貴妃，平常最喜歡吃荔枝，荔枝因此被視為養顏美容的食材。

荔枝具有補血、將營養輸送到肌膚或頭髮的滋潤作用，雖然可以直接食用，但如果能搭配其他的藥膳食材，效果更佳。為了常保肌膚的年輕，不妨添加枸杞製成藥膳果凍。

將泡水軟化的吉利丁加進糖漿中，開火熬煮讓吉利丁溶化，等待冷卻稍微凝固的時候，加入荔枝果肉與泡過水的枸杞，繼續等待冷卻凝固，就完成了藥膳荔枝果凍。

枸杞可防止肌膚變得粗糙和乾燥，吉利丁的膠原蛋白是滋潤肌膚所不可或缺的成分。一起運用荔枝美味、清爽的風味重整心情吧！

這天為：體育報紙日
有些人可能不太喜歡日本體育報的花俏標題，但這也是刺激感官的方式。

3月7日

穴位

有效改善頭暈的腳部穴位「小趾尖」

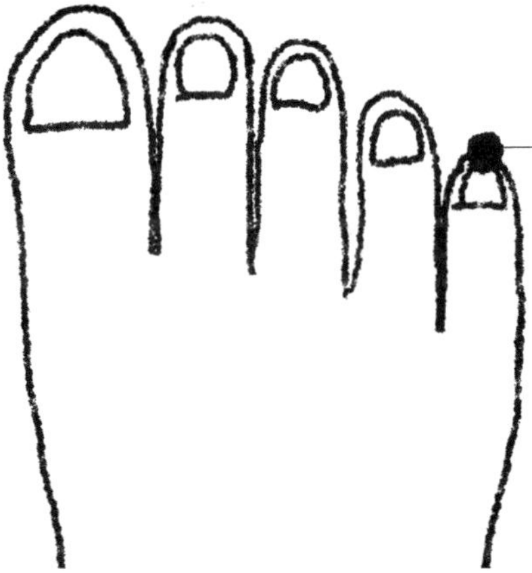
【如何找出小趾尖】
小趾尖位於腳趾頭小拇趾的前端。
【按壓小指尖的方法】
用刺激腳的同側手指按壓，一次按壓3秒，反覆按壓十次。雙腳都要按壓。

光是提到「頭暈」，就分為各種症狀，例如天旋地轉般的頭暈、輕飄飄的頭暈、頭暈目眩等。頭暈的原因也各不相同，像是耳朵的疾病、腦淤血、女性因鐵質不足造成的貧血等，也有找不出原因的頭暈症狀。

漢方會將找不出原因的頭暈，視為是五臟的平衡出了問題，尤其是肝過於活躍的肝火旺盛，以及腎機能減弱等，都會造成頭暈。為了抑制過旺的肝火，有效的方式是按壓腳趾頭小拇小拇趾前端的小小拇趾尖穴位。建議可以在洗完澡或就寢前按壓。

這天為：炸肉排日

食用炸肉排的時候可以加入大量的高麗菜，幫助消化肉類，改造成風味絕佳的藥膳炸肉排。

抑制鼻子和眼睛發炎的生藥「連翹」

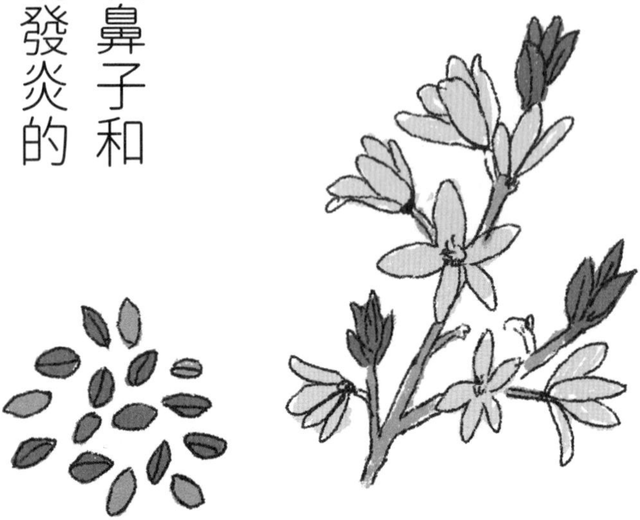

有許多日常生活中常見的植物，可作為漢方藥使用。盛開於早春的連翹，黃色的花朵顯得楚楚可憐，也是漢方藥的一種。由於連翹的繁殖力旺盛，可抗病蟲害，適合當作庭園或圍牆的植栽用途。連翹也是和歌中春天的季語，或是拿來作為家徽使用等，對日本人來說是耳熟能詳的植物。

連翹的花朵凋謝後，會長出黃綠色的葉子，到了秋天則結出果實。果實經過日曬變成茶褐色後，即可製成生藥。連翹果實具優異的消炎殺菌作用。

「荊芥連翹湯」是使用連翹製成的漢方藥，有助於改善花粉症造成的鼻塞、鼻竇炎、眼睛充血和面皰等皮膚的發炎症狀。此外，連翹可抑制喉嚨發炎和化膿，也是製作「響聲破笛丸」的成分之一，用來治療喉嚨刺痛和沙啞等症狀。

這天為：蜜蜂日

蜂蜜在古早被當成治療糖尿病的藥物，如果要增添料理的甜味，使用蜂蜜來取代砂糖是更為健康的選擇。

超級食物始祖，對身體有益的「七大雜穀」

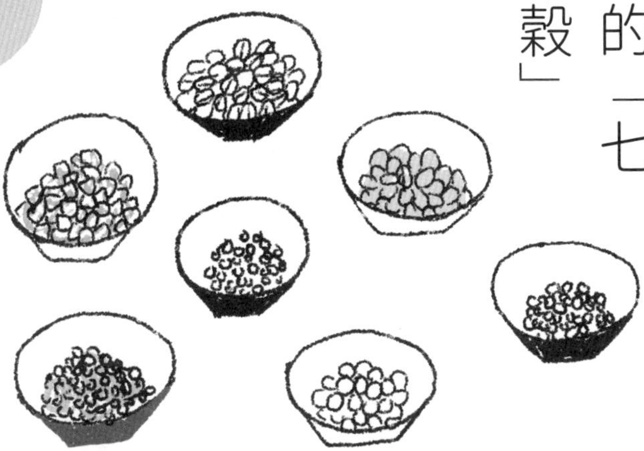

源自美國的飲食概念「超級食物」是現代的飲食熱潮之一，但日本人自古以來所食用的雜穀，也可說是超級食物的始祖。以下要介紹具代表性的七種雜穀。

【大麥米】將大麥脫殼，去麩後拋光製成，含豐富的膳食纖維，能促進消化，口感鬆軟有彈性。

【燕麥片】用碾米機將大麥米碾平製成，口感富有彈性。

【糯小米】口感富有彈性，沒有強烈味道，含豐富的鐵和鋅等礦物質。

【稗】味道清新，沒有強烈味道，具高度營養價值。

【黍】味道濃郁，口感鬆軟，黃色的色素具抗氧化作用。

【蕎麥】蕎麥成分之一的「蘆丁」，屬於多酚的一種，具抗氧化作用。

【薏仁】薏仁也是生藥的一種，具養顏美容作用；孕婦避免食用。

這天為：雜穀日
以漢方的角度來看，屬涼性的雜穀具清熱作用，可以搭配溫性的米一同炊煮成多穀飯；或是倒入熱湯，喝一碗溫暖的湯泡飯。

飲用具行氣功效的「胡椒薄荷茶」重振精神

胡椒薄荷在日本稱為薄荷，漢方的功效是上半身的清熱降火，改善頭部或臉部的潮紅、眼睛充血等症狀，還能緩和花粉症造成的鼻塞，以及感冒導致的喉嚨腫脹、疼痛、胃部不適等症狀。胡椒薄荷的清新香氣能幫助舒坦心情，具行氣效果，最適合在焦躁不安時使用。

在摩洛哥或土耳其等國家，經常飲用薄荷茶或綜合香藥草茶，胡椒薄荷廣泛應用在各種茶類；在漢方的領域中，則建議將與具清熱降火功效的綠茶混合。如果再加上能鎮定焦慮情緒，與消除頭暈和眼睛充血的菊花，效果倍增。胡椒薄荷也很適合用來搭配茉莉花茶，而且意外的是，跟牛奶或豆漿也很搭。

這天為：薄荷日
薄荷葉是將胡椒薄荷乾燥製成的生藥，將葉子搓揉塗在患部，具止癢效果。

3月11日

放鬆

早上起床後，先養成「深呼吸」的習慣

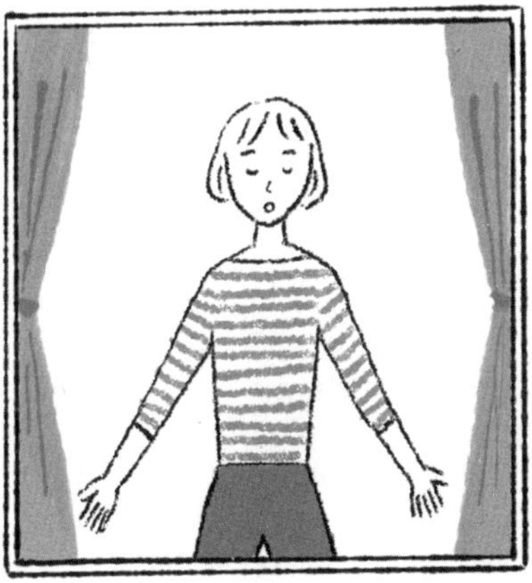

日本人會在新曆的正月初一祭拜日出，將旭日視為吉祥的象徵。宣告一日之的神聖日光，散發神祕感與強大的能量。

如果著眼於「第一個開始」，立春就是一年之始。到了春天，大地的動物紛紛展開生命活動，植物也開始萌芽，確實是一年之始的季節。

因此，春天是在一年之中最具活力的季節，宣告一日之始的春天旭日，充滿源源不絕的能量。

早上醒來後，要先打開窗戶，試著做出和緩而充足的深呼吸吧！下意識地讓身體各處充分感受清新舒暢且柔和的春天陽氣，相信能度過充滿精神與活力的一天。

這天為：專欄日
在1751年的這天，英國的報社刊登了世界首次的專欄連載。

可提升五臟之肝機能的「油菜花」

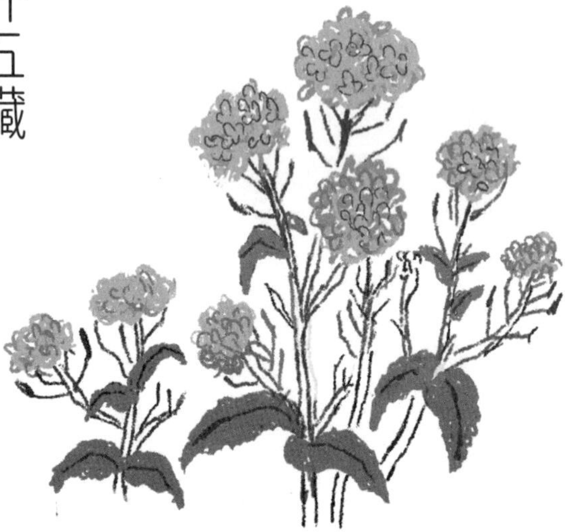

蔬菜和水果盛產的那個季節，與該時期容易發生的不適症狀息息相關。盛開於春天的油菜花，也具有其背後的含義。

漢方醫學認為到了春天，五藏之肝容易生病，由於細菌或病毒在春天特別活躍，為了預防花粉症或食物中毒，負責解毒的五臟之肝，會增加更大的負擔。

油菜花具有保肝的作用，作為食物的油菜花所散發的苦味，便帶有解毒的功效。仔細想想，除了油菜花，有很多盛產於春天的食材通常會散發苦味，野生的野菜就是其中的代表。

此外，春天因陽氣旺盛，人的血壓容易升高，或是發生眼睛充血或頭暈等症狀，情緒也容易失去平衡。這時候要利用油菜花維持肝機能，舒緩不適的症狀。

這天為：甜點日
甜點總讓人感到罪惡，但在這一天可以肆無忌憚地吃！

放鬆

缺乏食慾時，可以運用「柑橘系精油」幫助恢復腸胃機能

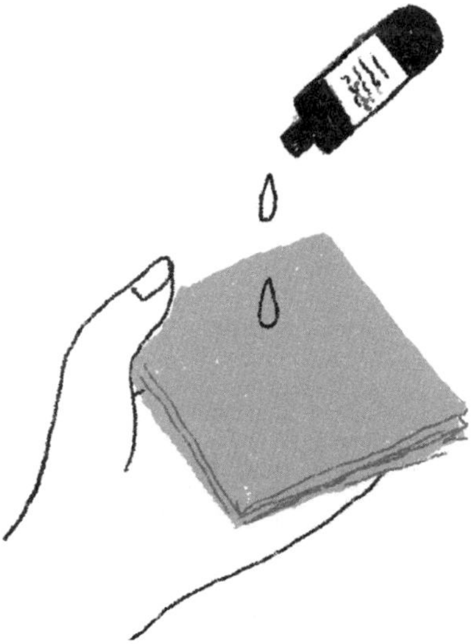

當腸胃疲乏的時候，代表身心處於無精打采的狀態。如果缺乏食慾，情緒也會變得低落。這時候可借助精油的力量，其中以散發清香的柑橘系精油最有效果。

例如，橘子精油散發甘甜香氣，可舒緩緊張情緒；葡萄柚精油能活化新陳代謝。檸檬的清爽香氣具有活化消化道的作用，沁人心脾的柑橘系香氣，能排解負面的情緒。

可以在手帕或毛巾上滴一～兩滴精油，嗅聞精油的香氣，讓氣味經由食道通往胃部，幫助恢復正常的食慾。

此外，身體嚴重疲憊的時候，可以泡精油半身浴。柑橘系精油芳香浴能溫暖身體，從腸胃到全身都能隨著香氣恢復活力。

這天為：新選組日
這天是（德川幕府設立的武裝組織）新選組的前身壬生組成立之日。提到壬生，讓人想起京都產蔬菜「壬生菜」，有預防感冒與消除疲勞的作用。

女性身體以「七年週期」產生變化

漢方醫學將女性一生的身體變化，以每七年當作一個週期，「血」是其中重要的元素。由於女性會經歷月經、懷孕、生產等過程，對於手腳冰冷和壓力極為敏感，所以只要遇到輕微變化，就會造成荷爾蒙和自律神經平衡失調。

在五臟之中，被稱為「血海」的肝，是名符其實的儲血庫。此外，被稱為「肝之母」的腎，與肝有密切的關係。腎主掌身體發育或生殖，是生命能量的儲存庫，當腎機能衰退的時候，生命能量隨之減弱，會加速人的老化。女性要強化腎的機能，進而維持肝的健康，這是永保青春的關鍵。

手腳容易冰冷的女性，其氣血循環較差，容易有氣血不足的情形。「上熱下寒」是人體的特徵之一，由於上半身容易囤積熱氣，下半身容易發冷，所以要透過「頭寒足熱」的方式來防止身體受寒。

【女性的七年週期】（實歲）

7歲　長出牙齒
14歲　初經報到
21歲　身高長到最高
28歲　身體、生殖機能的巔峰期
35歲　肌膚與髮質開始衰退
42歲　開始長出白髮
49歲　接近停經更年期
停經後　逐漸老化

這天為：白色情人節
棉花糖是白色情人節的必吃的食物之一，可以將棉花糖放在香料奶茶上面，當作藥膳飲料品嚐。

男性身體以「八年週期」產生變化

漢方醫學將男性一生的身體變化，以每八年當作一個週期，「氣」是其中重要的元素。中國的傳統觀念為「男由氣生，女由血生」，男性經常外出從事勞力工作，得耗費大量體力，體氣的消耗也較為明顯。

男性要特別著重保養五臟之腎，腎為生命能量「精氣」的儲存庫，當精氣不足的時候，會加速身體的老化。

精氣分為與生俱來的「先天之精」，以及透過食物攝取的「後天之精」。男性在三十二歲的時候，是身心狀態到達巔峰的年紀，過了三十二歲，腎會開始老化，精氣逐年減少。為了減緩衰退的速度，平常要提升五臟之脾的機能，促進消化吸收的能力並加強鍛鍊體力，補腎是相當重要的元素。

【男性的八年週期】（實歲）

- 8歲　長出牙齒
- 16歲　青春期
- 24歲　身高長到最高
- 32歲　身體、生殖機能的巔峰期
- 40歲　開始掉髮，牙齒變得脆弱
- 48歲　臉部光澤減少，開始長出白髮
- 56歲　腿部與腰部退化
- 64歲　逐漸老化

這天為：鞋子紀念日
鞋子是現代社會的必需品，回到家脫下鞋子後，記得伸展一下腳趾，讓雙腳獲得放鬆。

吃當季的「海帶芽」，補充頭髮、肌膚、指甲的營養

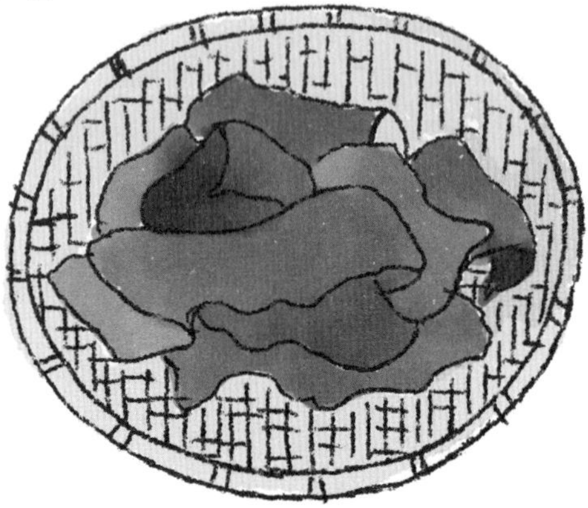

市面上販售的海帶芽大多為乾燥或鹽漬製成，但春天是海帶芽盛產的季節。自古以來海帶芽被當作讓頭髮保持烏黑光澤的食物，由於含有豐富的碘，碘是合成甲狀腺素的必要成分，能維持頭髮、肌膚、指甲的年輕狀態，並活化免疫機能。

漢方醫學認為海帶芽可補充五臟之腎的機能，屬於清熱的寒性食材，可排出囤積於體內的多餘熱氣與水分、消除水腫、改善消化不良、舒緩身體紅腫等。從營養學的角度來看，海帶芽含有豐富的鎂和鐵等礦物質，是女性要多加攝取的食材。

要記得選擇深綠色、厚實具彈性的生海帶芽，重點是縮短加熱時間，避免破壞海帶芽含有的維他命成分。

甲狀腺機能症狀患者，不得攝取過量的海帶芽。

這天為：國立公園指定紀念日
位於香川縣瀨戶內海國立公園的鳴戶，以及三重縣伊勢志摩國立公園沿岸，都是海帶芽的盛產地。

3月17日

基本

自然界的五大要素互為「相生、相剋」的平衡關係

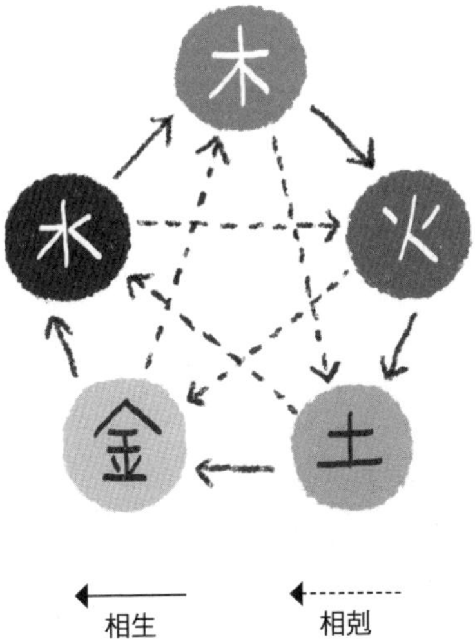

五行說與陰陽說（P8）都是漢方的基本理論，五行是源自古代中國人透過觀察自然，所找出的一套自然法則。

金、木、水、火、土是構成自然的五大要素，這五大要素相互助長（相生）且彼此制約（相剋），得以維持平衡。漢方用相生、相剋來表現五行的相互關係。

舉例來說，相生的關係就像是燃燒木柴生火，火燒成灰燼成為土壤的養分，從土壤中採金（礦石），產礦的場所湧出水分，水分滋養樹木。

相剋的關係像是樹木吸取土壤的養分茁壯，火能熔化金屬，土壤能改變水流，金屬能切割樹木，水能撲滅火勢。

五行的相生與相剋兩種關係，能應用於漢方藥的治療或藥膳上。

這天為：漫畫週刊日
看漫畫是放鬆心情的最佳管道，滿心期待漫畫週刊的每週發行日，也是保持赤子之心的祕訣。

3月18日

穴位

能調整全身平衡的特效穴位「百會穴」

【如何找出百會穴】
從連接兩耳上側的一直線，以及眉間中央往頭部延伸線的交會處，找出位於頭頂中央的穴位。

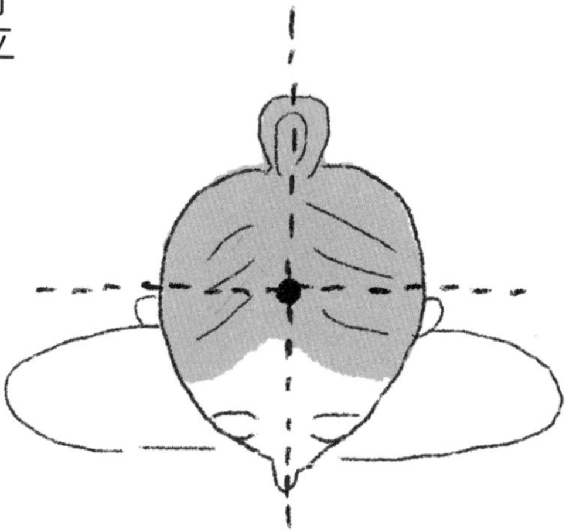

【按壓百會穴的方法】
① 雙手中指交疊抵住穴位。
② 用舒適的力道朝正下方按壓，一次按壓6至10秒，反覆按壓十次。

在學習瑜伽或健走運動的姿勢時，老師都會請學員想像有一條線從天花板連到頭頂，將頭部提起來的感覺，連接頭頂部位的地方就是百會穴。

漢方將百會穴視為體內之氣的匯流處，能調節構成能量的氣血流動，也是調整五臟六腑機能的穴位。適度刺激百會穴，能消除全身的倦怠感，緩解想睡和頭痛症狀，對於改善頭暈和排解壓力也有一定的效果。

百會穴剛好位於頭頂，就像將身體機能重新啟動的開關，想要重振心情之時，可以試著按壓看看。

這天為：精靈日
這天是日本和歌歌人柿本人麻呂、小野小町、和泉式部的忌日，精靈代表亡者的靈魂，在這天要對祖先的精靈表達感謝之意。

「醫食同源」是食養的基本概念，食物也能發揮藥物的功效

人類為了維持生命活動，每天都得攝取食物。你的身體是由你吃的食物所組成，這麼形容一點也不為過。

「醫食同源」或「藥食同源」是漢方的概念之一，強調食物也具有藥物的功效。如果能完美攝取各種食物的組合，身體會變得更加健康，防範疾病於未然。著重於飲食內容來維持健康的方式，稱為「食養」，如果是以治癒疾病為目的，則稱為「食療」；「藥膳」也是食療的方法之一。

透過五性（P52）或五味（P53）的觀念，能掌握食材具備的特徵。五性能讓身體產生溫熱或清熱作用，五味則代表食物的作用，以及產生作用的相對應身體部位。如果能均衡地組合五性與五味，即可發揮最大的作用。

要特別注意的是，雖然是身體所需的食物，但若攝取過量或不足造成失衡，這些食物在某些時候就可能會變成毒素。為了避免發生這樣的情形，除了要了解正確的飲食知識，還要均衡地攝取當季或當地生產的食材，採取依循大自然準則的方式來飲食。

這天為：發明相機紀念日
可以拍下每天的飲食內容，製作三餐照片日記，藉此重新檢視自身的飲食生活。

一夜好眠的祕訣在於，頭部與胃部不可失其「氣」

明明來到春天，卻總是睡不好，或是入睡後也無法消除疲勞，各位是否有睡眠相關的困擾呢？以下將透過漢方醫學的知識，解開失眠的原因。

【體氣過旺的亢奮類型】

□焦躁或亢奮導致無法入睡
□輾轉難眠
□夢見不好的夢

白天過於勤奮工作，精力充沛導致體氣提升，熱氣囤積在上半身並集中在頭部造成失眠。這時候可以泡半身浴或足浴來溫暖下半身，或是做深呼吸，以降低高亢之氣。

【體氣不足的類型】

□明明很累卻睡不著
□不安或心事重重無法入睡
□做太多夢沒有入睡的感覺
□淺眠容易清醒

睡覺也需一定的體力，體內氣虛也會造成失眠。傍晚之後，避免看太久電視或手機造成用眼過度，以抑制體氣的消耗。

【胃氣不足的類型】

□飯後立刻躺在床上睡覺
□吃過量的晚餐
□早上胃部不適
□早上不會感覺飢餓

胃部消化之氣不足，妨礙睡眠。明明入睡了，到了早上還是感到疲倦。建議吃晚餐的時間不可太晚。

這天為：春分（日期依年份而異）
春分為二十四節氣之一，以春分之日為中心，包含前後三天，共七天的整周都是「春彼岸」，也是日本人掃墓的時期。

3月21日

食物

因疲勞造成頭暈症狀時，可吃「干貝」來改善

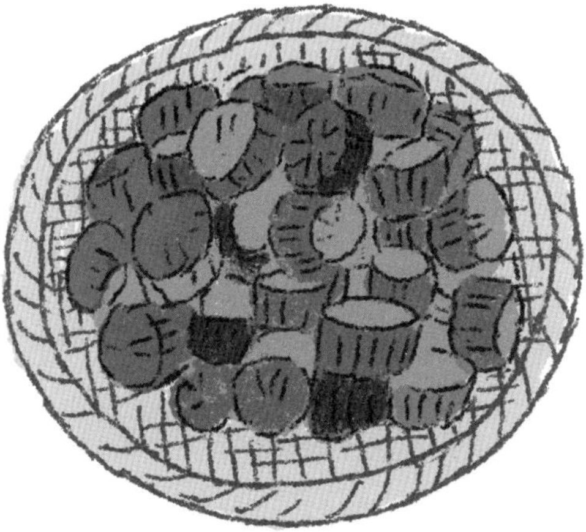

一年四季在市面上都容易取得的干貝，是適合在春天品嚐的食材。冬天到春天是干貝的盛產季節，以知名的產地北海道為例，大約在三至四月有較大的流通量。

干貝含有豐富海洋礦物質，能補充氣、血，提升五臟之腎的機能，對於改善頭暈、疲勞、頻尿、恢復視力等皆有效果。

春天是五臟之肝肝火旺盛的季節，肝負責維持體氣循環與儲藏血液，若肝出了問題，血液不足容易造成頭暈、身體顫抖等症狀。由於干貝能同時補充氣血，所以適合用來消除春天的倦怠感。

如果無法取得當季的生干貝，平常也可以先買一些乾燥干貝存放。去除水分的乾燥干貝含濃縮的成分，功效也加倍，當然味道也更濃。建議可以加水浸泡一晚，水位要蓋過干貝，讓干貝慢慢軟化。

這天為：國際消除種族歧視日
不分國界與種族，手牽手、心連心且和平共存，也是養心方式之一。

吃「涼拌竹筍花椒芽」讓冬天萎縮的身體甦醒

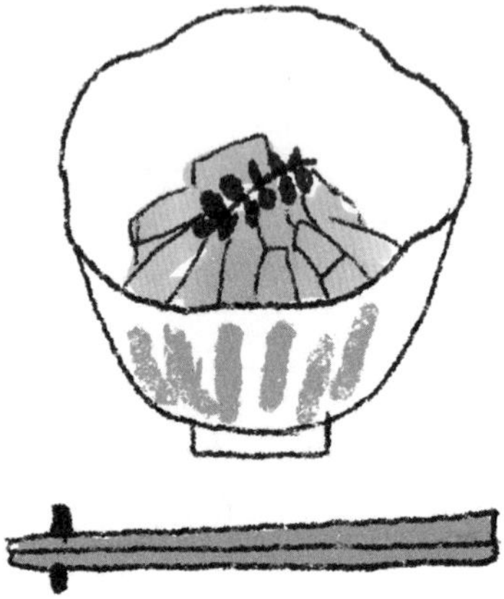

「雨後春筍」是形容春筍在雨後長得又多又快，比喻事物在某一時期後大量湧現。竹筍迅速萌芽的生命力，以及水嫩的口感，被視為宣告春天到來的蔬菜之一。

竹筍能消除體內多餘的熱氣，提高利尿作用與消除水腫，加上含有豐富的膳食纖維，能有效改善便祕情形。竹筍的排毒作用，能將多餘物質排出體外，並排出冬季囤積於體內的老廢物質。

在日本料理中，會將同季節的食材組合稱為「相遇」（出会いもの），「涼拌竹筍花椒芽」可說是春天的經典相遇之物，能將食物的功效發揮到淋漓盡致。花椒芽是花椒樹發芽期幼嫩的芽葉，具有溫暖身體的性質，搭配竹筍一起吃，能防止竹筍的寒性讓身體過寒，適合溫暖在冬天萎縮的身體，促進身體的覺醒。

這天為：世界水資源日
思考水資源的重要性，以及如何確保水的清澈品質與安全性之日。水是氣、血、水三大要素之一，對於身體或生活都而言不可或缺。

3月23日

穴位

能有效改善耳鳴的手背穴位「中渚穴」

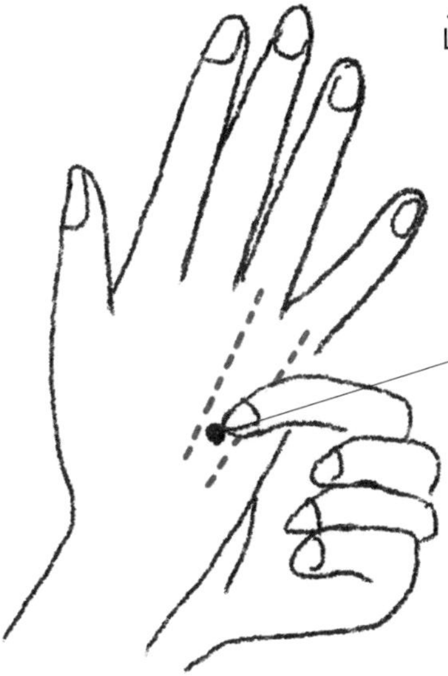

【如何找出中渚穴】
中渚穴位於手背小拇指與無名指之間的凹陷處。

【按壓中渚穴的方法】
用食指抵住穴位，慢慢地按壓與輕揉。一次按壓6秒，反覆進行十次。雙手都要按壓。

明明外在環境並沒有明顯的聲音，耳朵卻能聽金屬聲、風聲、水聲等各種聲音，這就是耳鳴的症狀。

除了過勞、壓力等精神性原因，高血壓等循環系統疾病和糖尿病也會引發耳鳴，是耳朵疾病的症狀或前兆。

肩頸部痠痛也是耳鳴所造成的症狀之一，漢方提倡調整全身的氣、血、水之平衡，消除壓力並促進血液循環，以增進耳朵淋巴的流動。

按壓位於手背的中渚穴，能放鬆肩頸消除痠痛，提升耳內的流動之氣。

這天為：世界氣象日
每年因氣候異常所引發的災害層出不窮，世界氣象日的宗旨是讓人類思考與自然共存的重要性。

想增添食物的甜味，建議使用「黑糖」

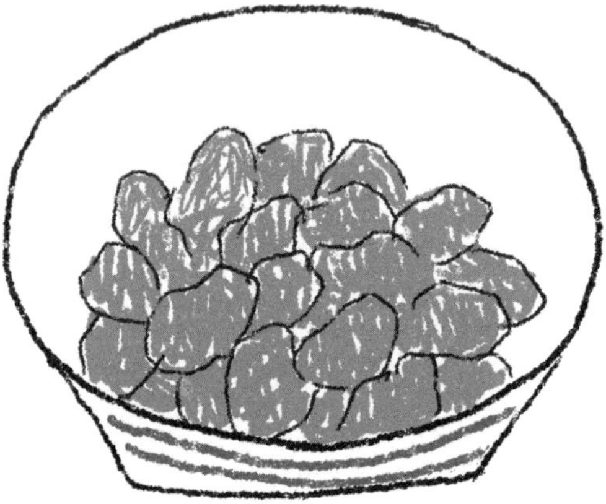

砂糖分為好幾種，其漢方的性質也因種類而不同。

糖的名稱依精製度而異，黑糖是精製度最低的種類，雖然含有較多的雜質，卻富含豐富的礦物質，具有高度營養價值。白砂糖是精製度最高的糖，其次為上白糖；冰糖則是將白砂糖濃縮加工後製造而成。

黑糖在漢方領域中屬於溫性物質，具補血與促進血液循環的溫暖身體作用；白色的白砂糖或上白糖，則是具清熱作用，因此，建議體質容易受寒的女性，平常可多加攝取黑糖。

有月經不順等症狀的女性，推薦使用黑糖來預防腹部虛寒，並活用黑糖的放鬆效果。黑糖還能舒緩經痛造成的焦躁不安情緒，對於治療感冒的初期症狀或腹瀉也具效果。

這天為：世界結核病日

蜂蜜是滋潤肺部的甜味食材，還能舒緩喉嚨痛，有效改善呼吸系統的不適症狀。

3月25日

放鬆

感到緊張時，可以刻意大口「嘆氣」

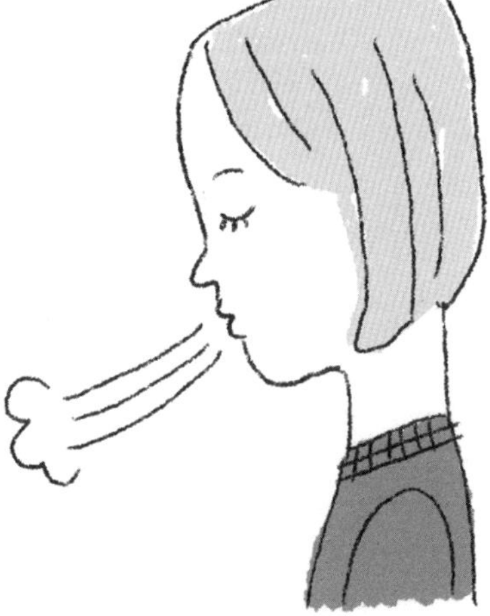

三月即將進入尾聲，四月是日本迎接新學期或新年度之際，生活常在這個時期產生變化。面對新的環境，心情往往感到雀躍，但隨之而來的是緊張的情緒，這時可透過嘆氣來消除緊張。在感到緊張的時候，可以試著大大的吐出一口氣。「經常嘆氣會使幸福遠離……」這是很多人的疑慮，但其實不用擔心。

緊張是身體某處的氣淤積所造成，像是體內能量之氣堵塞，以及身體因緊張變得僵硬，造成血液循環變差。此外，不安、憂心、恐懼等負面情緒也會導致緊張。這時候，只要大口吐出囤積於體內的不良之氣即可。

堅定地發出「呼～」的聲音，試著嘆出一口氣吧！這時會感到吐出某些穢氣，情緒也會變得為之平靜。

這天為：電力紀念日

電力雖然提供便利的生活，但偶爾也可以選擇無電的手動生活，像是使用滴濾式手沖咖啡來取代電動咖啡機，也是穩定心情的一種方式。

3月26日

放鬆

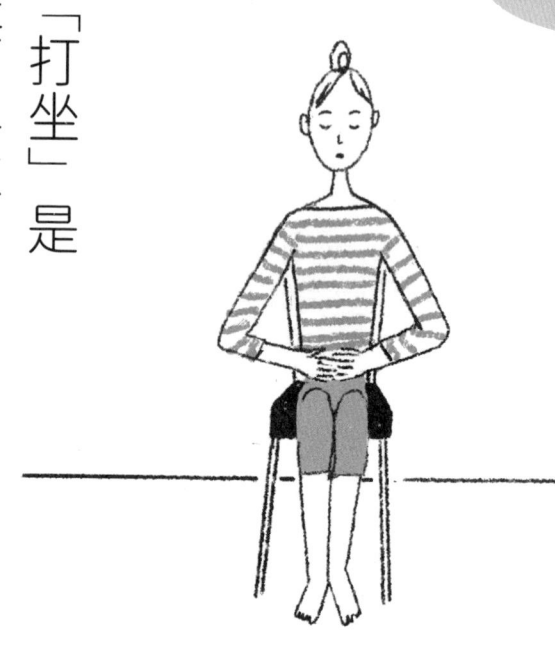

「打坐」是提高專注力的氣功之一

也許是上了年紀的關係，或是春天天氣晴朗之故，總覺得無法集中注意力等，有這種現象的人，可以試試打坐。

打坐的方式是盤腿或坐在椅子上，雙手交疊，女性將右手（男性為左手）放在丹田的位置。丹田位於肚臍下方三指的身體內側。打坐時想像一下天花板吊起頭部百會穴（P82）的感覺，保持細微且深長的呼吸，鼻子吸氣讓腹部隆起，再吐氣讓腹部凹陷。

保持以上的姿勢，以自我的節奏維持呼吸，閉上眼睛專注聆聽，將意識集中於丹田。

心中產生雜念時，回答那個念頭（雜念）後，就會讓雜念消失。例如心中出現「中午要吃什麼？」的疑問時，回答「豆皮烏龍麵」，雜念就會消失。反覆多做幾次，自然而然能提高專注力，打坐重點在於每天至少做五分鐘。

這天為：髮箍之歌日

「藝術座」劇團的歌劇《復活》（托爾斯泰原作小說改編）的劇中歌曲「髮箍之歌」大受歡迎，因而將這天訂為髮箍之歌日。

3月27日

漢方藥

美麗的「櫻花」不光只能觀賞，櫻花樹皮是日本特有的生藥

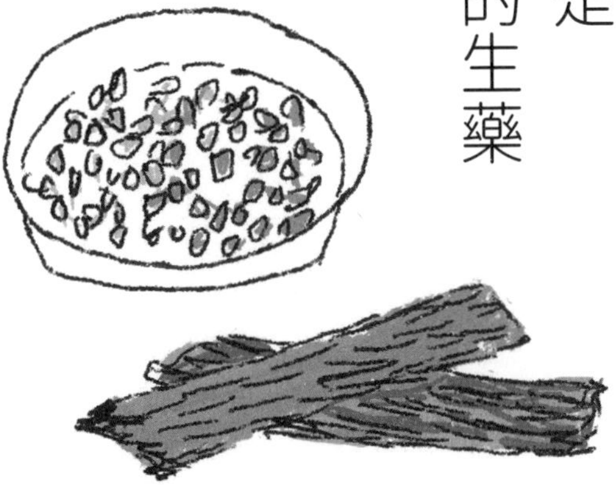

深受日本人喜愛的櫻花，細細欣賞其綻放的花朵，是最棒的養生方式。此外，櫻花經過鹽漬可供食用，或是沖泡成櫻花茶，還能使用櫻花葉製成櫻餅等，日本存在各種體驗櫻花樂趣的文化。

實際上，在生藥的世界中，日本也有獨特的櫻花運用法，那就是櫻花樹皮。山櫻是分布於日本南半島至朝鮮半島南部的自生種，是用來製作生藥的主要樹種，剝除樹木的外皮加以烘乾後，即可製成生藥「櫻皮」。

自古以來，日本便將樹皮廣泛應用在民間療法，治療膿瘍等皮膚疾病，或是當作身體解毒的用途。漢方藥「十味敗毒湯」含有櫻花樹皮成分，具化膿與解毒的功效，可改善膿瘍、濕疹、蕁麻疹等症狀。

這天為：櫻花日

櫻花含維他命A、B群、E等成分，能促進美容與新陳代謝，香氣有放鬆的作用。

吃「山芹菜」打造良好循環的體質

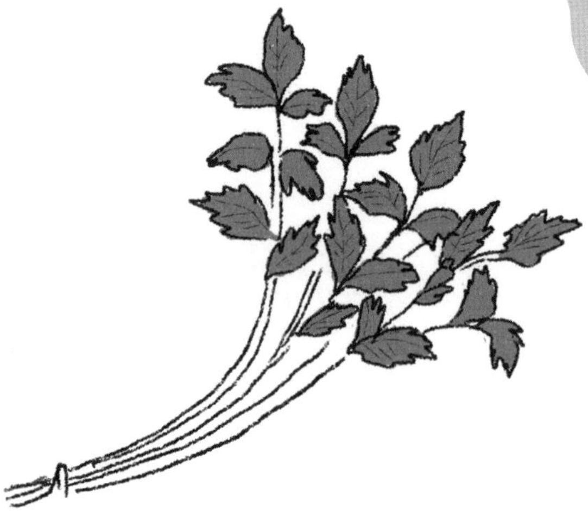

有許多春季蔬菜或野菜，散發較為強烈的香氣。來到春天，有些日本人會對季節或生活環境的變化感到不安，甚至產生壓力和焦躁不安的情緒，這時香氣強烈的當季蔬菜就是可靠的夥伴。香氣能促進氣血的循環，同時具穩定精神的作用。

盛產於春季的山芹菜，能消除情緒上的停滯感或改善食慾不振，並改善喉嚨卡卡有異物感的症狀，平常容易覺得睏或焦躁的人，也可以食用山芹菜。

此外，綠色蔬菜能提升五臟之肝的機能，由於山芹菜具行氣活血的作用，促進血液循環的效果顯赫。春天一到，忙碌容易造成肝的過度負荷而累積疲勞，這時候就要積極攝取山芹菜。

可以添加當季的蛤仔或高麗菜煮成山芹菜湯，或是搭配生羊栖菜製成涼拌菜等，不僅讓料理的配色更為賞心悅目，也能讓餐桌菜餚看起來更為豐盛。

這天為：山芹菜日

一般人對山芹菜的印象是茶碗蒸或親子丼裡頭的配料，但山芹菜其實具有豐富藥效，是值得多加攝取的食材。

3月29日

美容

養顏美容的「酒風呂」，在肌膚也能產生優異效果

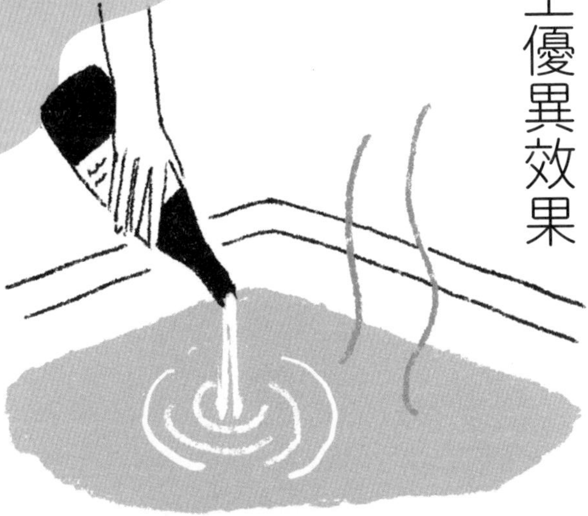

很多人會發現，釀酒職人「杜氏」（負責日本酒釀造的職人中，杜氏是最高統率者的稱號）的雙手肌膚，通常是光滑細緻的狀態，這是因為他們長年造酒，手部都會碰觸用到日本酒，所以近年來有許多添加日本酒成分的肌膚保養品，而且相當受到歡迎。

飲用酒精能擴張血管，促進血液循環，具有溫暖身體的效果；但不光只有體內，體外也有相同的效果。

做法很簡單，只要將日本酒倒入家中的浴缸即可，200公升的熱水，大約需要4合（約720 ml）的日本酒。選擇溫熱的燗酒（暖飲日本清酒），其香氣會比冷酒更為顯著，泡澡時沉浸於日本酒的香氣中，放鬆效果絕佳。

最重要的是可以讓肌膚變得更加滑嫩細緻，這是日本酒所含有二十幾種氨基酸所帶來的功效。此外，毛孔會透過出汗作用而張開，泡澡後會發現浴池表面浮現許多驚人的身體汙垢。但是，不擅飲酒或容易酒醉的人，不建議泡酒風呂。

這天為：工作服日
就像是以活動性為訴求的工作服裝，穿著舒適的服裝，也是減壓的祕訣之一。

「草莓酒」能舒緩春天不安定的情緒

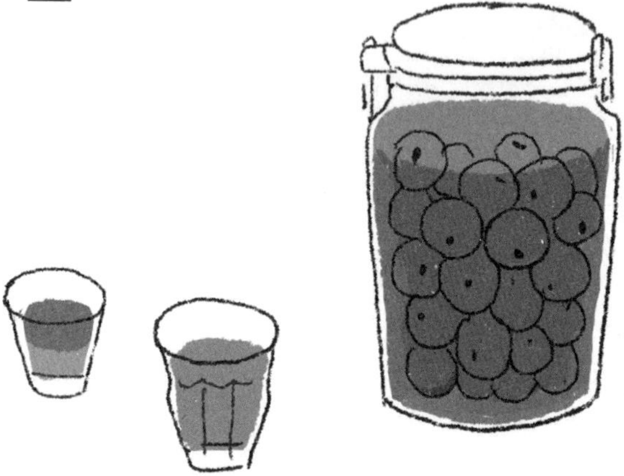

春天的陽氣往往讓人變得亢奮，伴隨而來的是不穩定的情緒。漢方認為，唯有補充能量之氣並促進循環，才能安定精神。

這時候要靠春天的水果，來解決春天特有的症狀，可以使用散發酸甜味道與香氣的草莓，製作草莓藥膳酒。利用清新的香氣產生行氣效果，並對五臟之肝產生作用，促進血液循環。另外，草莓能控制水分代謝，消除水腫與改善體內水分循環。更令人開心的是，其豐富的維他命C與多酚成分，能防止肌膚黑斑與黑眼圈產生，養顏美容效果優異。

將草莓、檸檬、冰糖加入蒸餾白酒中，浸漬兩個星期，即可製成草莓酒。如果是容易上火的人，可以加入碳酸水稀釋，風味更為清爽；手腳冰冷者可加入紅茶加熱，飲用時體驗絕佳的香氣。

這天為：國立競技場落成紀念日

1958年的這一天，日本國立霞丘陸上競技場於神宮外苑落成。

3月31日

食物

以藥草製成的經典甜點「艾草麻糬」，能改善早春的虛寒問題

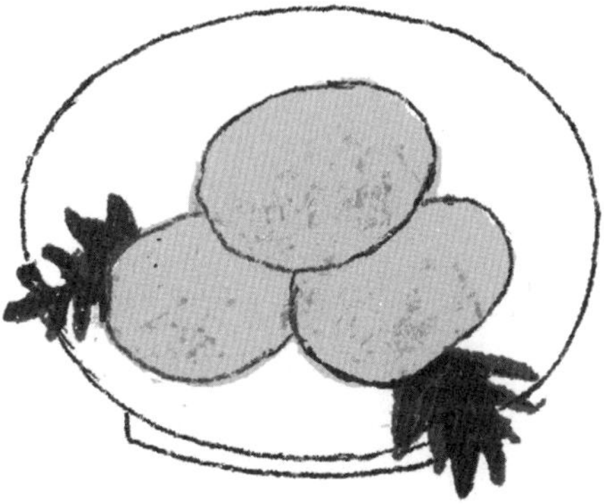

自古以來，艾草是深受愛用的藥草之一，具出色的溫暖身體作用；將葉背的絨毛乾燥後製成的「艾絨」，被廣泛運用在艾灸的療法上。此外，將乾燥艾草葉放入浴缸中泡澡，即可體驗藥浴之一的艾草湯，韓國的艾草汗蒸幕也相當有名。

由於早春的季節依舊寒冷，艾草可以去除因虛寒造成的腹痛和經痛等疼痛，促進血液循環，改善肩頸痠痛和黑眼圈等症狀。艾草也具優異的止血能力，對於改善不正常出血、血便、痔瘡等血液相關症狀，皆能發揮作用。

艾草麻糬是常見的日式甜點之一，能將艾草的功效發揮淋漓盡致。除了艾草的散寒效果，搭配糯米溫暖身體的性質，雙重溫暖身體的功效令人期待。艾草還具有芳療效果，艾草麻糬的鮮豔綠色，能讓人感受春天的到來，是適合在賞花時細細品嚐的食物。

這天為：管弦樂團日

如同交響樂利用多種樂器演奏出華麗篇章，每天運用漢方養生便能累積豐碩的成果。

鎮靜安神的「紅棗」

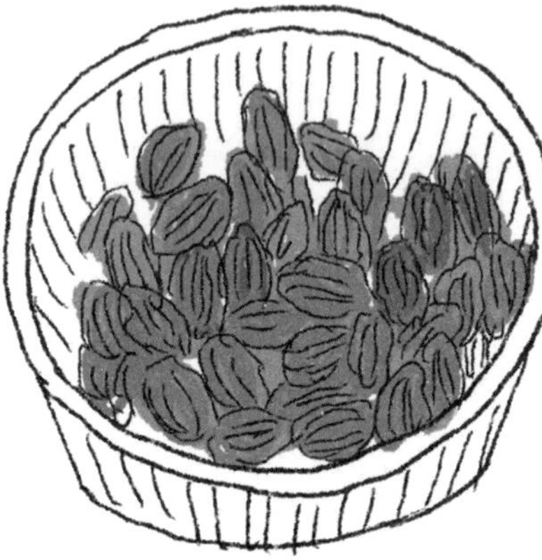

紅棗經常拿來做成藥膳，漢方則將乾燥的棗樹果實當作生藥，稱為「大棗」。

紅棗有助於改善焦躁不安或憂鬱情緒，是能提高抗壓力的食材。紅棗本身對五臟之脾產生作用，能健胃整腸、滋養元氣。除了身體，對於維持心靈健康也有幫助。當消化系統變得活躍時，得以滋養血液，增進血液循環，進而緩解焦躁、歇斯底里等情緒，同時改善貧血。

要取得乾燥的紅棗相當容易，用來煮湯或燉煮料理時，得先加水熬煮；如果用來炒菜，可先用溫水將紅棗泡軟。

腸胃功能較差的時候，建議熬煮一碗紅棗粥。此外，將紅棗加進蒸餾白酒中浸泡，製成紅棗酒，身體狀態不佳時可以隨時飲用。由於紅棗的味道溫和，可以直接飲用或是加入熱水稀釋飲用。

這天為：愚人節

俗話說「言為心聲」，雖然撒謊是不好的事情，但若是能讓彼此開懷大笑的謊話，在愚人節這天開個玩笑也無傷大雅。

4月2日

食物

用當季竹筍自製「筍乾」，實行春天的排毒作業

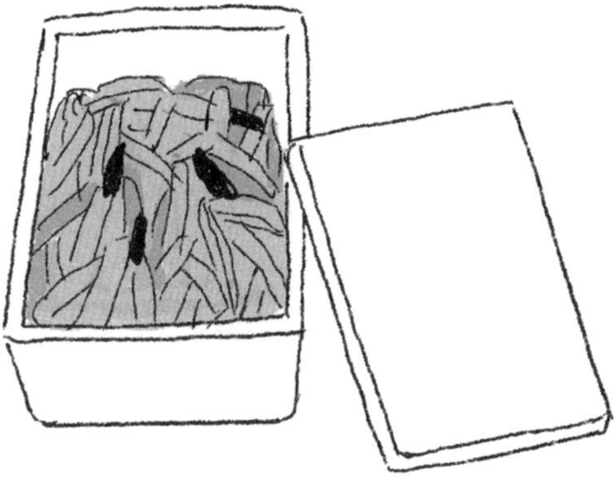

受到春天的陽氣所影響，體內的陽氣上升後會變成熱氣，成為頭痛或頭暈的原因。為了度過舒適的春天，可利用當季食材降溫，散去囤積在頭部的熱氣，重點在於暢通氣血。

首先要介紹能改善春天不適症狀的常備菜，竹筍可說是春季蔬菜中的代表。散發獨特苦味的竹筍，能降低體內熱氣，以及改善水腫和便祕等，是排毒作用優良的食材。再來要教各位如何用春天當季的水嫩生竹筍，自製美味的筍乾。

先在水裡加入米糠並汆燙竹筍（釋放苦味），同時過濾浮渣，再將竹筍切成薄長條狀。接著將竹筍下鍋，加入麻油拌炒，淋上中式高湯、醬油、味醂，熬煮至湯汁收乾即可完成。可依個人口味喜好淋上辣油，即可製成一道風味絕佳的小菜。

這天為：降低二氧化碳排放日

環保的生活，是重視且孕育大自然的生活方式，自然而然會連帶影響養生的思考方式。

吃「綠葉蔬菜與酸味食物」，預防黑斑最具效果

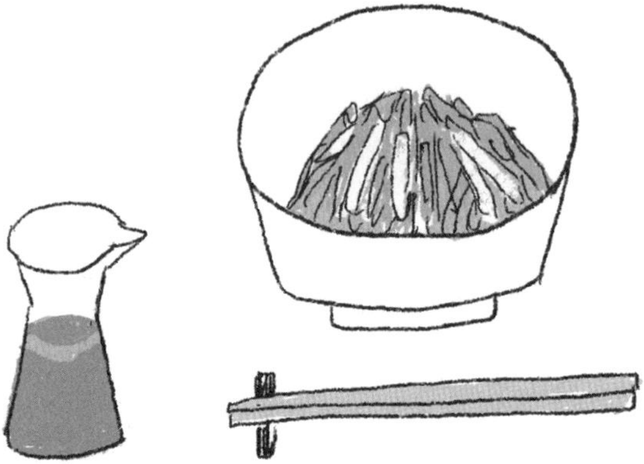

日本進入四月，春天的日照變得越來越強，除了日常得預防紫外線，也是要尋找最佳防止黑斑對策的時刻。

漢方認為黑斑的成因，與血液循環有關。當循環不佳的時候，無法促進陳舊的血液流動，血液沉積在體內進而產生黑斑。加上人過了四十歲以後，隨著年齡的增長，壓力、疲勞、荷爾蒙失調等症狀會接踵而至，造成負責儲存血液的五臟之肝機能降低，更容易導致體內循環停滯的情形。

這時候要多加攝取養肝的食物，提升肝機能並致力於預防黑斑對策。像是菠菜、小松菜、茼蒿、韭菜等綠色蔬菜，以及是醋、柚子、葡萄柚、檸檬等酸性食物，都是適合養肝的食物。在製作日本醬汁配菜的時候，可以用柚子醋醬油來取代一般醬油，可說是一舉兩得的方法。

這天為：預防黑斑日
因為害怕長出黑斑而完全不出門曬太陽，也不是一件好事。在預防黑斑的同時，還是要接觸適量的陽光。

「木蓮」是可供藥用或食用的春季花朵

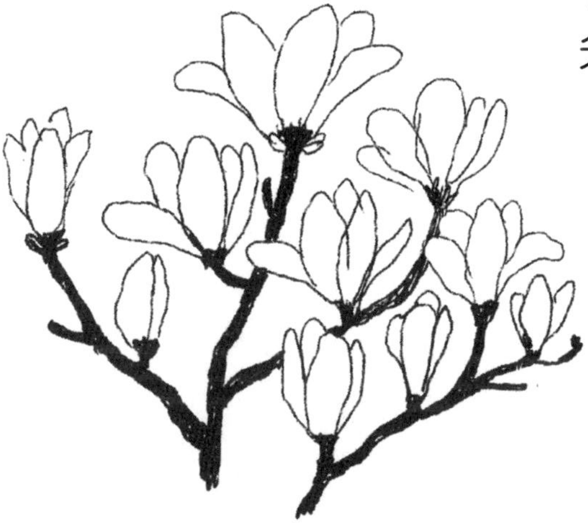

在這個季節走在街上，經常會看見樹上開滿白色的大片花朵，它就是可供藥用或食用的木蓮花。

木蓮花與同樣可供藥用的辛夷（P65）近似，但木蓮花的花瓣比辛夷更大更寬，且花朵向上生長，這是最大的差異。

木蓮花帶有甘甜香的氣，藥用的用途為暢通鼻子，能有效舒緩鼻塞或鼻塞引發的頭痛。木蓮花還能促進血液循環，改善因循環不佳造成的經痛。此外，根據中國的文獻記載，木蓮花具去痰效果，可添加蜂蜜醃漬食用。

雖然木蓮花在日本並不常見，但在中國，會將剛綻放的花朵煮成花茶，或是加進炒蔬菜或肉類料理、粥、茶碗蒸等食物中一同食用。

這天為：紅豆麵包日
櫻花紅豆麵包是常見的口味，但感覺木蓮花也很適合用來製作紅豆麵包。

4月5日

穴位

腳底的「湧泉穴」，可消除飯後的睡意並促進消化

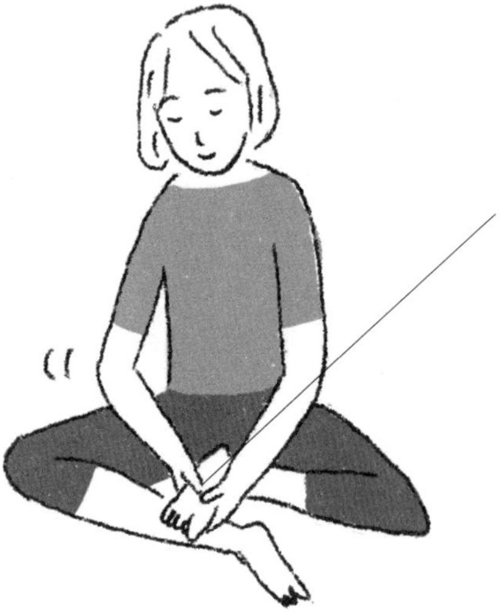

【如何找出湧泉穴】
湧泉穴位於腳掌心偏上的中央處，彎曲五根腳趾時的凹陷位置。

【按壓湧泉穴的方法】
雙手大拇指交疊抵住穴位，大力按壓。一次按壓20秒，反覆按壓十次，換腳進行同樣的動作。

以東洋醫學為主流的江戶時代，由町醫者（在街上行醫的醫師）平野重誠所撰寫的養生書《病家須知》，書中介紹了飯後的按摩方法。

飯後坐在地板上張開嘴巴，吐出肚子裡的空氣數次；先搓熱雙手掌心，再用掌心依序搓揉額頭、臉頰、眼瞼、左右側胸至下腹部，最後按壓湧泉穴。

如同其名，湧泉是心臟與體內能量如泉水般湧出的穴位，能補充全身之氣，調節身體狀態。補充身體之氣來促進循環後，進而促進腸胃的消化，有效消除飯後的睡意與內臟不適所造成的倦怠感。

這天為：清明（日期依年份而異）
清明是二十四節氣中，春分的下一個節氣。此時春暖花開，生意盎然，空氣與景色清明。

4月6日

放鬆

泡「艾草浴」溫暖在早春受寒的身體

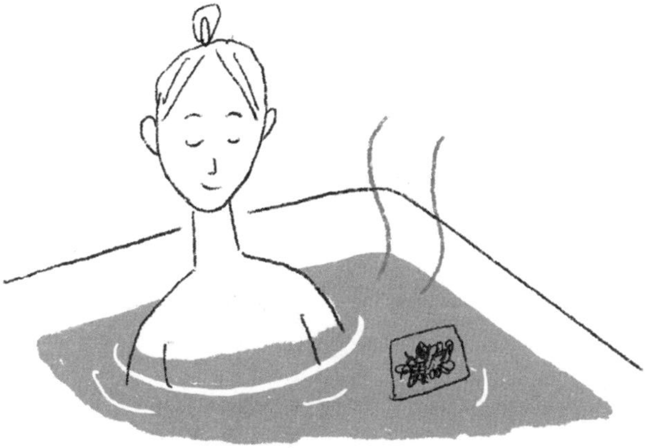

知名的韓國艾草汗蒸幕，是改善婦女病的民間療法之一；透過薰艾草的蒸氣直接溫暖下半身，除了改善虛寒，還能改善經痛或更年期障礙等女性特有不適症狀。

漢方將艾草葉稱為「艾葉」，艾葉作為溫暖身體的生藥，用來治療虛寒或虛寒引發的疼痛。

艾草浴在日本是備受喜愛的藥浴之一，常當作入浴劑使用。散發清新香氣的艾草浴，能改善因冬天所導致的手腳冰冷，並預防春天造成的手腳冰冷症狀。

使用乾燥的艾草葉，是浸泡艾草浴的簡便方式，可以將葉子放進茶包裡，讓茶包漂浮在浴缸的熱水表面。除了促進血液循環，艾草浴具顯著的出汗和排毒作用，加上促進新陳代謝的效果，適合當作養顏美容等抗老化對策。

這天為：城之日

日本有許多古城或城蹟均已規劃成完善的公園，是適合在春天散步的景點。

煮沸再冷卻的「白開水」是最強的飲品

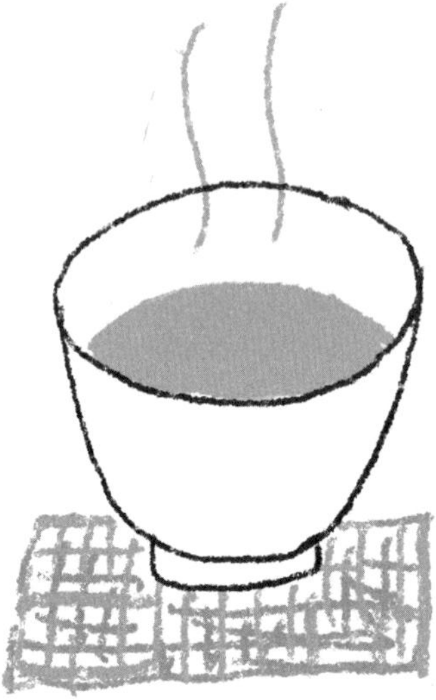

喝水是補給水分的最佳方式，堪稱是最強的飲品，但在飲用的時候要注意水溫。

如果一口氣喝下大量的冷水，會讓胃部受寒，連帶造成腸道和子宮周遭臟器受寒。當體內受寒時，身體會萎縮，活動力因此受限，內臟的機能也會降低。

等同於體溫35至40度的溫水，不會造成內臟的負擔，是滋潤體內的適當水溫，也就是所謂的白開水。經過加熱煮沸後冷卻的白開水，效果最好。

水在陰陽五行理論中（P8）屬於陰性，但經過煮沸後能吸收陽氣的能量，性質產生變化。雖然煮水有些費工，但這是值得花時間去做的事情。

此外，喝水時不要大口飲盡，要少量地慢慢飲用，讓白開水慢慢滲入體內。

這天為：世界衛生日
在每年的世界衛生日，由世界衛生組織公布主題，各國展開宣傳活動，讓人們深思如何促進健康。

「內傷七情」是引發身體不適的七種感情

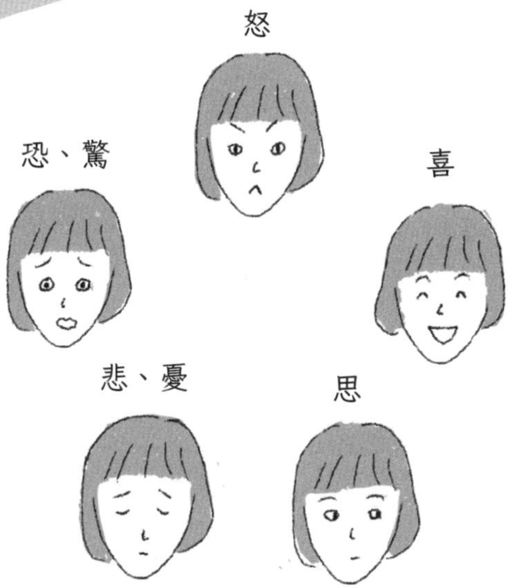

引發疾病的原因有兩種，第一種是外界病菌侵入體內的原因，另一種是從體內引發的原因。其中，內傷七情是由體內而生的原因之一。

內傷七情指的是引起身體不適症狀的七種情緒，明顯起伏的情緒會影響五臟的健康，形成特定的體質。反之，身體產生毛病的時候，也會反映在情緒的波動。例如激動憤怒的時候，代表體內肝火上升；肝不舒服的時候，也會造成焦躁、不耐煩等情緒。

認識情緒與五臟的關係，以及自身的情緒容易偏向何種類型，對於漢方養生會有很大的幫助。

【怒】焦躁、不耐煩↓影響肝
【喜】情緒高昂↓影響心
【思】煩惱↓影響脾
【悲】【憂】沮喪↓影響肺
【恐】【驚】害怕、恐懼↓影響腎

這天為：花祭
釋迦牟尼佛誕生日在日本又稱為花祭，人們在這天會到寺院，用甜茶澆灌釋迦牟尼佛像。

喝「迷迭香綠茶」舒緩壓力

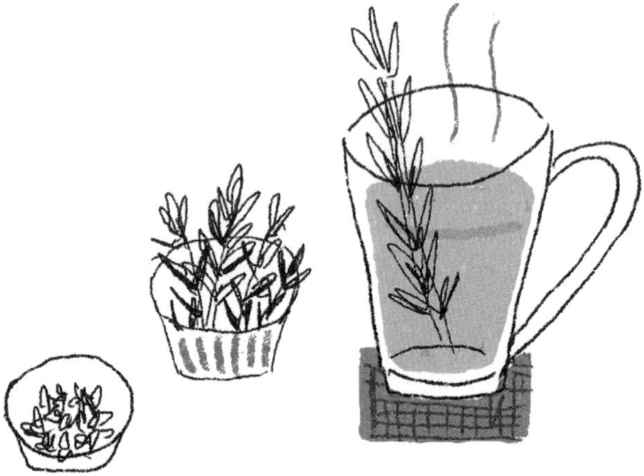

在日本，四月是展開新生活，也是容易累積壓力的季節。壓力會引發身體不適，為了加以預防，可以喝一杯溫暖的熱茶，調整身心狀態。

推薦綠茶搭配迷迭香的混合茶，是能讓心、頭、口腔保持清爽的漢方茶。綠茶能滋潤口腔、消除口渴，排出囤積於身心的熱氣，讓頭部與口腔恢復清爽暢快的狀態。

迷迭香則是促進消化、提升代謝、消除身心疲勞與加快身體恢復狀態的香藥草。此外，陳皮能增進能量之氣的循環，具健胃整腸的功效，添加後效果更佳。可以將橘子皮曬乾後自製陳皮，再務必將陳皮加入迷迭香綠茶中。

由於迷迭香綠茶具提升消化能力的效果，建議在飯後飲用，尤其是飯後容易有睡意的人，可以喝喝看迷迭香綠茶。

這天為：飲食與蔬菜管理師日
日本專業的蔬菜管理師除了具備營養或烹調法的知識，對於盛盤的知識也不在話下；料理的美感也是飲食養生的一環。

4月10日

食物

「青豆」的綠色能有效消除春天的水腫？

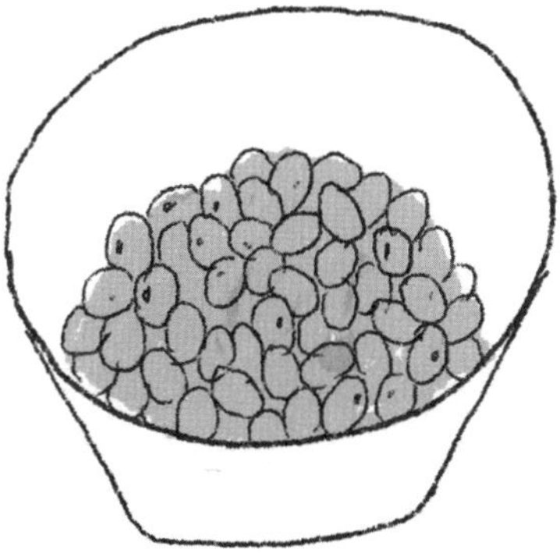

提到水腫，常發生於高濕的梅雨季節，往往造成許多人的困擾。然而，引發水腫的原因，其實也與春天有關。

思考季節與五臟的關係，是解開水腫原因的關鍵。肝在春天容易受到侵襲，造成肝功能異常偏高或降低的情形，有時會無法發揮正常機能。脾容易受肝功能亢進所影響；由於脾負責代謝水分，若脾功能降低，容易引發水腫。

在正式進入經常發生水腫的梅雨季節前，要先消除在春天發生的水腫，在此推薦食用「青豆」。根據漢方的基本五行理論，五行分別對應五色，而五色又對應季節和五臟。綠色對應春天，與肝為同屬色。可以在滾水中加入鹽巴水煮青豆，比照毛豆的吃法直接食用，或是加進沙拉或燉煮料理中。

這天為：女性日

昭和二一年的這天，日本首度開放女性參政權，舉行大選。

「氣虛」是體內能量不足的狀態

「氣」、「血」、「水」是構成人體的三大要素，其中以氣為生命能量的代表，如果氣不足，就會引發氣虛的狀態。

像是缺乏精神或動力、容易疲勞、無法消除疲勞、容易感冒、經常腹瀉、早上缺乏食慾、臉色蒼白等，有以上症狀的人，就屬於氣虛的類型。氣虛者的肌膚鬆弛和乾燥粗糙程度較為明顯，大多面露疲態，看起來比真實年齡老很多。

如果本身體力較差，加上日常生活中經常承受壓力等精神性損害，消耗元氣會導致症狀逐漸惡化。建議這類型的人，不要凡事要求完美或過度勉強自己，記得每天吃早餐，並維持規律的飲食生活。可以從事散步或瑜伽運動，每天適度活動身體，是益處良多的方式。

由於穀類提供身體能量的來源，氣虛者可多加食用，像是攝取雜穀和豆類等食物，能讓體內吸收穀類萌芽的能量。此外，紅肉和魚類等動物性具生命力的食品，以及補氣的山藥或芋頭等塊莖類植物，也是值得多加攝取的食材。

這天為：公制化公佈紀念日

長度的單位包括尺貫法、美制單位等，有各式各樣的計量方式；有時候選擇以自己習慣的標準來衡量事物，也是減壓的方式之一。

4月12日

食物

「氣滯」是能量流動停滯的狀態

生命能量之氣不足的狀態，稱為氣虛；若體氣循環能力較差或停滯的狀態，則稱為氣滯。

如果有焦躁、情緒低落、失眠、頭痛、喉嚨或胸部有異物感、腹部鼓起的脹氣等症狀，就屬於氣滯的類型。

氣滯大多為壓力和生活不規律所造成，產生自律神經失調或其他精神性症狀。

此外，壓抑心中的憤怒、感到煩惱，經常窩在家裡沒有活動身體等，也容易引發氣滯。氣循環降低的時候，會導致血液或水分循環的惡化，引發各種不適症狀。

為了幫助行氣，可以透過香氣或運動來消除體內的淤積之氣，發洩心中情緒。像是運用芳香療法，做伸展操等，藉由氣功或深呼吸來平穩情緒，會有顯著的改善。

散發香氣的食物，是推薦氣滯類型者食用的食材，例如具有香氣的蔬菜和香草、茼蒿、山芹菜、西洋芹、歐芹、韭菜等，具有優異的行氣效果，也可以添加具發散作用的辛香料。

這天為：麵包紀念日

氣虛類型者可選擇雜糧麵包，氣滯類型者則可選擇香草佛卡夏等麵包。

能清熱降火的「蒲公英」

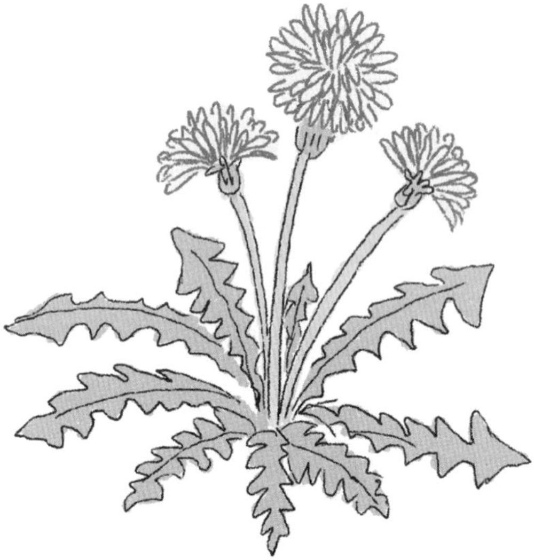

蒲公英的白色棉球隨著春風吹拂，飛向遠方孕育新生命，是具強大生命力的植物。經過烘烤後的蒲公英根，可用來製作蒲公英咖啡，是現代人較為熟悉的食用方法；但在古代，日本人會將蒲公英葉製成醬汁配菜或天婦羅。蒲公英在中國則做蔬菜用途，也可用來入藥，是生藥的一種。

蒲公英的生藥以根部為主，加上葉子、花朵、種子等，全草皆能入藥，每種部位的功效幾乎相同。蒲公英帶有些許苦味，具清熱降火的作用，對於喉嚨痛的感冒初期症狀、面皰和針眼等化膿性發炎、膀胱炎、消化不良、便祕等症狀皆有效果。

經乾燥處理過的蒲公英根，可用來泡茶；生葉子可用來製作沙拉，或經汆燙後加入味噌涼拌，可取代青菜製成各式各樣的料理。不過，手腳冰冷體質者，要避免食用蒲公英。

這天為：水產日

日本在這一天制定了漁業法，日本處於環海的地理位置，自古以來的飲食生活深受大海的恩惠。

4月14日

放鬆

可舒緩頭痛的「胡椒薄荷手浴」

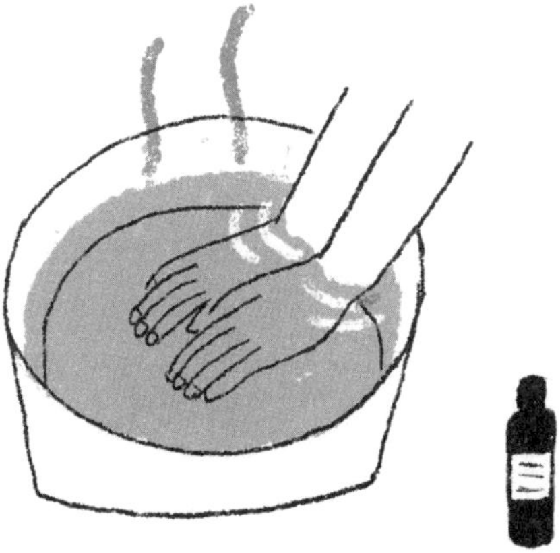

【進行薄荷手浴的方式】
① 將熱水倒入臉盆，滴幾滴薄荷精油。
② 將雙手放入熱水中，吸取隨著水蒸氣飄上來的香氣，同時以放鬆的心情溫暖雙手。
＊如果使用乾燥的薄荷，可先煮五分鐘再加水使用。

胡椒薄荷散發沁人心脾的清新香氣，能幫助轉換心情。在第74頁曾介紹搭配綠茶調配而成薄荷茶，這裡則要介紹的是薄荷手浴。

「薄荷」也是生藥的一種，對於身體的清熱，尤其是上半身的清熱特別有效。五臟之肝在春天容易有肝火上升的情形，薄荷能改善因熱氣積在頭部所造成的頭痛。

採取手浴的方式，更容易聞到具豐富清涼感的香氣，準備步驟也比足浴更為方便。透過薄荷手浴充分溫暖分佈大量微血管的手指，讓溫暖的血液流遍全身，以緩和頸部或肩頸痠痛的症狀，消除頭痛的效果倍增。

這天為：椅子日
椅子分為包覆身體的扶手椅、會搖晃的搖椅、按摩椅等，都是最棒的舒壓放鬆工具。

4月15日

穴位

讓心情豁然開朗的「太衝穴」

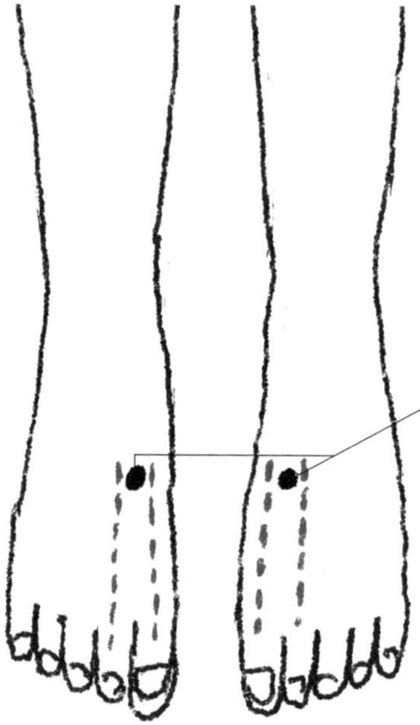

【如何找出太衝穴】
太衝穴位於拇趾與食趾骨頭相連前緣凹陷處。

【按壓太衝穴的方法】
用中指按住穴位，稍微用力按壓。一次按壓3至5秒，反覆按壓十次，換腳做同樣按壓動作。

總覺得心情悶悶不樂，感到不安或是沮喪的時候，可以按壓刺激位於腳背的太衝穴，相信心情會變得有如春天的藍天般晴朗。

經絡之氣阻滯的氣滯（P107）狀態，是造成情緒低落的原因，也有可能是在日本在春天是迎新的氣氛，環境易使身心感到疲憊。此外，五臟之肝的機能在春天會變得活躍，因為肝對應人的情緒，所以容易產生煩躁不安的感受。

太衝是對肝產生作用的穴位，按壓太衝穴可調節肝機能，讓氣血恢復正常循環。當體內的循環恢復正常後，心情也會變得開朗許多，加上肝功能穩定運作，能有效改善頭暈或更年期症狀。

這天為：乖孩子日
為了當一位乖孩子而過度努力，反而會累積壓力。有時候過著中庸的生活，也是重要的養生之道。

4月16日

運動

利用空檔時間放鬆緊繃肌肉的「石頭布運動」

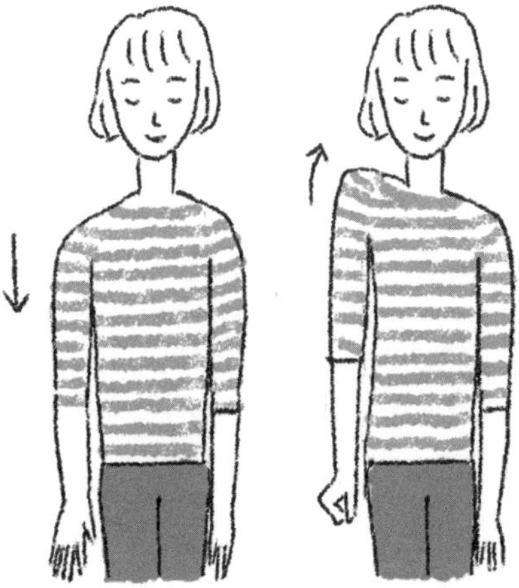

【進行石頭布運動的方式】
① 單手握拳，單邊肩膀施力上抬。
② 一邊吐氣一邊放下肩膀，同時擺出出布的動作，完全放鬆手部力量。換邊做相同的動作，反覆進行數次。

如果平常為肩頸痠痛所苦，請務必試試石頭布運動。動作要領是單手握拳縮起身體，暫緩血液的流動，再擺出出布的手勢，完全放鬆。利用石頭布運動的反作用力，促進停滯的血液流動。

肌肉緊繃造成血流停滯，是肩頸痠痛的原因，有時還會感到全身僵硬或是頭痛。漢方醫學認為，不僅是血液，像是體內能量之氣與構成體液的水分，如果所有要素的循環變差，就會引發肩頸痠痛。

由於氣、血、水屬於相互影響的關係，血流變得順暢的話，其他兩種要素的流動也會變得順暢，不僅能舒緩肌肉的緊繃，也能排除心理的緊張狀態。

這天為：卓別林日
這天是世界喜劇大師卓別林的生日，歡笑能化解尷尬的氣氛，增進人與人之間的互動。

「蛤蜊」是能滋補身體的時令海味

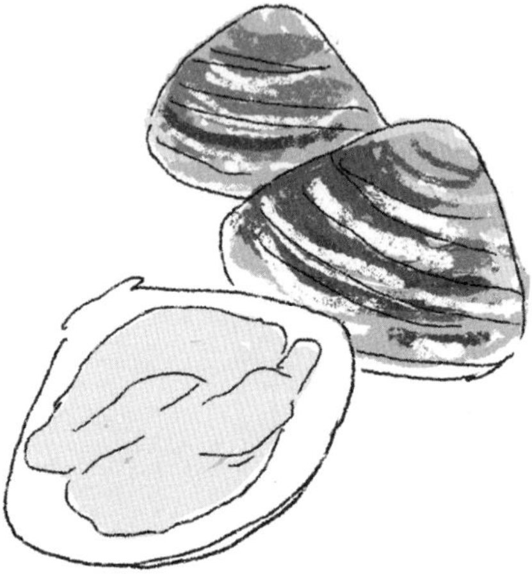

盛產於春天的蛤蜊，在日本經常拿來製作女兒節的御膳或湯品。這個時期的蛤蜊格外新鮮多汁，肉質豐滿無比，加上兩片殼緊密貼合的樣貌，在日本是備受珍惜的開運物。在漢方的應用層面中，通常會將蛤蜊殼磨碎，製成「海蛤粉」的生藥。

蛤蜊作為食材之一，滋補身體是首要的效用。蛤蜊具解渴與清熱作用，像是容易盜汗、熱潮紅、腿部泛紅發熱的人可多加食用，還能有效消除水腫。

另外，蛤蜊對於降血壓、預防糖尿病或慢性病等皆能發揮不錯的功效。菠菜跟蛤蜊一樣，具解渴與補血的作用，兩者是最佳的組合。

這天為：hello work日本職安記念日
雖然工作是造成壓力的原因，但如果能找到理想的好工作，就可成為人生的食糧，進而滋養身心。

4月18日

漢方藥

「丁香」能有效舒緩牙痛？

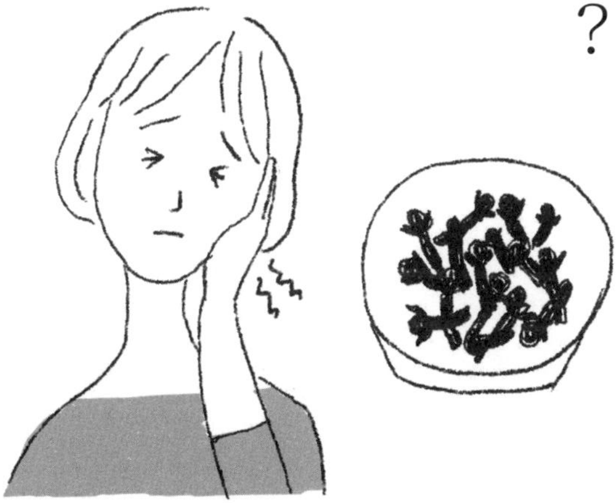

牙痛是牙齒不斷抽痛的症狀，牙痛的原因通常是蛀牙或牙周病所導致。從漢方醫學的角度來看，牙痛是牙齦血液循環惡化所造成；服用「桂枝茯苓丸」可幫助去除瘀血，舒緩疼痛，或是飲用能抑制發炎的「黃連解毒湯」等漢方藥，都能改善症狀。所謂的瘀血，是陳舊血液流動不順的停滯狀態。

名為「丁子」的香料，被當作具有藥效的生藥。將丁香樹花蕾烘乾後即可製成丁香，散發強烈的香氣。

在亞洲的某些地區，流傳著使用丁香治療牙痛的民俗療法，但在食用的時候，會發現丁香太硬讓人難以咀嚼，而且在入口瞬間，嘴巴會有強烈的麻痺感。就某種含意上來說，民俗療法也許是運用丁香類似麻醉的作用。

這天為：牙齒保健日

牙膏含有鹽、薄荷、氟等成分，有些也含有丁香成分。

「芹菜酒」是平心靜氣的藥膳酒

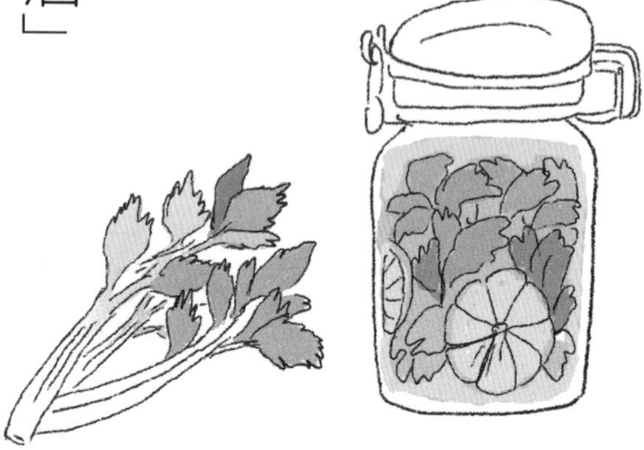

由於芹菜散發獨特的氣味，喜歡與厭惡它的人分為兩派。但香氣正好是芹菜的生命，據說芹菜的香氣，具有穩定心情的芳療效果。

芹菜在漢方中的作用是維持五臟之肝的機能，能舒緩焦躁不安、眼睛充血、視力模糊等眼睛症狀，以及熱潮紅、頭痛等症狀。此外，除了肝，芹菜對於肺部的保養也有效果，可幫助排出體內多餘水分，讓排尿更為順暢，產生優異的排毒效果。

建議可以自製芹菜藥膳酒，來發揮芹菜的特有香氣。製作時可使用葉子與莖等所有部位，加入蒸餾白酒與檸檬浸漬，可直接飲用或加入冰塊稀釋飲用。

如果不喜歡芹菜氣味的人，可以將芹菜加進法式蔬菜湯等料理，適度增添風味，依舊能發揮芹菜的長處。

這天為：地圖日

東洋醫學將連結氣、血、水的通路稱為經絡，經絡就像是人體的養生地圖。

4月20日

基本

臉冒「青筋」是情緒焦躁不安的警訊

漢方根據五行説，認為身體會因季節產生特徵性不適症狀，當對應季節的五臟產生症狀的時候，人的臉色會浮現相對應的顏色。肝與青色，是對應春天的是器官與顏色。

進入春天，日本社會通常會面臨畢業、入學、職場人事異動等，是外在環境多變的季節。這些變化會對負責調整自律神經和情緒的肝造成負擔，如果肝出了問題，情緒會變得焦躁易怒，還會顯現出對應春天的青色，也就是從額頭浮現的青筋。如果在照鏡子的時候，發現臉冒青筋，有可能就是在不自覺中變得焦躁易怒的證據。

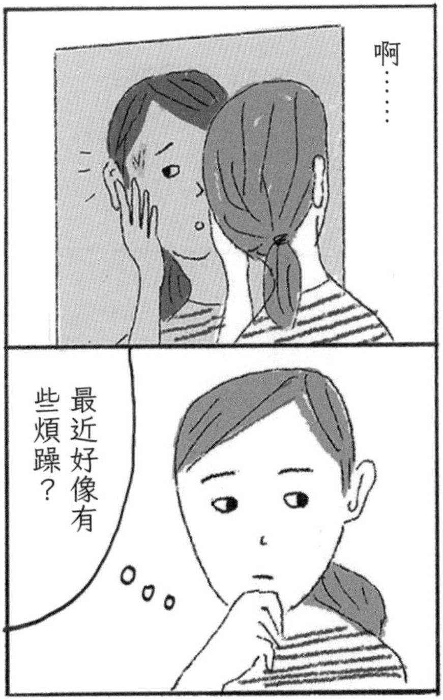

這天為：穀雨（日期依年份而異）
二十四節氣之一，此時天氣溫和，雨水滋潤大地，幫助穀物生長；從這個時期開始會降下春雨。

喝「銀耳湯」打造水嫩的肌膚

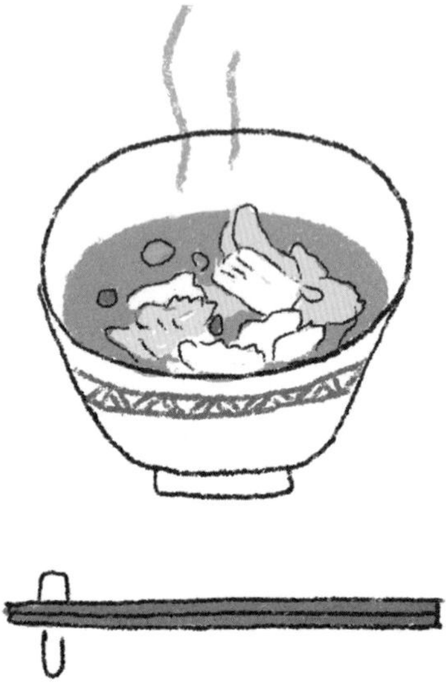

無論是白木耳或黑木耳，都是能預防老化的優秀食材，其中以白木耳又稱銀耳，更有助於養顏美容。由於五臟之肺對應肌膚，銀耳能對五臟之肺產生作用，帶來滋潤肌膚的功效。

整年都能在市面上購買乾燥的銀耳，用大量的水浸泡後即可使用。銀耳的口感滑順彈牙，食用後保證肌膚也會變得水嫩富有彈性。

銀耳適合製成沙拉或是用於甜點的糖漿，如果想要增添滋潤程度，可以吃鹹的，加入含有豐富膠原蛋白的雞翅，製成銀耳雞翅湯。如果沒有雞翅，也可以用帶皮的雞腿肉取代，重點是使用富含膠原蛋白的雞皮。此外，記得加入具暖身效果的長蔥與薑片。銀耳雞翅湯能有效緩和乾咳或口渴等症狀，可說是手腳冰冷族群的一大福音。

這天為：日本民營廣播日
近年來的網路電視與頻道相當多樣化，不妨當作放鬆休閒的管道。

4月22日

運動

溫暖子宮與腰部的「半月瑜伽」

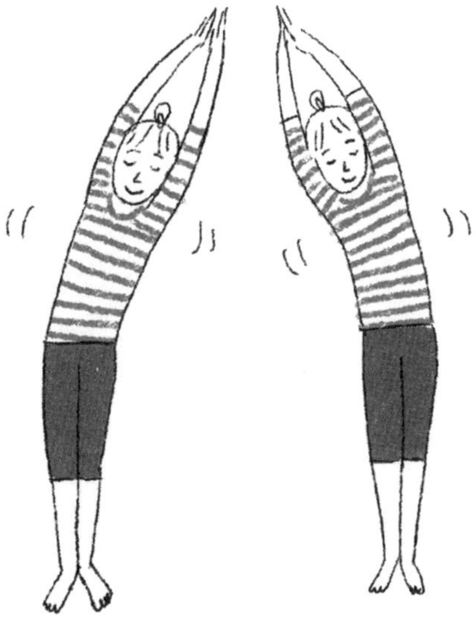

春天接近尾聲，白天太陽的強烈程度宛如初夏，讓人汗流浹背；到了傍晚日落後，氣溫驟降。日夜溫差變化大，這時候可以做溫暖下半身的瑜伽運動，呵護寶貴的身體。

重點是讓骨盆回歸正確的位置，丹田、子宮與卵巢，是儲存能量的重要部位，藉由瑜伽的姿勢來保持骨盆的柔軟度，促進血液順流，並放鬆包覆骨盆的肌肉，即可提升內臟器官的血液循環，溫暖身體。

可以試試看半月姿勢瑜伽，雙腳對齊站立，雙手於胸前合十，保持姿勢抬起雙手放在頭上，一邊吐氣一邊將上半身往左傾，維持動作十秒。回到起始動作，換邊做出相同姿勢，反覆動作數次。做動作時別忘了運用腹部的力量深呼吸。

這天為：世界地球日
人們在這天思考與倡導地球環境保護的觀念，瑜伽的站立姿勢也是以向大地紮根為意象所誕生。

「味噌豆腐蜆湯」是消除宿醉的最強料理

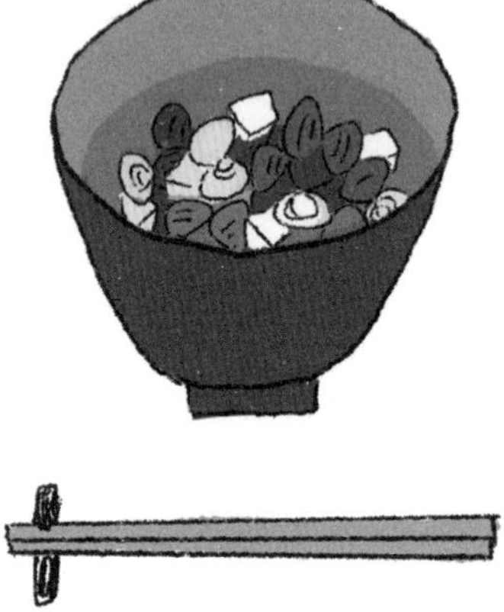

蜆會在春天儲存充足的營養，以準備在初夏至夏季產卵，因此在春天所品嚐到的蜆，其風味無與倫比。蜆具有提高肝功能與消除酒毒的作用，是飲酒過後可多加食用的食材。蜆還能發揮清熱、降火與利尿的效果，改善水腫和排泄尿液相關障礙。

無論是當作酒後的收尾料理或是在酒後的隔天食用，相信蜆湯都能幫助恢復酒後的疲勞。雖然只吃蜆就有一定的效果，但若添加用大豆加工製成的豆腐，功效加倍。大豆是補充元氣與提升水分代謝的食材，加入鹼水製作而成的豆腐，同樣具清熱作用，有助於排毒。

此外，味噌也具清熱作用，可幫助排出體內多餘水分，搭配蜆與豆腐製作而成的味噌湯，可說是最強的組合。喝一碗熱騰騰的味噌湯，讓味噌豆腐蜆湯的作用浸入五臟六腑，整個人變得神清氣爽。

這天為：蜆之日

蜆不僅是具有出色功效的食材，也有助於淨化水質，是具代表性的環保食材。

喝「魚腥草茶」清熱解毒，消除發熱的紅色痘痘

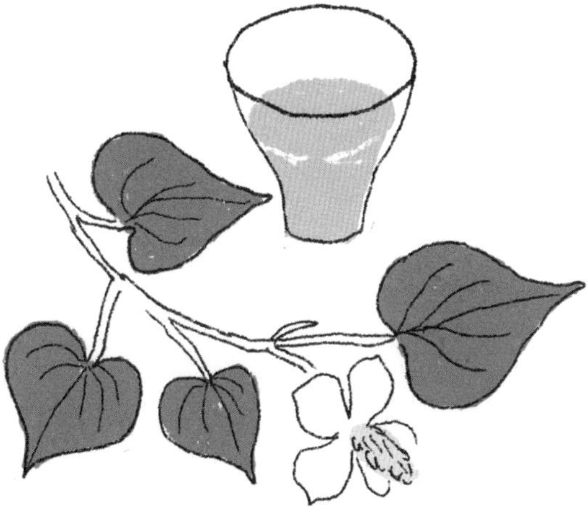

魚腥草的日文漢字又名「毒溜」，在日本自古以來就是民間藥物，在生藥的領域中則稱為「十藥」，具清熱解毒與促進水分循環的功效。

提到魚腥草茶，改善便祕是最為聞名的效用。其實，魚腥草茶還能有效改善肌膚狀況，尤其是發熱的泛紅痘痘。

不是只有年輕人才會長出泛紅的痘痘嗎？不對！其實中年人在早春時期，也要多加注意。由於體內的多餘熱氣容易在春天好發，造成上半身的各種症狀。另外，壓力或暴飲暴食的不規律飲食生活，也容易導致發熱的痘痘惡化，還要特別留意在春天展開新生活時，精神平衡容易失調的問題。

由於魚腥草具強大的清熱作用，手腳冰冷者可添加溫暖身體作用的薑，提高散寒溫暖身體的效果，建議趁熱飲用。

這天為：植物學日
這天是日本植物學之父牧野富太郎的生日，他這一生總共為一千五百種以上的植物新物種命名。

吃「涼拌梅乾九眼獨活」改善更年期的熱潮紅症狀

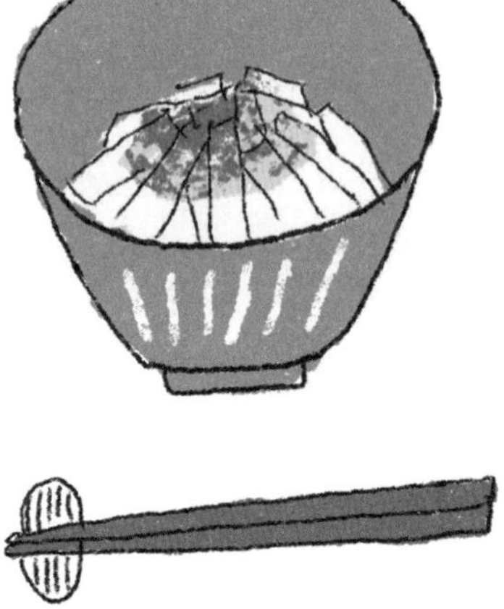

九眼獨活又名食用土當歸，與高麗人參同屬五加科，特徵在於清爽的香氣，具有極高的功效。像是更年期或停經前的女性，有熱潮紅、焦躁不安等自律神經失調的症狀時，務必品嚐春天當季的春季蔬菜，也就是九眼獨活。

可以將九眼獨活的嫩芽製成天婦羅，將外皮切碎製成金平九眼獨活，柔軟的莖則適合用來製作沙拉或涼拌菜等，所有部位皆能食用，是體現一物全體（P9）概念的優良食材。為了預防更年期的各種症狀，在此介紹使用九眼獨活莖部位製成的涼拌梅乾九眼獨活。梅乾能對五臟之肝產生作用，幫助行氣，消除熱潮紅症狀，很適合用來搭配九眼獨活食用。

將去皮的九眼獨活泡進醋水中，過濾浮渣，再放入加有少量醋的滾水中快速燙過撈起，完成前置作業。接下來加入搗成泥的梅乾，混合均勻即可完成。紅白相間的鮮豔色彩，構成一道美麗的春天佳餚。

這天為：聯合國紀念日
為了維持國際的和平，五十個同盟國在這一天，於美國舊金山締結《聯合國憲章》。

4月26日

放鬆

疲勞的時候，可以「保養手掌」，進而保養全身

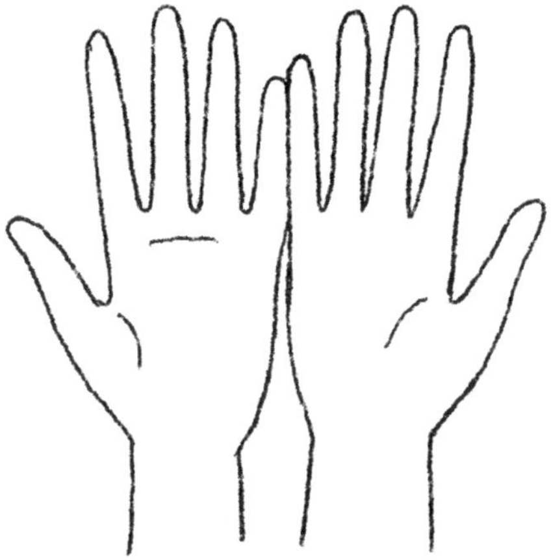

感到疲憊時，如果懂得運用一些簡單保養身體的方法，無論何時何地都能派上用場。很多人都知道腳底按摩的原理，是按壓腳底反射區的穴位；但手掌其實也有全身的反射區，還比按摩腳底更為便利，而且能獲得相同的效果。

如果覺得反射區很複雜，不知道要按壓何處的時候，可以粗略地記住幾個部位即可。張開雙手手掌觀察一下，看起來是不是很像張開雙手與雙腳的全身呢？中指為頭部到頸部、食指到無名指為雙手、拇指與小指為雙腳，手掌心就像是腹部。

像是在等待電車開到發慌時，或是在擦護手霜的時候，都可以試著做做看。可以按摩重點部位，或是均勻地按壓手掌的全身反射區，按到某處的時候，如果感覺特別僵硬，就是疲勞累積的證明。

這天為：好風呂日

在浴缸泡澡的時候，記得實踐手掌保養法，度過充實的風呂時光。

喝「陳皮茉莉花茶」舒緩焦躁不安的情緒

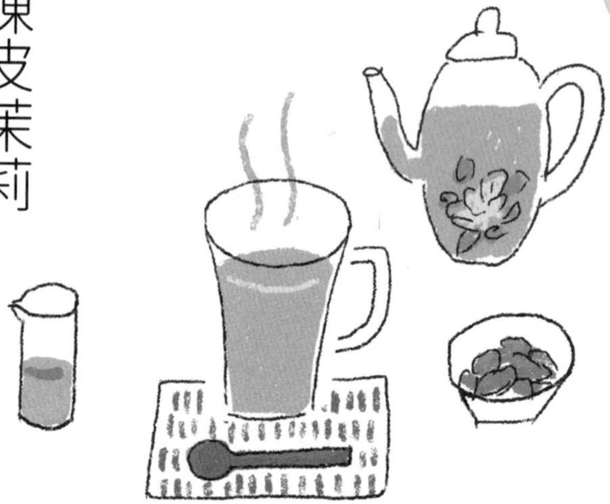

香氣四溢的熱茶，是舒緩焦躁不安情緒的特效藥。茶的香氣能幫助轉換心情，悠閒的飲茶時光，讓人心情為之恢復平靜。

從漢方的角度來看，香氣濃郁的茶具有效用，是有其原理的。透過這裡推薦的陳皮茉莉花茶，可解開其中的奧祕之處。

茉莉花的香氣能作用在五臟之肝，由於肝是對應「憤怒」情緒的臟器，透過茉莉花的香氣，自然能消除焦躁不安的情緒。另外，將橘皮烘乾製成的陳皮，能對五臟之脾產生作用，促進腸胃機能。若因焦躁情緒造成肝火上升，會危害腸胃的健康，保養肝與脾的茉莉花與陳皮，可說是最佳組合。

若想充分體驗陳皮茉莉花茶的香氣，熱茶是最佳的形式。先將茉莉花茶葉放入茶壺沖泡，再加入陳皮增添香氣，如果喜歡甜味的人，可以再加入蜂蜜。

這天為：哲學日

一邊喝香氣四溢的熱茶，一邊度過知性的閱讀時光，這時候不妨閱讀哲學相關書籍。

4月28日

美容

用自製按摩精油「按摩頭皮」

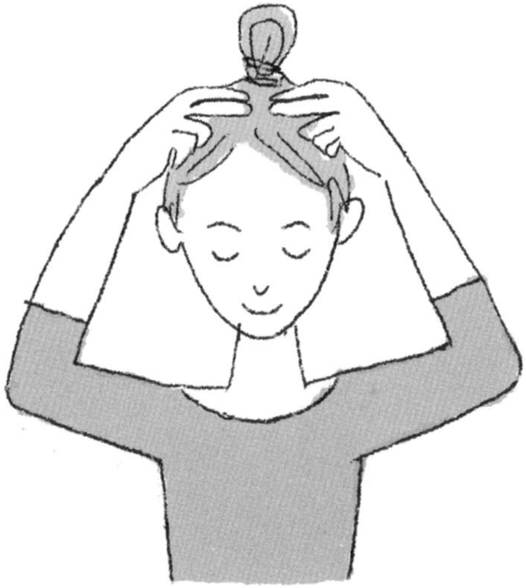

用精油按摩頭皮，是洗澡時的必備養生方式之一。

按摩頭皮的最大效用為促進血液循環，當充足的血液輸送到頭部後，不僅能讓頭腦變得清醒，眼睛也會變得炯炯有神，頸部也獲得解放，不再有僵硬且沉重的感覺。此外，由於血液負責輸送營養，頭髮也會出現令人開心的變化，像是減少掉髮現象、髮質變得更有彈性等。在按摩精油的輔助下，還加強了滋潤效果，能去除附著在頭皮的污垢。

建議使用自製的按摩精油，選擇甜杏仁油或荷荷芭油為基底油，再依喜好滴上幾滴精油即可，使用時先將按摩精油滴在掌心加溫。

按摩頭皮的訣竅，是以指腹按摩，不是用手掌。按壓位於頭頂的百會穴（P82）更具效果，最後再用洗髮精將精油清洗乾淨即可。

這天為：庭園日

在日本的寺院等名勝古蹟眺望庭園風景時，可採取意識到百會穴效果的坐姿，有助於放鬆心情，處之泰然。

4月29日

放鬆

透過「旭日呼吸法」養氣，提升活力

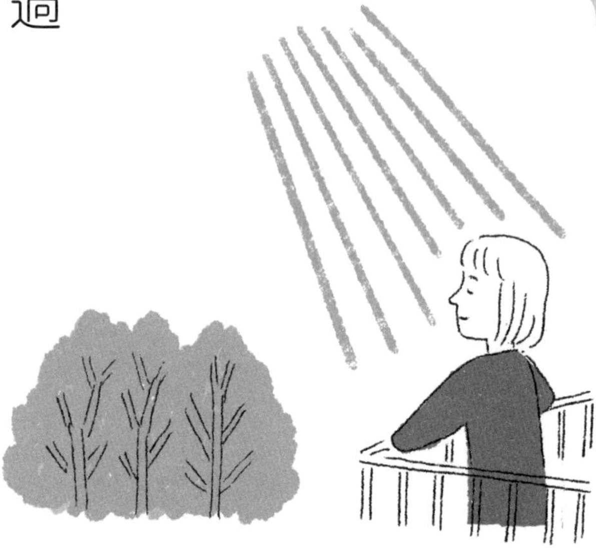

雖然無法看見，但卻能感受到某些事物的存在，各位是否有類似的經驗呢？例如感覺某人身上散發出強大的氣場，或是遇到命運中的另一半，感覺對方發出閃耀的光芒等。即使無法透過肉眼看見身上的元氣，依舊可感受到元氣散發的能量。

太陽所散發的能量也是如此，雖然無法辨識具體型態，但我們在日常生活中能充分吸收它的能量，其中就以清晨的旭日能量最強。感受旭日能量的祕訣，就是不要直視太陽，要閉上眼睛，細細感受照進眼皮的每一絲光線，穿透到身體的各個部位。為了仔細感受光線的亮度與溫度，最理想的方式是前往大自然中做日光浴，或者也可以利用射進房間的光線來感受。

旭日能提升活力，讓心情變得開朗，請務必將日光浴當作一日之始的例行工作。

這天為：羊肉日

屬於熱性的羊肉，具強大的散寒效果，是手腳冰冷者可多加食用的食材，詳見P36。

4月30日

食物

用春季高麗菜自製「發酵高麗菜」，增強腸胃的消化機能

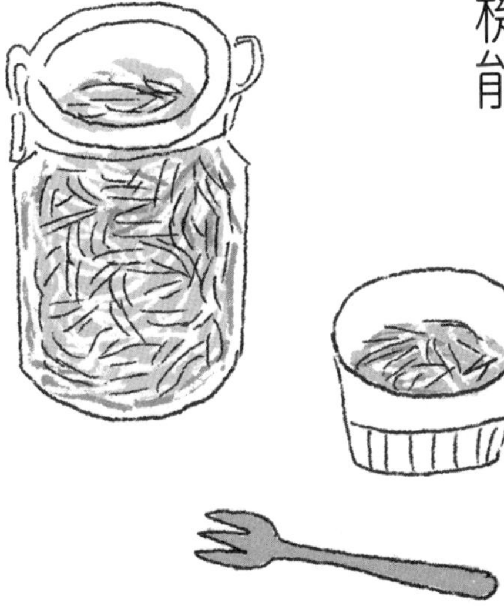

逐漸適應四月新生活的日本人，身體活動在這個季節也變得更為活絡，所以得在梅雨季節到來前，多加活動四肢才行。

能量是身體活動所需的要素，「氣」被漢方視為能量之一。為了養氣，首先要維持腸胃的元氣與健康，才能增強消化與吸收食物的能力。

高麗菜是對腸胃有益的食材，雖然生吃就有不錯的功效，但這裡要教各位使用大量的春季高麗菜，自製發酵高麗菜。

加入鹽、月桂葉、胡椒粒、辣椒，與高麗菜一同醃漬，藉由乳酸發酵讓高麗菜產生酸味，創造出西洋醃漬料理般的風味。至少要使用二分之一顆高麗菜，讓發酵過程更為旺盛，散發更為濃郁的風味。

這種做法類似德式酸菜，很適合搭配德式香腸，風味絕佳。

這天為：圖書館紀念日
在這個時代，雖然能透過網路搜尋到多數的資料，但閱讀依舊是穩定精神的管道之一。

擁有兩千年歷史的「茶」具有各種效用

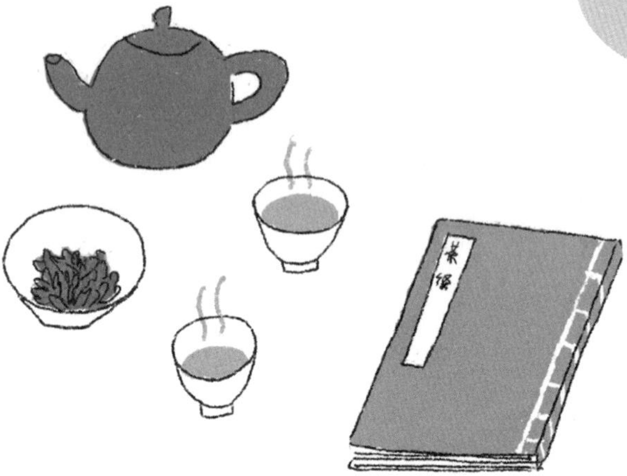

從立春開始數來第八十八天的五月初，被稱為八十八夜，在這天採摘的茶葉，品質無與倫比。據說，喝下八十八夜茶，能永保健康且長壽。

茶葉起源於距今約二千年前的中國，到了一千五百年前的隋唐時代，茶逐漸普及化。被奉為茶神的陸羽，著有世界第一部茶葉專著《茶經》，當時的時代背景也是唐朝。

隨著近年來的健康養生潮流，茶葉開始備受矚目，自古以來被稱為「萬病之藥」的茶葉，具有各種功效。以下是茶葉具代表性的五種功效。

【清心】讓頭腦與眼睛恢復清醒，想睡覺和記憶力降低的時候可以喝茶。

【消食】消除食物和水分的囤積。

【解毒】茶葉的苦味具解毒作用，能預防食物中毒。

【利尿】調節水份平衡，具利尿作用。

【消暑】清熱解渴。

這天為：五一勞動節

五一勞動節源自歐洲的五朔節，原本是用來慶祝夏天到來的祭典，後來轉變成為全球勞動者舉行的慶典活動。

5月2日

漢方藥

有毒的「烏頭與罌粟」能當作藥物使用？

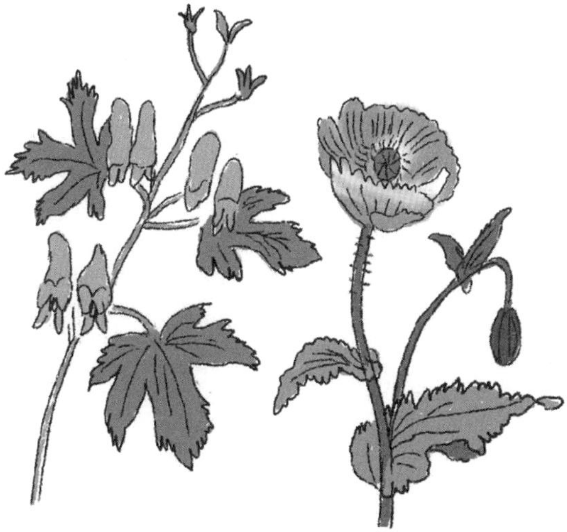

漢方所謂「是藥三分毒」，也就是所有的藥物，均有三分的毒性。

每到春天，將烏頭當作野菜，因誤食而中毒的新聞屢見不鮮。「炮附子」是將烏頭加工製成的生藥，它將附著於烏頭根部的子根，以特殊加熱方式，減少其毒性，煎熬的時間也比其他漢方藥更長。炮附子具散寒暖身的作用，在手腳冰冷和休克狀態的體溫下降時使用，溫熱效果可促進血液循環，也能治療手部麻痺等症狀。

此外，萃取罌粟未成熟果實而得的乳汁，是用來製作鴉片的原料；將罌粟的成熟果實加熱後，則是可以製成舒緩腹瀉和久咳不止的藥物。因此，毒品與藥物可說是一體兩面的關係。

這天為：綠茶日

綠茶的兒茶素成分屬於多酚的一種，能有效預防癌症或高血壓，受到世人矚目。

「似類補類」的健康效果，一目了然

漢方是古代人透過與自然界接觸的各種經驗，衍生出的生活智慧。「似類補類」的思維，是生活智慧的象徵之一。似類補類是利用形狀、顏色、味道、香氣、棲息環境等相似的物質，來補足相似的身體部位，又稱為「同物同治」或「象形藥理」。

以形狀來比喻，可以吃形狀像大腦的核桃，來預防健忘症；以及吃形狀像腎的豆類，預防腎病。

有關顏色，像是紅花、番紅花、牡丹、芍藥等紅色花朵，能預防婦女病血液相關症狀。

肉眼無法辨識的香氣，同樣能促進無法看見之「氣」的循環。

生態環境中，寄生於樹木的靈芝，還有寄生在昆蟲身上的冬蟲夏草，能幫助排出體內的（寄生）異物，也就是改善癌症症狀。

此外，動物的內臟能維持肝功能，雞皮能滋潤皮膚等，像是其他生物的相同部位，也是基於以上的概念，產生補充身體不足的效果。

雖然不是任何食物和物質都能運用似類補類的道理，但在科學研究進展日漸發達的現代，各項推論陸續解開，也發現似類補類是相當具邏輯性的理論。

這天為：垃圾日

每天丟掉的物品，真的是垃圾嗎？只有在丟掉的瞬間，才會變成垃圾，所以要珍惜日本特有的愛物惜物的精神。

5月4日

運動

促進血液循環的「手部搖擺體操」

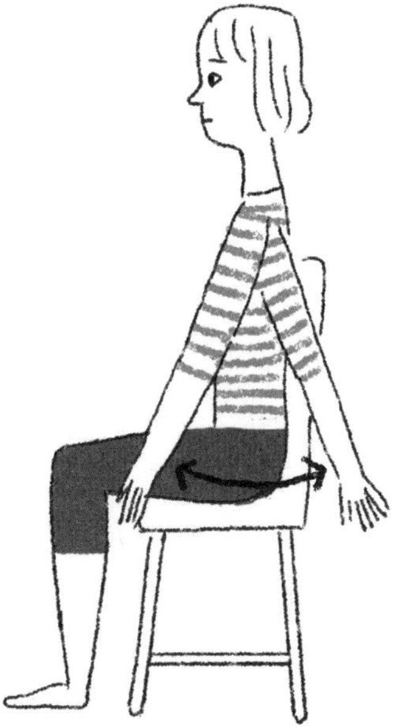

搖擺身體讓人感到舒服，坐在吊床或搖椅上搖擺，或是搭電車時左右搖擺……搖擺身體能消除血液的滯留，除了促進血液循環，還能改善身體各處的扭曲變形，讓身體回歸中性狀態，也就是重置身體的狀態。

建議做手部搖擺體操，這是具有效果而便利的搖擺身體方式。

只要靠坐在椅子上，將手臂往前後搖擺即可。除了會感覺血液循環變好，還能放鬆肩胛骨，對於平常為肩頸痠痛所苦的人，可說是一大福音。

有手腳冰冷和水腫症狀者，可以改做促進血液循環效果的仰躺式搖擺體操（P189），躺平並抬高雙手雙腳進行搖擺。建議睡前躺在棉被上做搖擺體操，效果更佳。

這天為：魩仔魚日

從頭到尾都能整條食用的小魚，是體現飲食養生基本概念「一物全體」的最佳食材。

放鬆

可增進腸胃機能的「菖蒲湯」

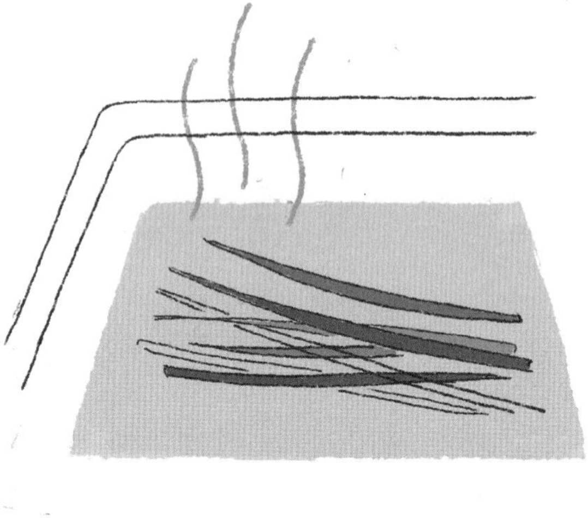

五月五日是日本的兒童節，屬於國定假日，但在農曆裡為五大節日之一的「端午節」則稱為「菖蒲節」。

在兒童節這天，要祈求男孩健康長大，有各式各樣的風俗習慣流傳至今。人們立起鯉魚旗的景象，看起來像是在五月晴朗天空遨遊的鯉魚，在家中還要擺放五月人形與鎧甲、品嚐柏餅等。此外，由於這天又是菖蒲節，別忘了泡菖蒲湯放鬆身心。

菖蒲散發獨特的香氣，據說有驅除邪氣（P61）的作用。此外，菖蒲也有促進血液循環和保濕等多重效用，當血液循環變好的時候，腸胃的機能也會變得更為活潑。另外，菖蒲還能有效改善肩頸痠痛和腰痛等疼痛症狀。

近年來在日本市面上可購買綑綁成束的菖蒲葉，將幾根菖蒲葉放在熱水中，在家中也能輕鬆泡香氣四溢的菖蒲湯。

這天為：裙帶菜日
韓國人認為裙帶菜能促進母乳分泌，因此有贈送裙帶菜給產後孕婦的習俗。

5月6日

食物

能鎮定心靈的「金針花」，是改善五月病的最佳食物

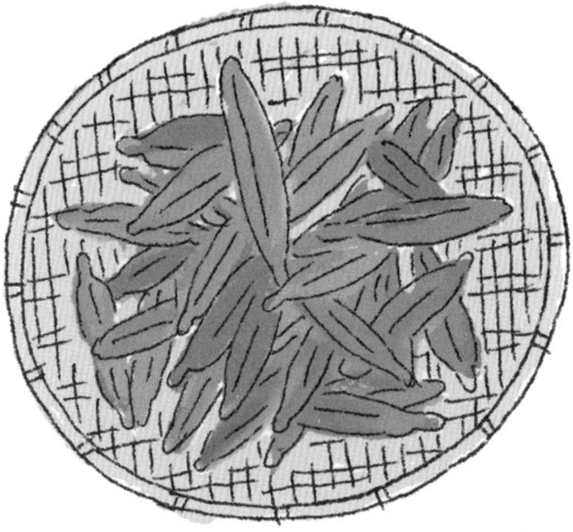

所謂的五月病，是指社會新鮮人和剛入學的學生，無法適應新的環境，產生精神不穩定的相關症狀。春天的陽氣往往會造成五臟之肝的肝火旺盛，肝不適，容易引發情緒低落等症狀，任何人都有可能罹患五月病。

為了預防五月病，金針花是具有改善功效的食物。金針花是藥膳食材的一種，能緩解不安的情緒，屬於萱草科萱草屬，多年生草本植物的花蕾。盛開的美麗金針花，往往讓人忘記一切煩心事，因此有忘憂草的別稱。金針花能安神定氣，舒緩神經緊繃，除了消除憂鬱的情緒，還能對被壓力影響的肝產生作用，提高消化機能。

日本市售的生金針花屬於觀賞用，具有毒性，建議購買乾燥的金針花。先用溫水泡軟，可用來製成沙拉、涼拌料理或中式炒菜。

這天為：立夏（日期依年份而異）
立夏為二十四節氣之一，從這一天開始進入夏天。

喝「春色熱紅酒」預防生理期前的情緒不穩

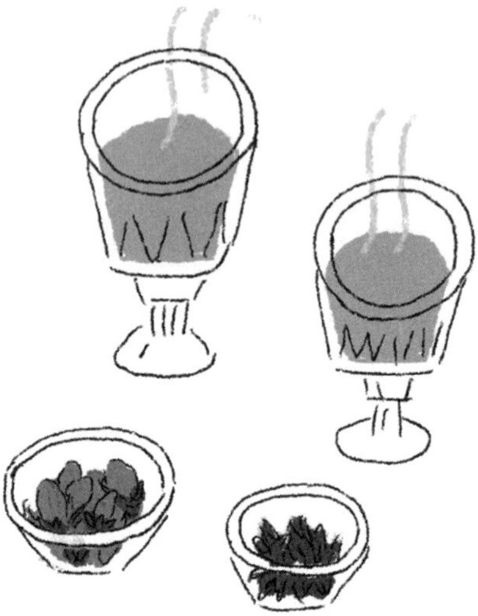

五月是綠意盎然的季節，植物開始成長。依據漢方的思維，人也屬於自然的一部分，人類要在這個時期促進能量之氣的循環，過著悠然自得的日子。

因此，不要忽視日常生活中的小毛病，隨時調整身心的狀態，方為上上之策。例如，不要忽略生理期前任何一絲的焦躁情緒，要聰明地運用行氣食材來消除這些症狀。

在此大力推薦添加紅紫蘇與玫瑰調製的春色熱紅酒，紅紫蘇的清新香氣與玫瑰的甘甜香味能幫助行氣，美麗的粉色能改善女性的特有的症狀。

做法是先將白酒倒入鍋中加熱，加入乾燥的玫瑰與紅紫蘇，煮沸後過濾材料，再加入蜂蜜即可完成。

這天為：麵粉日
將小麥種子烘乾後製成的小麥，也是生藥的一種，具有穩定情緒的作用。

5月8日

穴位

晚上失眠時可按壓「安眠穴」

【按壓安眠穴的方法】
用雙手拇指同時按壓左右兩側穴位，一次按壓6秒，反覆按壓五次。

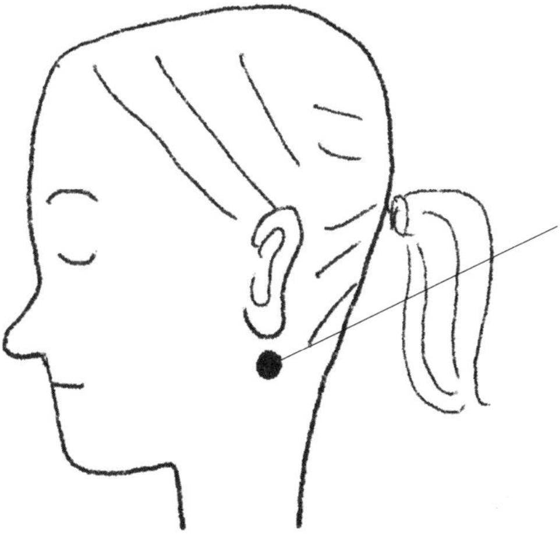

【如何找出安眠穴】
安眠穴位於耳垂後，朝下突出骨頭處的一根指頭下方。

失眠是現代人的眾多煩惱之一，又分為難以入睡、剛入睡後很快清醒、淺眠等類型，漢方認為失眠與五臟之心及肝功能有所關聯。

心主掌精神與意識，當人處於興奮和緊張的狀態時，熱氣會積聚於頭部，導致無法進入睡眠狀態。肝與能量來源的氣血有關，壓力會造成氣滯，疲勞則會造成肝血不足等情形，因而影響睡眠品質。

按壓「安眠穴」能幫助睡眠，消除以上的失眠症狀。安眠穴位於耳後，睡前和吃完晚餐按壓約一小時最具效果。

這天為：苦瓜日
五月出貨量逐漸增加的苦瓜，是能幫助體內清熱的夏季蔬菜。

肌膚鬆弛的問題，會顯現在連通胃部的「陽明經絡」

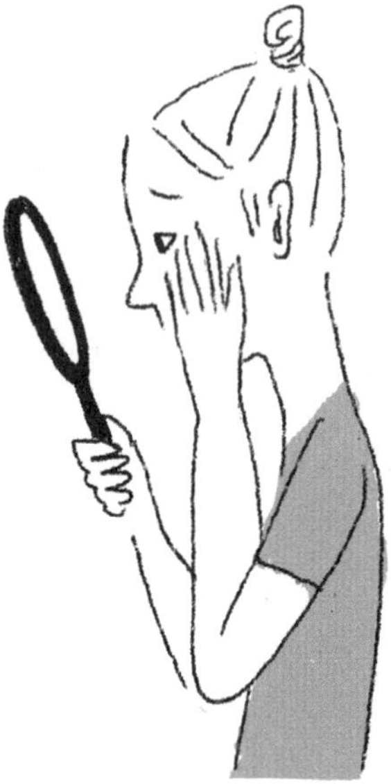

漢方認為氣、血、水是構成人體的三大要素，而連結氣與血的通道稱為經絡。體內分佈了好幾條經絡，若能保養連結不適部位的經絡，便有助於消除不適症狀。

例如，陽明經絡大面積分布於臉部，連通主掌消化機能的五臟之脾，若此經絡的運行不順，人的外貌會顯得老態龍鍾。由於陽明經絡是沿著鼻翼兩端的法令紋分布，當臉部開始產生法令紋後，嘴角開始下垂，肌膚的鬆弛狀態變得更加明顯。

為了預防肌膚鬆弛，要仔細保養連通經絡的脾。平常多加攝取增進腸胃等消化器官機能的食物，是預防肌膚鬆弛的有效方式。雞肉和山藥都是不錯的食物，建議可以用來煮湯，對於消化不易造成負擔。

這天為：冰淇淋日
炎炎夏日，吃冰淇淋是一大享受！但吃冰會造成胃寒，為了預防肌膚鬆弛，要有所節制。

自製「味噌牛蒡」讓排便更加順暢

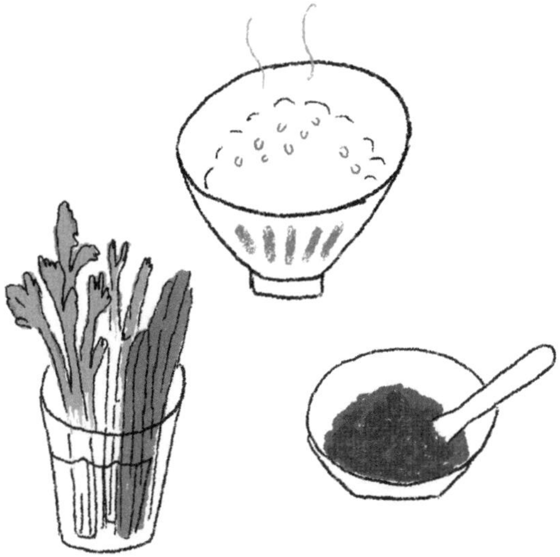

雖然牛蒡一整年都有在市場流通，但在這個時期採收的牛蒡，又稱為新牛蒡。新牛蒡質地柔軟，散發自然的香氣，不妨多加利用新鮮而營養的新牛蒡，製作藥膳常備菜吧！牛蒡含豐富膳食纖維，是幫助順暢排便的食物之一，可搭配屬於發酵食品的味噌，自製味噌牛蒡。味噌牛蒡是日本傳統鄉土料理之一，在日本各地皆有吃味噌牛蒡的風俗習慣。

牛蒡含豐富的水溶性與非水溶性膳食纖維，其寡糖含量在蔬菜中也名列前茅，能有效調節腸內環境。味噌也含有寡糖成分，藉由其強大的發酵能力，是改善腸內環境的有力幫手。

先將牛蒡切絲，再加入長蔥與麻油一同拌炒，添加味噌與味醂再繼續拌炒，最後撒上芝麻粉即可完成。由於味噌含有的酵母菌不耐加熱，拌炒時間不可太長。味噌牛蒡可當作白飯的配菜，或是青菜的蘸醬等，用途相當廣泛。

這天為：棉花日

不傷肌膚，吸水性與透氣性佳的棉花，能讓肌膚充分呼吸，是對身體有益的材料。

「竹筴魚與黑芝麻」是預防老化的最強拍檔

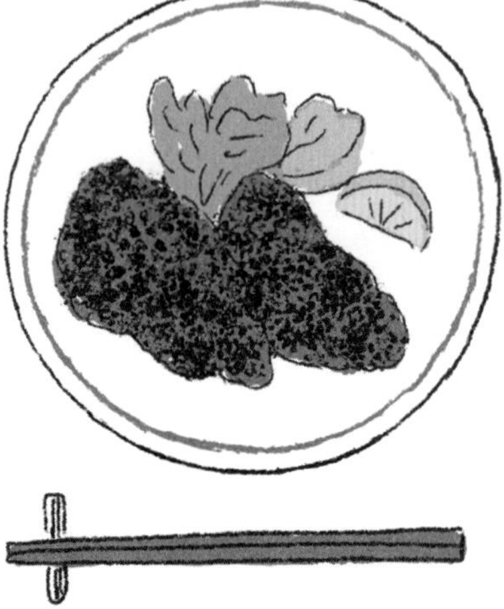

青背魚所含有的DHA或EPA等不飽和脂肪酸，能稀釋血液的濃度，有助於預防老化和失智症，近年來蔚為話題。其實，這與漢方的理論有共通之處。

屬於青背魚之一的竹筴魚，是盛產於初夏的魚類，可維持五臟之腎與脾的機能。腎是生命力來源精氣的儲藏庫，當腎機能衰退會引發老化。因此，若能維持腎的健康，則有助於促進身體的年輕活力。此外，竹筴魚還能提升脾的機能，提高消化吸收能力與強化免疫力。

黑芝麻是非常適合用來搭配竹筴魚的食材，漢方認為黑色的食材有補腎的功效，黑芝麻是典型代表。

先將竹筴魚切成三片，再裹上太白粉與蛋白，撒上黑芝麻後放入平底鍋煎，就能製作出一道香氣四溢，令人食指大動的魚類料理。多吃黑芝麻竹筴魚能恢復精神，滋潤乾燥的肌膚和頭髮。

這天為：當地吉祥物日

當地吉祥物扮演活化地方的重要角色，高人氣的療癒系吉祥物能治癒人們的心靈。

5月12日

飲品

「德國洋甘菊酒」的溫和香氣能幫助進入夢鄉

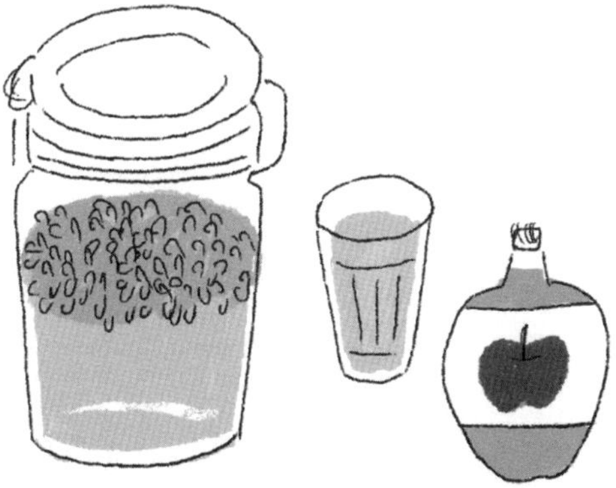

自古以來在歐美國家，德國洋甘菊便廣泛用於香藥草療法的領域，溫和的香氣能放鬆心情，是知名的放鬆與助眠香藥草。

德國洋甘菊的和名為「加密列」，屬於菊科植物。根據漢方理論，德國洋甘菊對五臟之肝產生作用，能調整能量之氣的循環，消除焦躁不安的情緒。另外，對於負責消化吸收功能的脾也能產生作用，可調節腸胃狀態，加上具抑制發炎的作用，能有效預防感冒。

香藥草茶是德國洋甘菊最廣泛的用途，如果要預防壓力和感冒，建議可以自製德國洋甘菊酒。將德國洋甘菊花瓣、冰糖、白酒、蒸餾白酒混合浸漬，再加入蜂蜜即可完成，飯後和睡前飲用德國洋甘菊酒，可發揮優異的助眠效果。由於德國洋甘菊的花瓣香氣近似蘋果，也可以加入蘋果汁稀釋。

這天為：國際護師節

國際護師節的宗旨為「憐憫之心人皆有之」，要保持一顆隨時關懷他人的心。

5月13日

食物

吃「葡萄柚」保持樂觀正向的心情

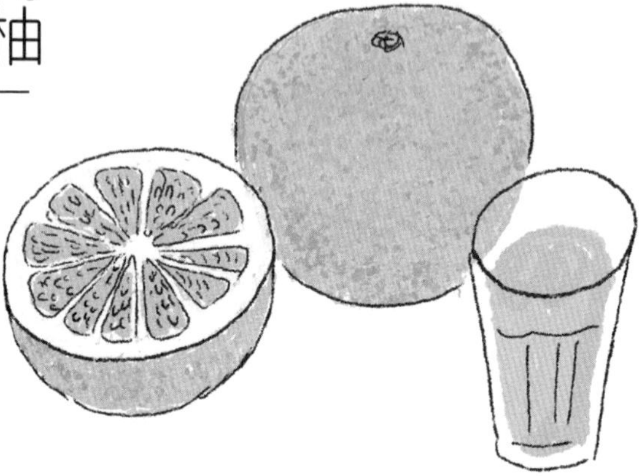

在這個草木快速成長，陽氣旺盛的季節，人體的新陳代謝也變得活躍，活動力也變高。

然而，有時候會突然陷入情緒低落的情形，這時候可以透過葡萄柚的暢快香氣，恢復樂觀積極的態度。葡萄柚具促進能量之氣循環的作用，酸味源自檸檬酸成分，能消除疲勞，維持活動所需的能量。

美好的一天，從品嚐一頓豐盛的早餐開始，優格就是很適合用來搭配新鮮水果的良伴，或是將葡萄柚打成果汁、製成果醬等，相信能度過充滿活力的一整天。

此外，葡萄柚還有降低胃部熱氣、控制不愉快情緒的作用，微量的苦味能幫助排毒，對於消除宿醉也能發揮一定效果。

這天為：愛犬日

惹人喜愛的寵物，能療癒每個人的心靈。帶著愛犬出門散步，還能改善運動不足的現象。

5月14日

放鬆

輕鬆消除疲勞的「保鮮膜紙筒芯按摩」

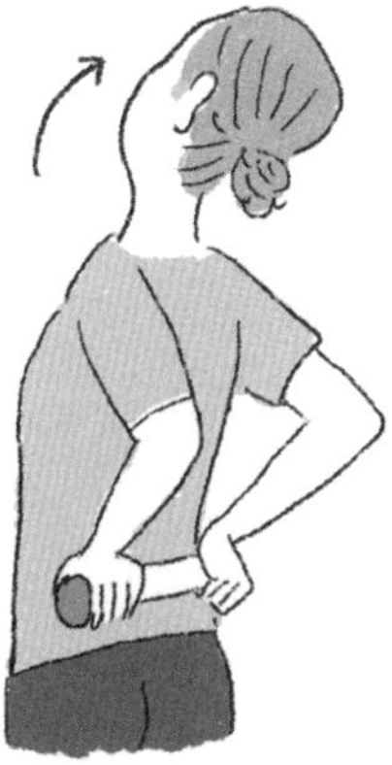

【保鮮膜紙筒芯按摩範例】

・腰部

將保鮮膜紙筒芯抵在腰部，一邊往身體前方按壓，上半身舒適地向後彎。按摩時可以上下移動手臂。

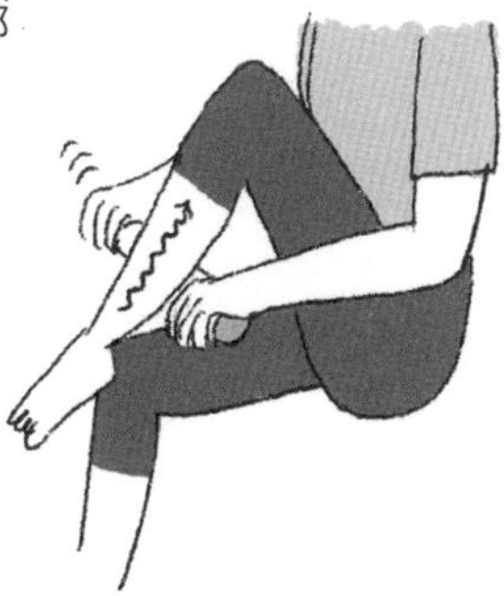

・小腿肚

用保鮮膜紙筒芯刺激腳踝至膝蓋後側的小腿肚部位，也可以改變角度，按壓小腿外側或阿基里斯腱上方的區域。

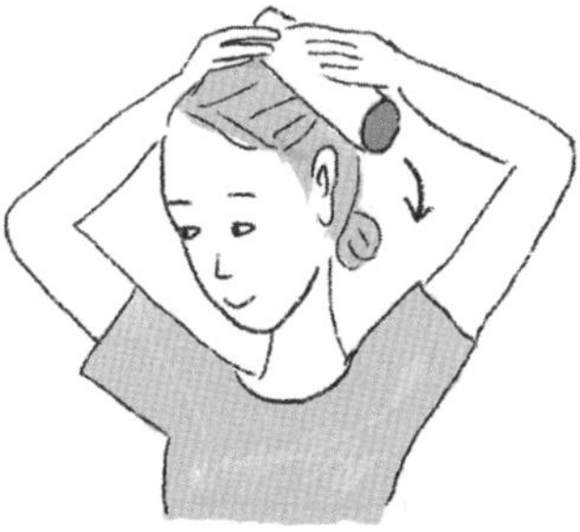

・頭部

用保鮮膜紙筒芯轉動頭頂、頸部、後腦、側腦部位，臉部朝向斜下方更易於按壓。

保鮮膜用完後剩下紙筒芯，千萬別急著丟掉！由於保鮮膜紙筒芯比想像中來得堅硬，是消除疲勞的按摩得力助手。有空的時候，可以運用紙筒芯滾動身體各處部位，消除全身的疲勞。

除了常見的30公分家用保鮮膜紙筒芯，也可以使用餐廳常用的量販大尺寸紙筒芯，如果是身體僵硬缺乏柔軟度的人，以及身軀龐大者，建議使用業務用的大尺寸紙筒芯。家用的保鮮膜紙筒芯，適合擺放在沙發或床鋪旁邊，無論何時都能滾動按摩。

除了上圖介紹的按摩部位，也能用紙筒芯以一定節奏來拍打按摩肩膀和背部，或是以類似青竹踏*的方式，刺激腳底。

這天為：溫度計日

到了這個季節，要開始留意中暑現象，可以在家中準備溫度計隨時確認室溫，預防中暑。

＊源自日本的腳底按摩法，打赤腳踩在竹片上，藉此刺激腳底穴位。

運用「優格」的滋潤效果養顏美容

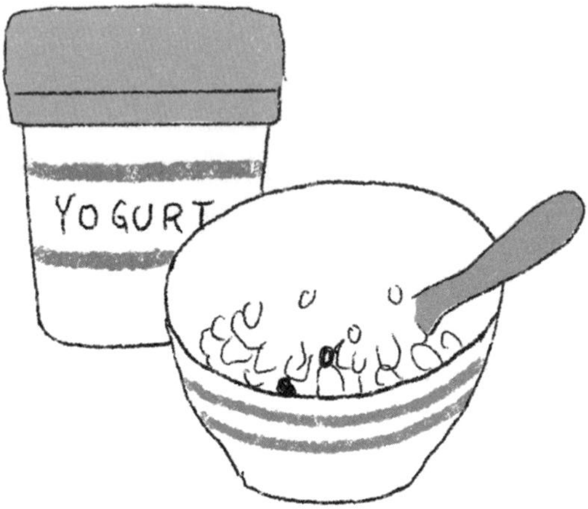

提到優格，最廣為人知的是乳酸菌成分的健康效果；在藥膳的領域中，優格能滋潤腸道，改善便祕，進而滋潤肌膚，預防肌膚乾燥。雖然以直接食用的方式，能感受優格原始的風味，身體也能獲得一定的效果；但建議可以搭配其他的藥膳食材，以提高養顏美容的效果。

銀耳與枸杞是推薦的食材，銀耳能滋潤五臟之肺，有效預防肌膚乾燥；枸杞則是有預防老化的作用。先將以上材料用大量的水泡軟，加入冰糖煮成糖漿。等待糖漿冷卻後，再淋在原味優格上頭享用。

有熱潮紅症狀的人，都很適合品嚐這道涼爽滑嫩的甜點。優格的發酵作用能提高身體免疫力，銀耳與枸杞則能強身補體。這道藥膳甜點，除了有美容效果外，還能保持身體的健康。

這天為：優格日

這一天是乳酸菌之父梅契尼可夫博士的生日，他到保加利亞旅行時，看到當地人經常飲用發酵乳，有許多百歲人瑞，因而發現乳酸有延年益壽之效。

5月16日

飲品

「薰衣草酒」能有效改善失眠，充分放鬆身心靈

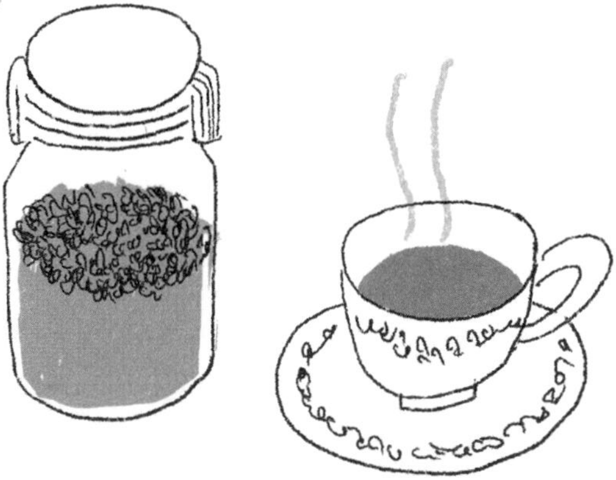

薰衣草花朵所飄散的芳香，能產生放鬆與療癒身心的效果。自古以來，薰衣草在歐美國家被廣泛用於百花香*與香精油等用途。近年來有人發現，薰衣草舒緩發炎的作用能改善肌膚症狀，因此能應用在肌膚保養的領域。

雖然薰衣草並沒有用在漢方的領域，但卻對五臟之心產生作用，能調節血液的流動，消除壓力和失眠。此外，薰衣草也作用在與皮膚及喉嚨健康息息相關的肺部，可消除肌膚乾燥和血液停滯所造成的黑眼圈和黑斑。

用白酒與蒸餾白酒浸漬薰衣草花瓣，自製薰衣草酒，即可發揮薰衣草的藥效。想要放鬆身心的時候，可以加入紅茶飲用，或是將薰衣草酒淋在冰淇淋上享用。睡前可以將蜂蜜或楓糖漿加入薰衣草酒中飲用，舒眠與養顏美容的效果令人期待。

＊指香料和乾燥花的香味混合物，通常放在裝飾碗或罐子中，可增添香氣。

5月

這天為：旅行日
這天是俳句聖人松尾芭蕉展開奧之細道旅行的日子，旅行是遠離瑣碎生活日常的最佳方式，一起藉由旅行重振心情吧！

5月17日

食物

在休息時間吃「黑色食材」，有效控制血壓

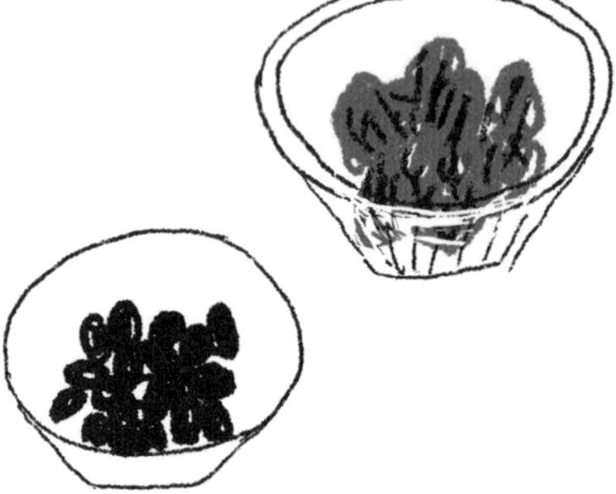

做健康檢查的時候，高血壓是最令人在意的項目之一。引發高血壓的原因有很多，最常見的是因年齡增長而導致的高血壓；血液循環變差是一大主因，人的老化加上生活中累積的疲勞，血壓容易在傍晚逐漸升高，造成身體發熱與頭腦昏沉沉的現象。

這時候可以稍做閉目養神，時間有限也沒關係，同時多加攝取黑豆和李子乾等黑色食材。黑豆有補血益氣與消除血流停滯，以及促進血液循環的功效；李子乾也有補血的效果，同樣能增進血液循環。

此外，壓力也是引發高血壓的危險因子之一，焦躁不安會造成肩膀和背部僵硬，甚至引發頭痛。如果屬於上述類型的高血壓患者，可以飲用茉莉花或薄荷等香氣茶類，幫助身體行氣。

這天為：高血壓日

沒有自覺症狀的高血壓，若長期放任不管，有可能會引發腦中風或心肌病變，及早保養與治療相當重要。

5月18日

放鬆

便利的「芳香紙巾」幫助舒緩生理期的焦躁情緒

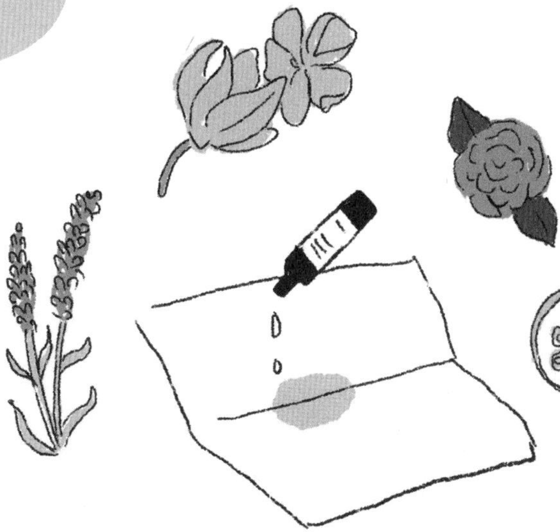

進入生理期，除了得面對身體的各種不適症狀，還會產生焦躁不安的情緒，相信有很多女性常常因精神面的問題所苦。會造成這些症狀，血液失衡是主要的原因，血液在生理期前會處於停滯狀態，加上體內的能量之氣循環也處於低下的狀態，連帶造成情緒的焦躁不安。

這時候可以活用香氣，來改善生理期的焦躁不安症狀。建議平常隨身攜帶滴上幾滴香精油的面紙，感覺疲勞的時候聞一下，藉由芳香療法幫助行氣，舒緩身心。

可依照焦躁不安的類型來選擇對應的香氣種類，玫瑰與天竺葵屬於萬用的香氣，神經過敏者可使用依蘭。經常感到自責的人可以選擇墨角蘭，薰衣草適合晚上翻來覆去睡不著的人；缺乏動力的人可選擇柑橘，胡椒薄荷則適合平常暴飲暴食的人使用。

這天為：言語日

當人處於焦躁不安的狀態，容易有產生負面思考，這時候要用正面樂觀的言語來消除焦躁情緒。

做「弓式瑜伽」消除突出的小腹，同時改善便祕症狀

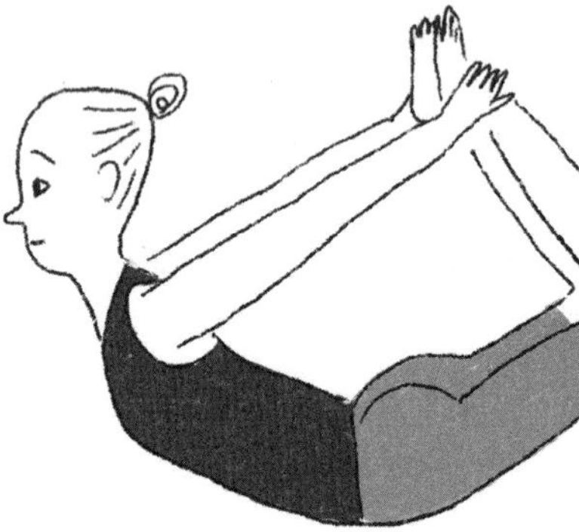

因便祕和內臟脂肪囤積造成小腹明顯突出的時候，可以做弓式瑜伽來改善。做弓式瑜伽的時候要伸展腹部，如同弓的弧線一樣。以俯臥的狀態屈膝，雙手握住腳踝，再弓起身體，這時候要注意膝蓋不要過度外張。弓式瑜伽的作用如同按摩，會將力量集中於腹部，進而增加內臟器官的血流量，能刺激腸道，幫助消除便祕。此外，弓式瑜伽可活化身體機能，發揮內臟器官周圍脂肪燃燒的效果。

保持深呼吸是瑜伽的一大要素，由於此姿勢能大幅張開胸膛，能改善平常較淺的呼吸習慣。做動作時要記得吸入大量的空氣，讓空氣充分進入腹部與背部等部位，當新鮮的空氣進入體內後，讓人倍感神清氣爽。

這天為：拳擊紀念日
結合拳擊動作的有氧拳擊運動，不僅有瘦身效果，還能消除壓力。

有別於夢境占卜的「夢境診斷」，能診斷出身體的不適？

下定決心明天絕對不能遲到！結果當天晚上睡覺時卻夢見自己遲到了，各位有類似的經驗嗎？提到夢境占卜，能透過夢境來推測當事人的精神狀態，夢不僅會反映心理狀態，也會反映身體狀態。

心體相互呼應是漢方的思想之一，身體的不適症狀會影響精神，心理的不適也會反映在身體狀態。

舉出夢境場景為例，像是夢見熊熊烈火燃燒，或是夢見自己茫然地走在河邊等，會出現這類夢境，代表陰陽平衡失調。陽氣過旺的時候，會出現對應陽氣的火、上升等徵兆，因此容易夢見失火或飛上天空等夢境。反之，陰氣過於旺盛的時候，會出現水或掉落等徵兆，容易夢見掉下河川或懸崖等夢境。

提到夢境與五臟的關聯，肝火過旺的人，容易夢見自己對別人咆哮；肺氣過旺的人，則容易夢見放聲哭泣等。若能認識引發身體不適的七種感情「內傷七情」（P103），則有助於辨別五臟與感情的關係。

睡覺作夢後，不要只當成一場夢，要當作體內所發出的心聲，並仔細傾聽這些聲音。

這天為：森林日
在這個綠意盎然的季節，不妨去戶外做森林浴（P190），感受群樹環繞的能量。

臉色蒼白的「血虛」，是血液不足的狀態

氣、血、水是構成人體的三大要素，負責將營養與滋潤輸送至全身。不規律的生活作息、睡眠不足、過度瘦身、偏食等會消耗血液，造成血液不足的狀態，稱為「血虛」。

體內血液不足的時候，營養無法輸送至身體各處，排出陳舊廢物的能力也會降低，因而造成臉色蒼白、貧血、頭暈目眩、視力模糊、頭髮乾澀無光澤、皮膚乾燥等症狀。有這些症狀的時候，除了自身外貌給人不健康的印象，情緒也會變得不穩定，容易變得焦躁不安，加上記憶力降低等，精神面大多處於負面情緒的狀態。

另外，有血虛症狀的人，還有可能會引發氣虛（P106），要多加注意。

首先，要讓營養充分輸送至全身，多吃具增血作用的食材補血，度過規律的日常生活。

建議血虛症狀者攝取紅色與黑色的食材，像是紅肉、內臟、鰹魚等紅肉魚，以及紅蘿蔔等紅色食物。另外，還要多加攝取黑豆、黑芝麻、黑木耳、葡萄乾、李子乾等黑色食物。

這天為：小滿（日期依年份而異）
從立夏過後的第十五天為小滿，是二十四節氣之一。在這個時節，草木蓬勃生長，綠意佈滿天空與大地。

5月22日

基本

「瘀血」是血液沉澱停滯的狀態

瘀血是氣、血、水中血流停滯，囤積於體內各處的狀態。手腳冰冷、壓力、運動不足等原因會導致血流惡化，排出陳舊廢物的能力也會停擺。

淤血與月經不順、經痛、經血過多等月經症狀、子宮內膜癌等女性特有症狀息息相關，也是造成肩頸痠痛和腰痛的原因。此外，淤血也容易引發黑斑和暗沉等肌膚問題。

為了預防瘀血，最重要的是一年四季都要防止身體受寒，冬天當然不用說，夏天待在冷氣房的時候也要做好防護措施。待在辦公桌前長時間維持相同姿勢工作時，也是阻礙血液循環的原因，要特別留意！別忘了經常起身做伸展操活動身體，或是泡半身浴溫暖下半身。此外，經前和生理期的時候容易有焦躁不安的情緒，記得隨時放鬆身心。

有瘀血症狀的人，可多加攝取具暖身與促進血液循環作用的食材，像是大蒜、薑、洋蔥、蕗蕎等辛味蔬菜，或是添加醋調味的料理。要避免攝取生菜、生魚片、冰啤酒等會讓身體受寒的食物。

這天為：自行車日
自行車運動能增加體內的有益膽固醇，有效改善血流。

「牡丹」是改善血流功效的生藥

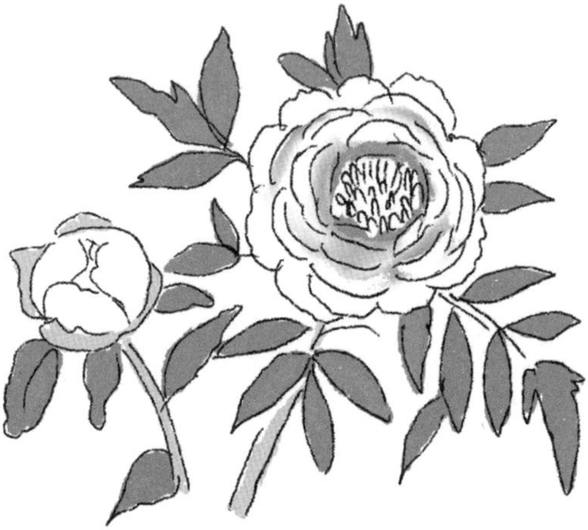

進入五月，是牡丹盛開的季節。在牡丹的原產地中國，由於牡丹花型碩大、色澤豔麗，所以有「花中之王」的美名，是繁盛與幸福的象徵。

距今約一千年前的宋朝至三百五十年前的清朝，均留存食用牡丹的記載，例如「花瓣擇洗淨拖面，麻油煮食至美。」「牡丹花瓣、湯焯可，蜜浸可，肉汁燴亦可。」聽起來令人食指大動。

到了現代，牡丹大多作為觀賞用途，由於其根皮外層含豐富的有效成分，將根皮烘乾後可製成「牡丹皮」生藥。牡丹皮具清熱與改善血流的功效，由於血液循環變好，能有效舒緩跌打損傷、經痛、頭痛等疼痛。

這天為：情書日
據說談戀愛的女性都會變美，愛情的確是讓大腦或心情恢復年輕狀態的特效藥。

5月24日

穴位

從改善胃下垂到打嗝等症狀，「內關穴」可消除內臟疲勞

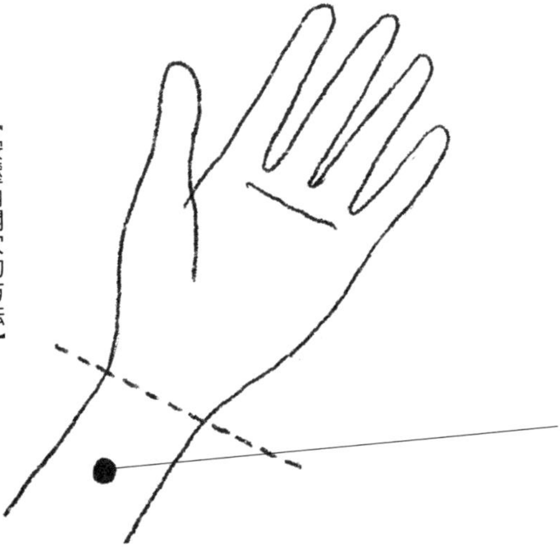

【如何找出內關穴】手掌朝上的狀態時，內關穴位於手腕皺紋下方三指處，或是握拳時的兩根肌腱中間處。

【按壓內關穴的方法】用另一隻手的大拇指抵住穴位，稍微大力按壓。一次按壓8至10秒，反覆按壓十次。

內關穴與內臟器官息息相關，「內」指的是內臟，按壓此穴位能促進氣血循環，特別是消除消化系統的疲勞，還能補充能量。對於改善內臟器官受壓力和精神性創傷而產生的症狀，特別有效。

身體能量之氣不足的時候，容易引發胃下垂，還有精神性創傷造成食慾不振等症狀，這些症狀都能透過按壓內關穴來舒緩。此外，內關穴也能有效改善因壓力引發的氣滯，以及胃痛、痙攣性便祕。

這天為：伊達卷日

由於伊達卷*的形狀宛如書卷，日本人會在新年品嚐伊達卷，祈求學業步步高升。

＊用魚漿加上調味料與蛋液煎熟，再放在竹捲簾上捲成蛋捲狀的食物。

用迷迭香「精油按摩太陽穴」提升注意力

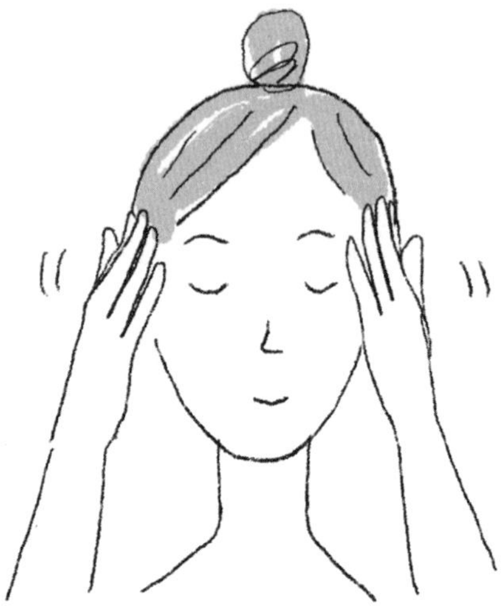

「不管做什麼事情都覺得無法專注……」有以上煩惱的人，可嘗試按摩太陽穴，幫助活化腦部。

為了提升注意力，就必須讓大腦保持一定程度的活力，勤於按摩太陽穴，能提高輸往腦部的血流，促進能量之氣的循環。

太陽穴是位於顳部的穴位，按壓太陽穴能促進頭部與臉部的血液循環，按摩時可以用雙手拇指或食指以畫圓的方式按壓。

按摩的時候可以搭配迷迭香精油，效果加倍。迷迭香的清涼香氣，能提升氣血循環，調節自律神經，賦予身體活力。藉由迷迭香精油按摩，促進腦部血流，一舉提升注意力。建議可以在早上洗臉後，或是在下午感覺昏沉沉時按摩。

這天為：非洲日

紅酒含有的多酚成分，因具有健康效果而廣為人知，高CP值的非洲紅酒，是目前當紅炸子雞。

5月26日

食物

感覺疲勞時可吃「綠蘆筍」，同時做好梅雨對策

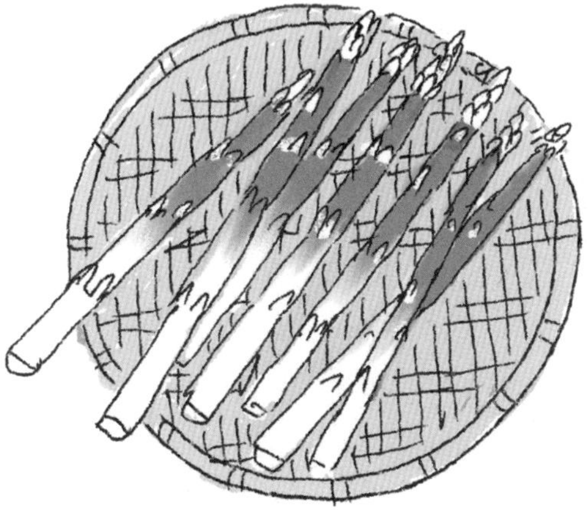

盛產於春天至初夏的綠蘆筍，是促進五臟之脾功能並補充元氣的食材，能提升新陳代謝，幫助消除疲勞。

從營養學的角度來看，綠蘆筍含有豐富的天門冬胺酸，具消除疲勞的效果；尖端幼芽處含有的蘆丁成分，可強化血管韌性，在季節交替的時候食用，可維持身體健康。

在感覺身體累積疲勞的時候，可以搭配同樣具消除疲勞效果的豬肉，製作綠蘆筍肉捲，最後擠上檸檬汁，促進能量之氣循環，以恢復活力與精神。

此外，由於即將面臨梅雨季節，綠蘆筍是調節身體水分代謝的最佳食材，而且具有清熱的作用，可滋潤身體改善口渴症狀，加上促進水分循環的功效，有助於改善排尿異常和膀胱炎等不適症狀。

這天為：利曼24小時耐力賽日
這天為汽車24小時耐力賽，第一屆「利曼24小時耐力賽」開賽的日子。

5月27日

美容

吃「小松菜」消除焦躁不安和熱潮紅症狀

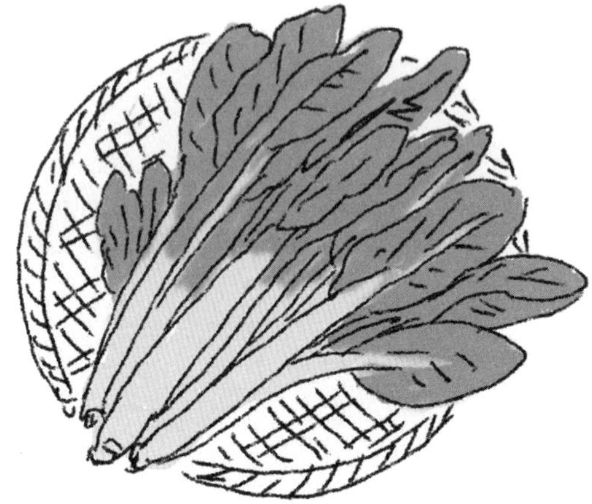

小松菜（日本油菜）之名，是源自江戶幕府第八代將軍德川吉宗，他在某天前往小松川狩獵時，因無意間品嚐到美味絕倫的當地蔬菜，因而命名為小松菜。將小松菜燙過冰在冰箱裡存放，可以製作醬汁配菜或放入味噌湯當配料，也可以直接單吃，是非常便利的蔬菜。

小松菜具清熱與平穩情緒的作用，有效改善熱潮紅、倦怠、焦躁不安等症狀，並維持五臟之肝的機能，避免肝受到壓力的影響。

嚴重焦躁不安的時候，可以將小松菜搭配含有豐富鈣質的 仔魚，一同放入油鍋中快炒。鈣質也有助於消除焦躁情緒，用油來烹調能提高小松菜含有的β-胡蘿蔔素吸收率，可說是一舉兩得的方式。此外，菊花也具舒緩熱潮紅和焦躁不安的效果，可跟小松菜一同製成醋拌小菜，最後淋上麻油調味，風味更佳。

這天為：小松菜日

小松菜的鈣質與鐵含量比菠菜更高，是具高營養價值的蔬菜。

對女性帶來廣大益處的「玫瑰浴」

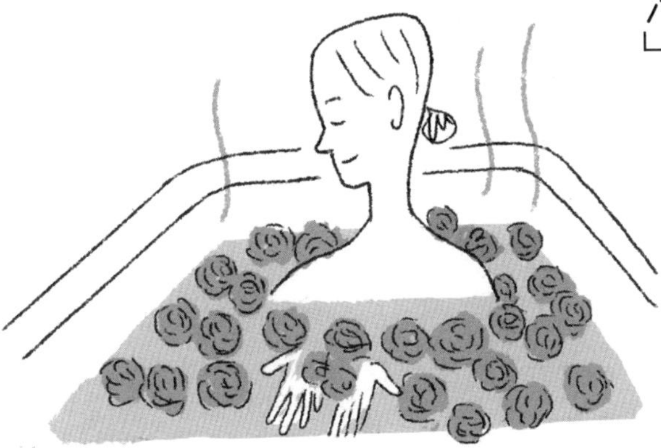

將滿滿的玫瑰花瓣撒在浴池中，相信每位女性都十分憧憬浪漫又香氣四溢的玫瑰浴。在市面上可以購買玫瑰浴專用的現成玫瑰花瓣，但也可以使用玫瑰精油來製作浴鹽，泡玫瑰浴時更加便利。

在岩鹽上滴幾滴玫瑰精油，再放入浴池中，等待浴鹽溶解即可入浴。由於使用的是天然鹽，敏感肌膚者也能安心使用。此外，也可選擇沖泡成玫瑰花茶的玫瑰花，裝入茶包中再放入浴池。

玫瑰的香氣對於改善女性特有問題特別有效，可幫助行氣與促進血液循環，穩定情緒。玫瑰還能調節荷爾蒙平衡，維持五臟之腎的機能，也能有效改善更年期和早發性更年期的症狀。

假日，不妨利用泡玫瑰浴犒賞自己，圍繞在玫瑰迷人香氣中，度過優雅的玫瑰浴時光。

這天為：花火日
焦躁不安的時候，不妨燃放賞心悅目的線香花火（仙女棒），度過悠閒且療癒的時光。

5月29日

美容

常吃「豌豆」保養肌膚，預防成人痘

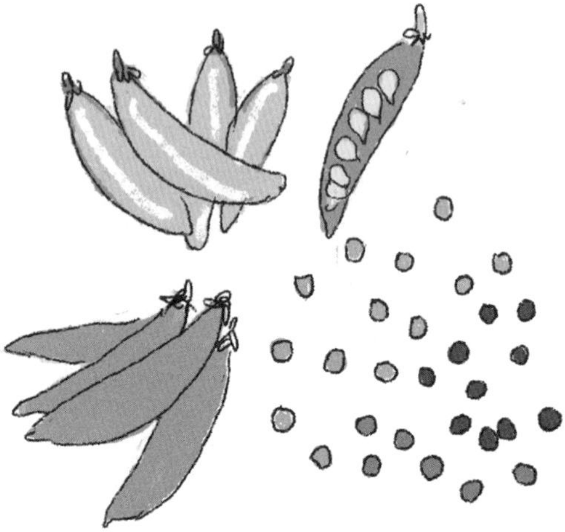

豆科豌豆屬的豌豆，包含俗稱青豆的綠豌豆、可連同豆莢食用的荷蘭豆或甜脆豆、熟成的麻豌豆或青豌豆等，有多樣的品種在市面上流通。

具多樣面貌的豌豆，效用也十分廣泛，例如強化五臟之脾補充元氣，去除體內濕氣，消除水腫和食慾不振等症狀等。

此外，由於豌豆具解毒作用，適用於成人痘和化膿性濕疹。在這個時期，因為即將進入梅雨季，體內水分代謝降低，導致陳舊廢物囤積，肌膚容易變得乾燥粗糙。這時候要吃豌豆補充能量之氣，促進水分循環，幫助保養肌膚。

如果要適時補充營養，也可以攝取豌豆的嫩芽，也就是市面上常見的豌豆苗。

這天為：蒟蒻日
蒟蒻是幫助瘦身的食材，但屬於降溫性質，虛寒者不可過量攝取。

5月30日

美容

吃「薏仁粥」消除臉部浮腫

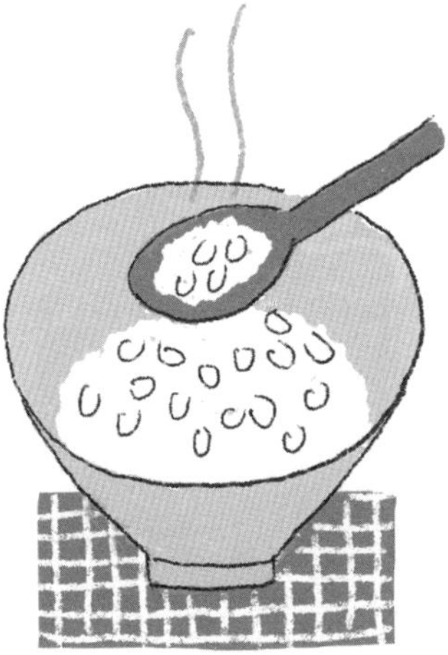

宿醉和喝太多水導致臉部浮腫的時候，可以吃薏仁粥來排出多餘水分。薏仁粥口感溫和，即使是在飲酒的隔天食用，對身體也毫無負擔。

「薏苡仁」是消除浮腫的漢方特效藥，去除薏苡的種皮製成的薏仁，在古代是去疣的民間藥物，對五臟之脾產生作用，可提高水分代謝，有效消除水腫。此外，還能有效改善成人痘和黑斑等肌膚症狀，是養顏美容的聖品。

若發現身體某部位產生浮腫，代表相對應的器官較為虛弱，臉部與全身浮腫，是脾所發出的警訊。如果是臉部與上半身浮腫，是來自肺部的警訊；臉部與下半身浮腫，則是腎發出的警訊。除了吃薏仁粥調節水分代謝，還要依據身體部位來攝取養肺的海苔，以及補腎的紅豆等食物。

這天為：垃圾減量與再生日
各位會丟掉蔬菜皮嗎？蔬菜帶皮食用也是一種環保，還能體現一物全體（P9）的觀念。

以「芳療坐浴」細心護理難受的痔瘡

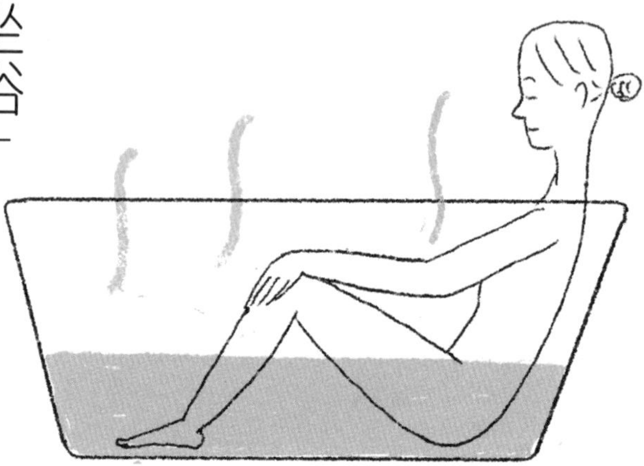

像是一整天坐在辦公室的上班族，嚴重便祕造成排便過度用力者，生產後的女性等，不分性別，很多人都有痔瘡的煩惱，這時候不妨運用漢方智慧進行自我護理。

虛寒和飲食生活不規律，造成肛門周圍血液循環不佳，都是引發痔核和鬱血性痔瘡的主因。另外，直腸黏膜滑到肛門外的直腸脫垂症狀，也是因能量之氣不足所導致。

平常要避免攝取刺激性食物和飲料，著重養生補氣。

除了改善生活習慣，建議可採用芳療坐浴的沐浴方式，溫暖下半身，藉由芳香補充氣血與促進循環。建議使用能治癒傷口發炎的薰衣草，以及具補氣作用的絲柏精油。先在浴池中滴幾滴精油，坐浴時水要浸泡到腰部的高度，才能吸收到如森林浴般的香氣，幫助重振精神。

這天為：世界無菸日

除了吸菸者造成健康的危害，他人吸入二手菸也是嚴重的問題；擁有一顆為別人著想、體貼之心，也是養心的必備條件。

6月1日

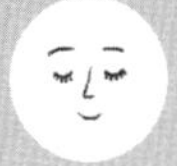

放鬆

在悶熱潮濕的季節，要調整「睡眠環境」以消除水腫

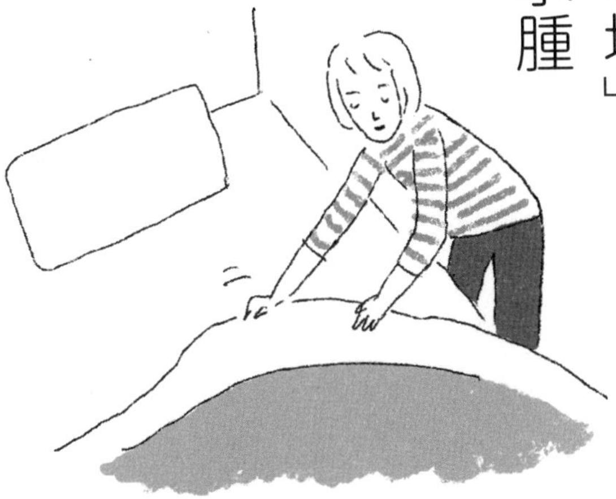

據說在潮濕較重的島國日本，因氣候風土之故，容易造成水腫。當空氣處於悶熱潮濕的狀態，體內也會變得悶熱潮濕，進入梅雨季節，體內的水分代謝會變差，是容易引發水腫的季節。

提到預防水腫的對策，睡眠環境是經常被忽略的環節。人類在睡眠期間，通常會排出約500 cc的汗水，但如果睡在帶有濕氣的被褥中，會造成睡眠期間的水分代謝不佳，是引發水腫的原因之一。

最理想的方式是每天將棉被拿到太陽底下曬，但遇到陰雨綿綿的梅雨季，往往無法這樣做。這時候可以用烘被機，或是將棉被掀起來，避免被褥產生濕氣。近年來在市面上可購買鋪在床墊下方的除濕墊，可多加運用這些便利道具，打造不受水腫困擾的舒眠生活。

這天為：麥茶日
含豐富礦物質的麥茶，可說是日本夏季的代表茶類，其中推薦利尿效果絕佳的大麥茶。

用「玫瑰精油」按壓穴位，提高女性身體機能

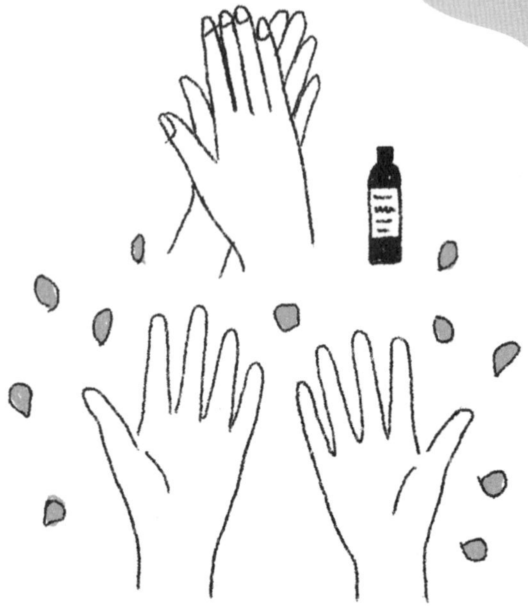

玫瑰是女性與美麗的象徵。漢方認為，玫瑰的香氣能舒緩神經緊繃，具提高女性身體機能的效用。

在生藥的領域中，「玫瑰花」屬於薔薇科植物，與薔薇的花蕾相似，也是製作玫瑰精油的原料。玫瑰精油能促進能量之氣與血液的循環，消除肌膚粗糙、更年期和月經症狀、手腳冰冷等女性特有煩惱與症狀，保持女人味與魅力。

建議使用玫瑰精油按摩，按壓對應不適症狀部位的穴位，充分發揮玫瑰的效用。建議先將精油倒在掌心加溫，一舉提升效用與玫瑰香氣。

要緩解經前的焦躁不安情緒，可以按壓太衝穴（P110），要舒緩經痛可按壓關元穴（P239），要改善更年期障礙和手腳冰冷，則是按壓湧泉穴（P100），還能有效消除水腫。

這天為：玫瑰日
玫瑰的花語依據顏色或數量而異，通常為愛情、美麗、浪漫等與女性或美貌有關的花語。

6月

不只有美麗的外觀，「芍藥」具有多重功效

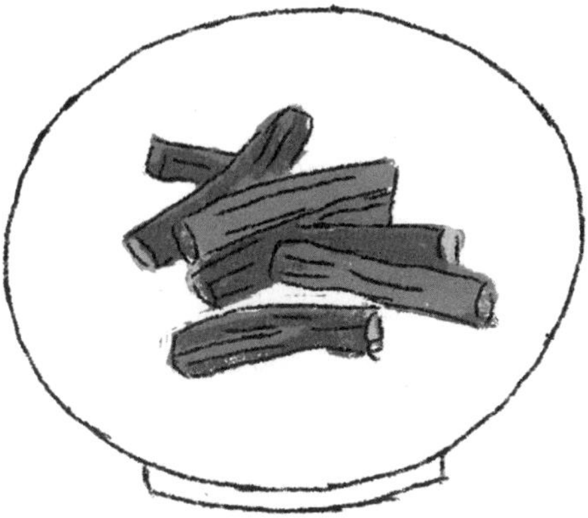

有句古諺提到「立如芍藥，坐如牡丹，行猶百合」，以芍藥來形容美人的姿態。芍藥的根部能當作生藥，在中國分為赤芍與白芍兩種，連同根部外皮加以烘乾製成的稱為赤芍，去皮的則稱為白芍。雖然花色沒有太大關聯性，但赤芍大多為紅色花朵。

白芍則是日本廣泛使用的種類，作為補血用途的生藥，能改善血液不足所造成的頭暈、搖搖晃晃、經痛、手腳抽筋的疼痛等。附帶一提，赤芍是具清熱效果的生藥，能改善熱潮紅、身體發熱所引發的症狀。

「當歸芍藥散」是芍藥的代表性漢方藥之一，經常用來治療婦科疾病。從以上的效用來看，芍藥之所以用來形容美人，可能不僅僅是因為花朵美麗的關係。

這天為：測量日
在每天測量體重也是瘦身的方式之一，掌握每日的體重變化，也是養生的重要過程。

舌頭是健康的測量儀？若「舌頭出現齒印」，是身體產生水腫的訊號

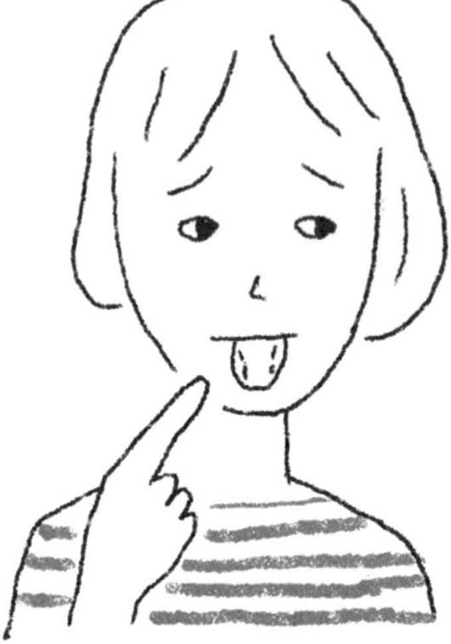

運用眼睛觀察身體狀態的望診，是漢方所重視的診察法之一，其中舌頭的狀態就是觀察重點。在濕氣偏重的梅雨季節，要多加留意舌頭狀態，如果舌頭出現齒痕和腫脹的情形，就是身體浮腫的徵兆。

如果舌頭兩側出現鋸齒狀的齒痕，並有明顯腫脹的情形，就是體內水分代謝不佳的證據，代表五臟之脾的機能處於虛弱狀態。脾負責消化吸收的功能，若消化機能不佳，會造成水分代謝停滯，體內之氣也會處於不足的狀態。在下雨天的時候，往往會感覺身體沉重，這是因為脾機能下降，造成食慾減退，無法製造能量，全身懶洋洋地不想活動。此外，舌頭也會有腫脹的情形。

為了消除水腫，可以攝取蔥、薑、肉桂等溫性食材，還有薏仁、紅豆等具優異利尿效果的食材。

這天為：預防蛀牙日
牙垢會累積在牙齒本體的縫隙，或是因老化造成牙齦萎縮的縫隙中，進而引發成人的蛀牙，要多加注意。

6月5日

食物

具消除疲勞等功效的「梅子」

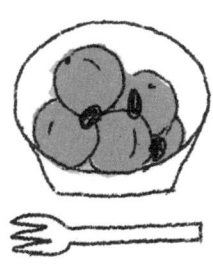

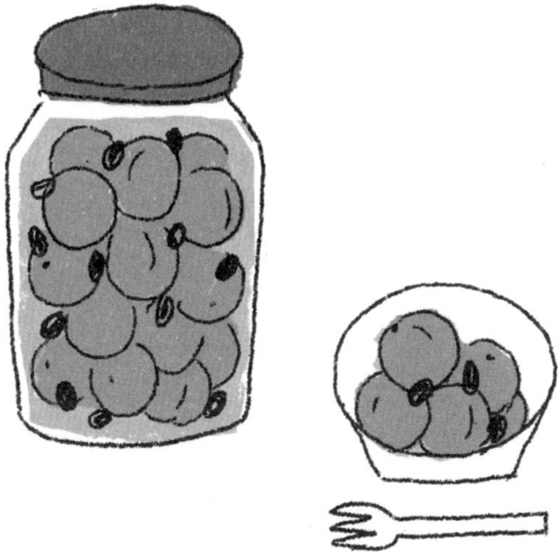

「七十二候」是以五日為一候，將一年二十四節氣分成七十二候，在第二十七候的六月中旬，稱為梅子黃，是梅子變黃成熟的時期。

「身土不二」指的是要吃經由當地土地所栽種，對於身體有益的當季食材。在這個時期成熟的梅子，能幫助身體面對高濕悶熱的梅雨季節與夏天，有效消除疲勞。漢方認為梅子的酸味具有止汗作用，能改善慢性腹瀉與滋潤身體，緩解口渴症狀。

為了充分體驗梅子的效用，建議初次嘗試梅子相關料理者，可以自製梅子枸杞蜜餞，幫助滋潤身體。先清洗成熟的梅子，泡水一個小時後過濾浮渣，加入水、砂糖、枸杞一同熬煮一至兩分鐘後關火，蓋上鍋蓋靜置七至八小時即可完成。

這天為：世界環境日

人類為自然的一部分，這是漢方的理論之一。守護環境提倡環保，就是在守護人類與下一代。

在早上喝杯「梅醬番茶」調整腸胃狀態

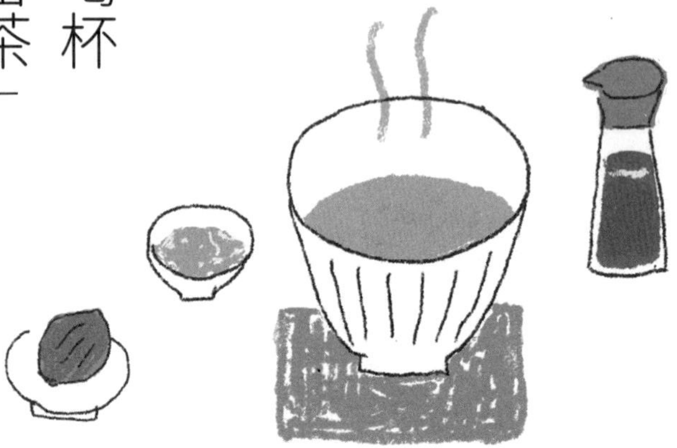

京都人會在元旦飲用加入酸梅與昆布結沖泡的大福茶，因為在平安時代，京都瘟疫蔓延，六波羅蜜寺的空也上人將大福茶端給病人飲用，成功控制疫情。

漢方中有使用酸梅沖泡的養生茶，稱為梅醬番茶。先在杯中放入梅乾、醬油、薑汁，再倒入番茶（使用茶芽以下的硬葉和茶莖製成的綠茶）。

梅醬番茶能調整腸胃狀態，去除體內虛寒，梅乾消除疲勞的效果可維持腸胃機能；具清熱作用的醬油，能防止中暑與食物中毒，維持身體健康，同時也有去除身體虛寒的作用。與其加入蜂蜜醃漬，建議僅添加天然鹽來醃漬梅乾，更能發揮效用。

要趁熱飲用剛沖泡好的番茶，建議在早上起床後喝杯梅醬番茶，能讓腸胃恢復元氣，促進食慾。

這天為：芒種（日期依年份而異）
二十四節氣之一，在這個季節，適合播種有芒的稻子或小麥等穀類。

6月7日

美容

泡「檸檬浴」改善肌膚粗糙的狀況，讓肌膚變得滑嫩

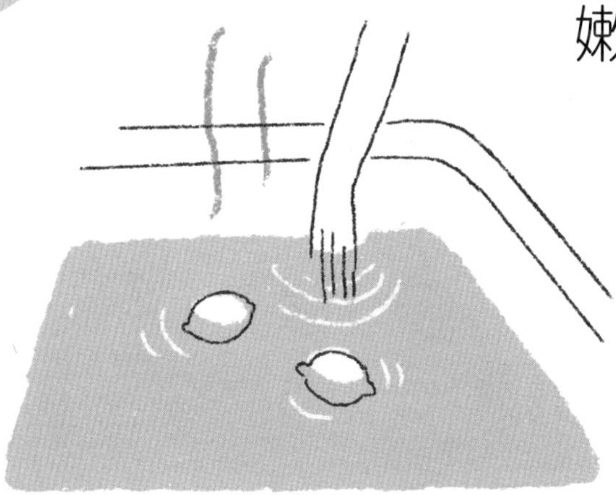

梅雨的高溫潮濕氣候，容易讓肌膚長出許多粗糙的顆粒，心情也顯得煩悶。這時候可以泡檸檬浴，讓人神清氣爽，皮膚恢復光滑狀態。

檸檬含有豐富的維他命C，是養顏美容的重要成分，檸檬浴的消除肌膚粗糙與保濕效果絕佳，泡澡後得以保持肌膚的濕潤。

根據漢方的觀點，檸檬主要對五臟之肺產生作用，肺部負責人體的呼吸，並調節能量之氣的進出。活化肺部後，能有效行氣，緩解低落的情緒。此外，由於肺部與皮膚有密切聯繫的關係，也能有效改善肌膚症狀。

提到泡檸檬浴的方式，可將整顆檸檬清洗乾淨直接放入浴池中；或是將切片檸檬放入紗布袋中，再放入浴池，也可以使用檸檬精油。泡澡能溫暖身體，幫助行氣並促進血液循環，手腳冰冷者可多加運用。

這天為：青光眼防護日
由於青光眼患者沒有明顯的自覺症狀，容易忽略而失去治療先機。眼睛有不適症狀時，建議前往眼科檢查，早期發現早期治療。

吃「蠶豆」排出體內多餘水分

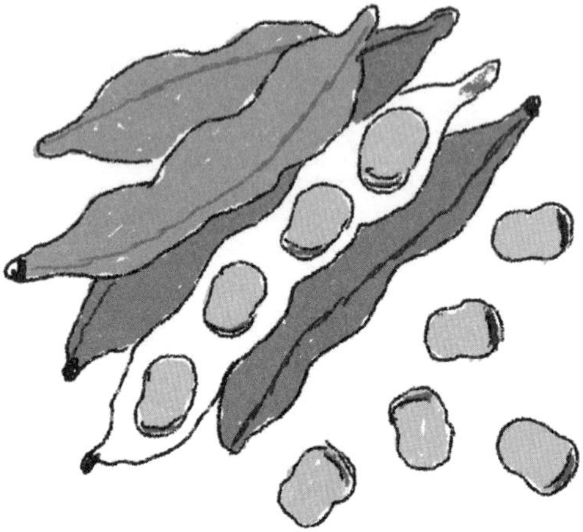

蠶豆是初夏的當季風味食材之一，看到種子排列在海綿狀的茸毛莢上，顯得十分可愛。將蠶豆煮熟後沾鹽，或是帶皮烘烤，當作暢飲啤酒時的下酒菜，都是最棒的享受。除了本身的風味，提到蠶豆的功效，也是相當優異的食材。

蠶豆對五臟之脾產生作用，能提高腸胃的消化吸收力，排出囤積於體內的多餘水分，適合用來消除水腫，還能有效改善食慾不振和胃部消化不良等症狀。此外，對於改善手腳冰冷和水腫造成的腰痛也有效果。

蠶豆皮含有豐富的膳食纖維，具利尿效果，可以連帶薄皮一起食用。

蠶豆冷湯是適合在初夏品嚐的蠶豆食譜，可加入同樣具有消除水腫功效的馬鈴薯與洋蔥一起煮軟，再加入豆漿，用食物調理機攪拌均勻，即可完成一道清涼的翡翠色蠶豆冷湯。

這天為：世界海洋日

海洋是連接世界的通路，透過世界海洋日，讓人類思考海洋的重要性；水是流動在全世界的重要資源。

6月9日

運動

做瑜伽「英雄式」溫暖下半身，強化子宮機能

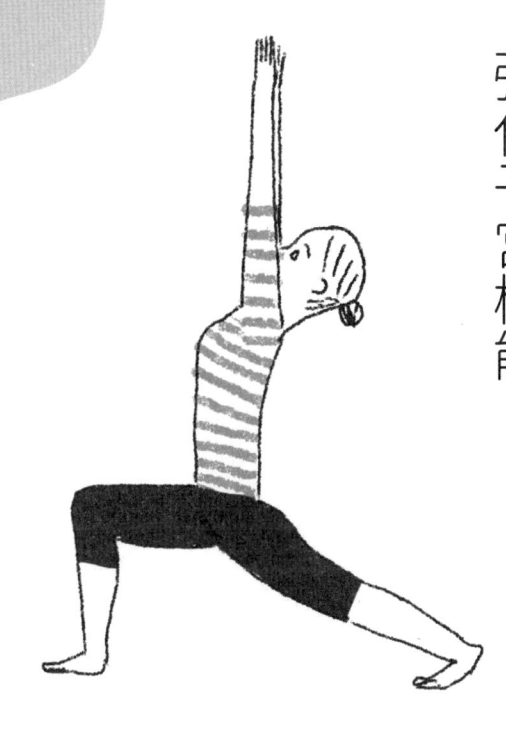

月經問題和更年期障礙等，都是女性特有的煩惱，因為壓力和手腳冰冷而引發子宮機能衰退，是一大主因。為了度過健康的生活，提升子宮機能是重要的關鍵。

建議做瑜伽姿勢來改善身體狀態，藉此強化深層肌肉，矯正骨盆歪斜的情形。丹田、子宮、卵巢等器官都位於骨盆，這些都是儲存能量的重要部位，保持骨盆的柔軟性，即可促進子宮的血液循環。瑜伽的英雄式可暖和下半身，並改善身體的歪斜情形。

雙腳併攏站立，右腳向前跨一大步，雙手在胸前合十，直接垂直舉到頭上，再彎曲右膝降下腰部，維持動作十秒。換腳做相同動作，做動作時別忘了維持深呼吸。

這天為：搖滾日

順著音律搖擺的搖滾節奏，讓情緒嗨到最高點，是發洩壓力的最佳管道。

在容易發生水腫的梅雨季，要按壓「足三里穴」來改善

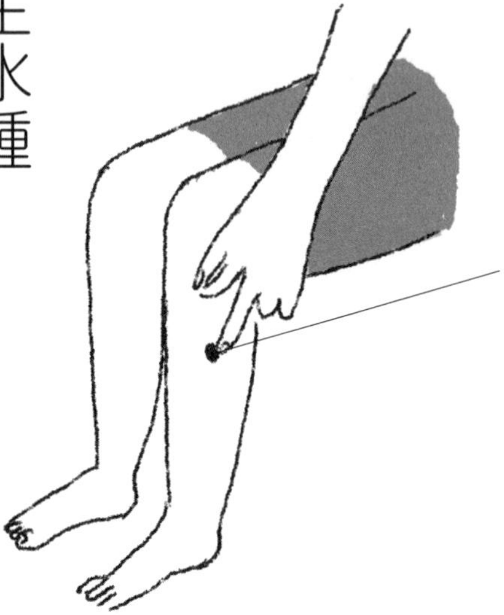

【如何找出足三里穴】
①足三里穴位於膝蓋外側，膝蓋下方凹陷處下方的四根指頭處。

【按壓足三里穴的方法】
②用中指按住穴位，以稍微感覺疼痛的程度按壓。一次按壓6秒，反覆進行十次，換腳做同樣動作。

水腫在漢方視為水毒，是體內水分失衡所造成的症狀之一。

濕氣與攝取過量的冰冷食物，會導致體內水分代謝惡化，梅雨和夏天是特別容易引發的水腫的季節。

五臟之腎與脾負責體內水分的代謝，脾與食物的消化吸收有關，腎則是與利尿息息相關。按壓足三里穴，能提升脾與腎的機能，增進水分代謝。除了能有效消除全身水腫，還能提升內整體機能，改善腹痛、便祕等消化系統的不適，進而提高免疫力。

如果擔心在夏天經常吹冷氣有產生虛寒症狀者，除了按壓足三里穴，也可以採溫灸的方式來改善。

這天為：守時倡導紀念日
不用拘泥於時間就是金錢的觀念，悠閒的時光也是寶貴的金錢；別忘了適度放鬆。

6月11日

飲品

大家所熟悉的「梅酒」，其實也是功效良多的藥膳酒

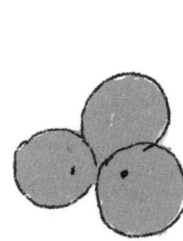

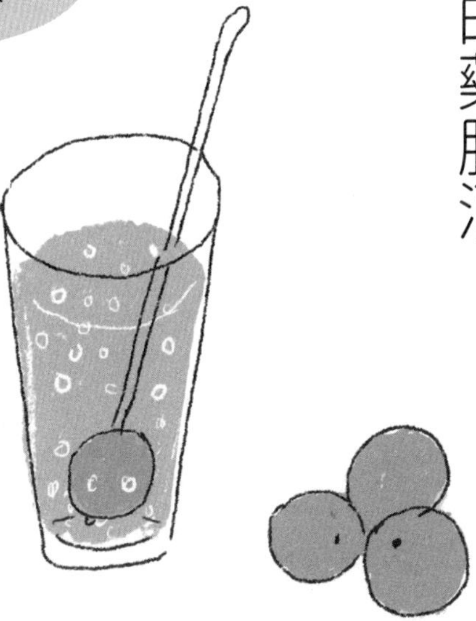

以往大多由日本家庭自行釀造的梅酒，近年來有新一波熱潮，像是出現在市面上多樣的酒標，就是由日本酒酒廠所釀造的梅酒。梅酒散發甜味易於飲用，經常被當成餐前酒，但它也是功效良多的藥膳酒。若覺得所有的藥膳酒都帶有苦味，或是有如同藥草般的滋味，那就大錯特錯了。

選用盛產於梅雨季節的青梅，與冰糖一同加進蒸餾白酒浸漬，大概浸漬一年後即可飲用。每年釀造一次，並體驗不同的風味，也是釀造梅酒的一大樂趣。

散發甜酸味的美味梅酒，能在夏季的酷暑之中替身體降溫解渴，還有消除疲勞的效果。面對接下來的炎熱季節，也有預防夏季疲勞症的作用。

梅酒可以直接飲用或加入冰塊稀釋，也可以加入碳酸水來喝。梅酒能對腸胃產生作用，促進消化吸收能力，是最佳的餐前酒。

這天為：梅酒日

燒酒或蒸餾白酒是釀造梅酒的常見材料，也可以用日本酒或白蘭地來釀造，依舊美味。

「津虛」是全身乾燥，體內水分不足的狀態

漢方認為，能量之氣、輸送營養的血液、滋潤體內的水分，是構成身體的三大要素，其中水分不足的狀態稱為「津虛」。

水是血液之外的體內各種水分，包含淋巴液、唾液、淚水、汗水、尿液等，又稱為津液。

如果發生肌膚和頭髮乾燥、口渴、乾眼症、糞便偏硬的便祕等症狀，就是水分不足的證據。

全身過於乾燥會引發各種毛病。例如，黏膜乾燥會造成免疫力降低，罹患傳染病的風險變高。另外，水分具有體內降溫的作用，若水分不足會造成身體部位有熱潮紅的現象，同時容易變得疲勞。

除了勤於補充茶類等溫暖水分，還要防止室內乾燥，做好肌膚和頭髮的保濕。

水梨、蓮藕、黑木耳等食材能滋潤身體，是津虛症狀者可多加攝取的食材。此外，記得多加攝取核桃等堅果類、柿子和葡萄等含有豐富水分的水果。但是，若攝取過量的高含水食材，也會讓體內降溫作用過強，要避免過量攝取。

這天為：巴西情人節

天主教聖人聖安多尼（St. Antony of Padua）在巴西被視為婚姻的守護者，因此將其忌日的前一天訂為情人節；巴西人在這天有互贈相框的習俗。

「水滯」是代謝降低造成多餘水分囤積於體內的狀態

水（津液）是滋潤身體的要素，若水分過剩和循環變差囤積於體內，會引發不適症狀，這種狀態在漢方稱為「水滯」。

水腫、濕疹、口腔黏稠、耳鳴、腹瀉、頭暈等症狀，都是體內水分滯留的訊號。多數的女性都屬於水滯體質，特徵是肌膚白皙，下半身較為臃腫。

造成水滯的原因，是攝取過量的水分，以及水分代謝力低落，尤其在高濕的季節中，水分容易囤積在體內。此外，水滯也與身體的虛寒有關，像是攝取過量的生食和水果，都會引發水滯，要多加留意。

避免腿部或腰部受寒，是預防水滯的對策之一，還要少吃重鹹食物和少喝冰飲料。為了排出囤積於體內的水分，可多做有氧運動或泡半身浴，促進排汗是相當重要的一環。

具有利尿效果並促進水分循環的小黃瓜、哈密瓜等瓜科蔬菜、番茄、豆芽菜等，都是適合水滯症狀者食用的食材。此外，紅豆、黑豆等豆類、薏仁等食物也有助於水分循環，可以加進白飯中一同烹煮，透過每日飲食多加攝取。

這天為：小小善行運動日
俗話說「日行一善」，每天從小事做起，是相當重要的觀念。

6月14日

漢方藥

感到一股寒意時，可飲用有兩千年的歷史的「葛根湯」

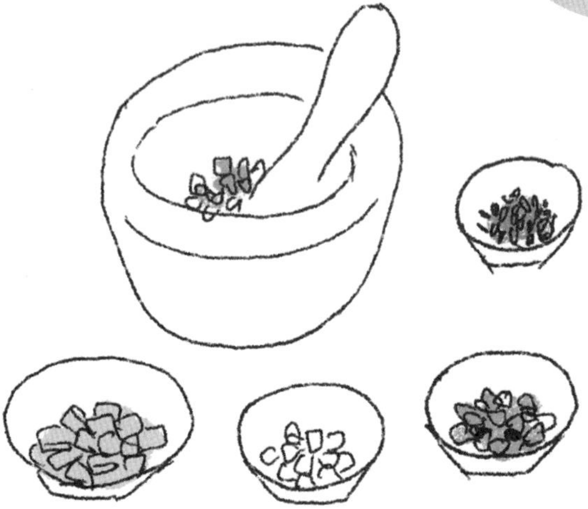

即使不熟悉漢方藥，相信還是有很多人都聽過葛根湯，據說在剛得到感冒的時候可以飲用；葛根湯是對感冒等症狀具有療效的漢方藥。

葛根湯在中國具有悠久的歷史，由東漢時代張仲景所著的《傷寒雜病論》也曾記載葛根湯。當時距今約接近兩千年前，在日本是彌生時代。

以桂皮、芍藥、生薑、大棗、甘草之五種生藥製作而成的桂枝湯，是葛根湯的基礎。桂皮與生薑具散寒與溫暖身體的作用，能藉此強化身體的防禦能力；芍藥與大棗能增強體內機能，甘草則是調和全體藥材風味的配方。加上能消除身體痠痛的葛根，以及促進排汗的麻黃，誕生了葛根湯。沒想到兩千年前的智慧，依舊適用於現代社會，其深遠的歷史令人歎為觀止。

這天為：世界捐血日

捐血一袋救人一命，透過世界捐血日鼓勵大家捐血，日行一善。

6月15日

食物

用當季限定的「新薑」製作嫩薑甘醋漬，滋潤身體

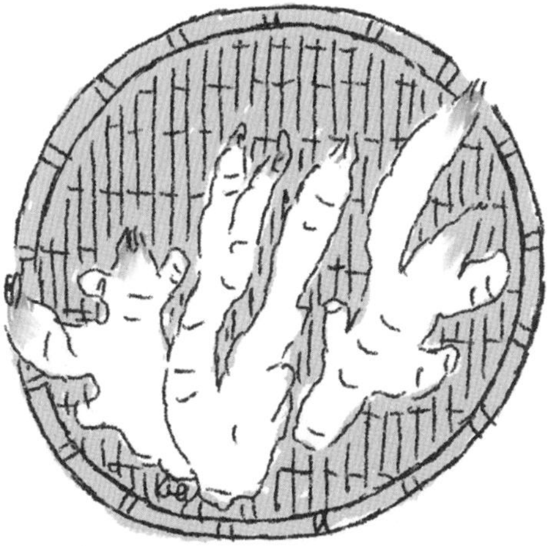

新洋蔥、新馬鈴薯、新牛蒡等，冠上「新」名稱的當季食材，主打當季的新鮮感，往往令人食指大動。

盛產於六至八月梅雨季至夏季的新薑，又稱嫩薑，紅色的根莖與白色的薑體，給人耳目一新的感覺。使用新薑製成的嫩薑甘醋漬，是市面上熱銷的季節性商品之一。

夏季為了避免常吹冷氣而受寒，嫩薑甘醋漬是最合適的食物。薑具有發汗散寒的作用，能預防常吹冷氣造成的身體受寒，同時減緩常喝冷飲造成體內寒涼的症狀。

由於使用甘醋來醃漬新薑，不僅味道清爽易於入口，甜味與酸味的組合能滋潤身體與消除疲勞，常待在冷氣房而有肌膚乾燥症狀的人，可多加食用。粉色的醃漬湯汁，則能用來製作醃漬小菜和壽司醋，廣泛應用於各種料理。

6月

這天為：生薑日

薑也是生藥的一種，在漢方領域稱為生薑，是以薑的根莖烘乾製作而成。

6月16日

美容

在洗髮精加入「天竺葵精油」來預防白髮

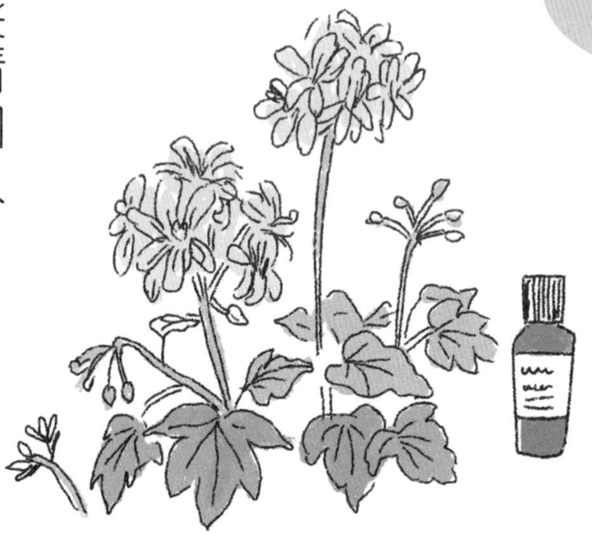

在歐洲，常在民宅窗台看到天竺葵盆栽，這是因為天竺葵的香氣具有驅蟲效果。雖然是蚊蟲害怕的味道，但像是散發玫瑰香氣的香葉天竺葵、檸檬香氣的檸檬天竺葵等，卻是人類喜歡的香味。使用天竺葵製成的精油，經常運用在芳香療法上，特徵是散發宛如玫瑰的甜香味。

天竺葵能維持五臟之腎的機能，若腎機能下降，會加速人的老化，長出白髮是最明顯的老化現象。所謂「髮為血之餘，腎之華在髮」，頭髮會反映腎的健康。

為了提升腎機能預防白髮，請多加運用天竺葵。在市售的無香料洗髮精中加入天竺葵精油，透過香氣療癒身心，是有效的抗老對策。

這天為：和菓子日

據說吃和菓子比吃蛋糕健康；紅豆具優異的利尿效果，可消除水腫。

6月17日

美容

可促進氣、血循環的「蕗蕎」

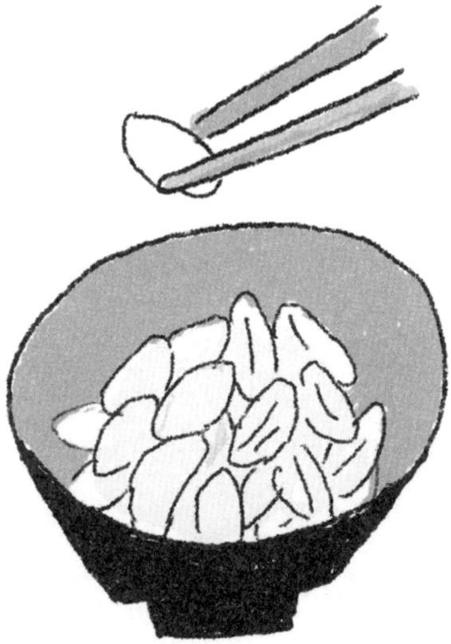

終於到了蕗蕎的產季，自古以來，許多日本家庭都會在這個時期自製蕗蕎甘醋漬。

蕗蕎能促進能量之氣循環，具驅寒、舒緩胸悶和疼痛的作用。因梅雨季的濕氣導致身體感覺沉重和有不適症狀者，以及情緒低落的人，務必多加攝取。

另外，蕗蕎等辛味蔬菜能改善血液循環，配合驅寒作用，緩解肩頸痠痛等疼痛症狀。

蕗蕎甘醋漬通常拿來當作咖哩的配菜，但只要加以變化，就能運用在日常飲食中。像是切碎加進醋拌小菜中，或是當作馬鈴薯沙拉或塔塔醬的調味料。

這天為：警察日
日本政府於明治七年的這天訂定巡查制度，誕生了日本第一批警察。

6月18日

美容

食用「昆布絲薏仁飯糰」預防水腫

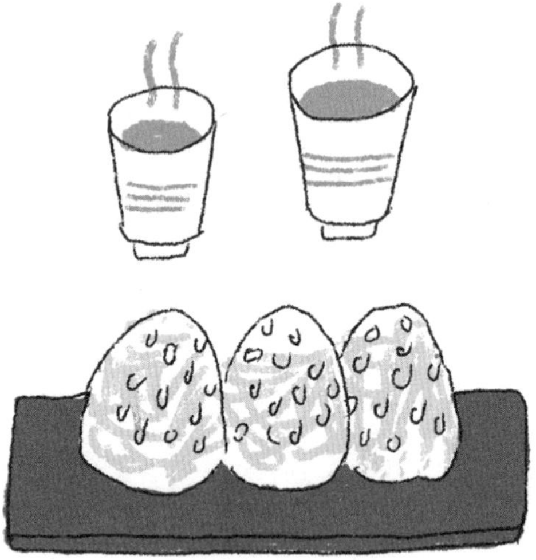

由於昆布絲的營養價值與健康效果，比一般的昆布更高，近年來備受矚目。

昆布絲的製作方式是先將昆布泡進甘醋醃漬，等待軟化後再刨成絲狀，由於能品嚐整條完整的昆布，美味程度與營養價值也更為完整。加上不需經過烹調即可直接食用，是相當便利的食材。

昆布具清熱、排出體內多餘水分與改善水腫的功效，在容易引發水腫的夏季，是值得每天攝取的食材。

在此推薦自製昆布絲薏仁飯糰；在白飯中混入具養顏美容效果的薏仁捏製成飯糰，藉此提高水分代謝能力。薏仁與昆布絲都有抑制和縮小疣、疙瘩、腫瘤的作用，不僅能消除水腫，若肌膚長出成人痘，可透過這些食材來改善。

這天為：飯糰日

在米飯中包入梅乾、昆布、鮭魚等材料，再用海苔包覆的日本飯糰，是營養均衡的藥膳食譜之一。

6月19日

美容

「枇杷」幫助止咳，果實與葉子皆具效用

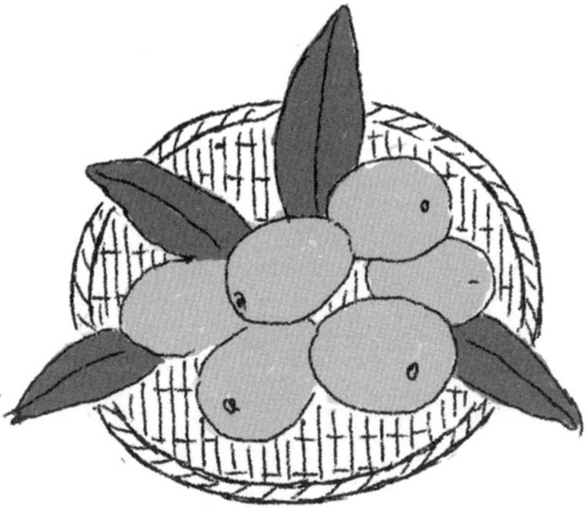

枇杷因外觀狀似樂器琵琶而得名，「枇杷葉」為生藥之一，具排出五臟之肺的熱氣，以及止咳化痰的作用。使用枇杷葉沖泡而成的枇杷茶，是相當普及的民間療法。

此外，枇杷果實功效多，能消除疲勞、胃部消化不良，舒緩能量之氣過盛造成焦躁和熱潮紅等症狀，還能促進水分代謝，是滋潤身體的優秀食材。

由於枇杷果實容易損傷，若一次取得大量的枇杷，建議可製成枇杷酒或蜜漬枇杷。在蒸餾白酒中加入冰糖與枇杷浸漬的枇杷酒，大約存放一個月使其熟成，即可。製作蜜漬枇杷的時候，先將少量的蒸餾白酒加入蜂蜜中，同樣浸漬一個月的時間，可當作甜點和飲料的甜味劑使用。

這天為：棒球紀念日

這一天是史上第一場棒球比賽開打的日子，看棒球難免少不了冰涼的啤酒，但不可飲用過量。

放鬆

透過「吐氣」排出體內氣息，也是養生的方式

各位了解正確的呼吸方式嗎？正確的呼吸，是深層且和緩的平靜呼吸，這也是身心養生的基本原則。

提到呼吸，多數人的觀念是「吸氣再吐氣」；但正確的方式是「吐氣再吸氣」。吐出體內氣息稱為「呼氣」，呼吸空氣稱為「吸氣」。人類在剛出生時會嚎啕大哭，第一次發出聲音並吐出氣息（呼氣）；臨終的時候則會咽下最後一口氣（吸氣）。換言之，呼吸是由呼氣所開始的一段過程。

在意識到呼吸的過程時，要著重於呼氣，而非吸氣。首先吐出一口深深的氣，接下來即使沒有下意識地吸氣，自然會有大量的空氣進入腹部。

當壓力和不規律的生活習慣造成自律神經失調時，呼吸在無意識中會變得淺且急促，如此一來，營養和能量之氣無法循環全身，體內機能便會運作不順。此外，體內之氣停滯，會引發焦躁不安的情緒。由於呼吸是無意識間的過程，往往讓人忽略；然而，呼吸可說是養生的第一步。

這天為：世界難民日
為了呼籲國際社會重視難民問題，充分理解保護與援助難民相關活動，將這一天訂為世界難民日。

6月21日

基本

在梅雨季發現「臉色發黃且黯淡無光」時，要留意腸胃的健康

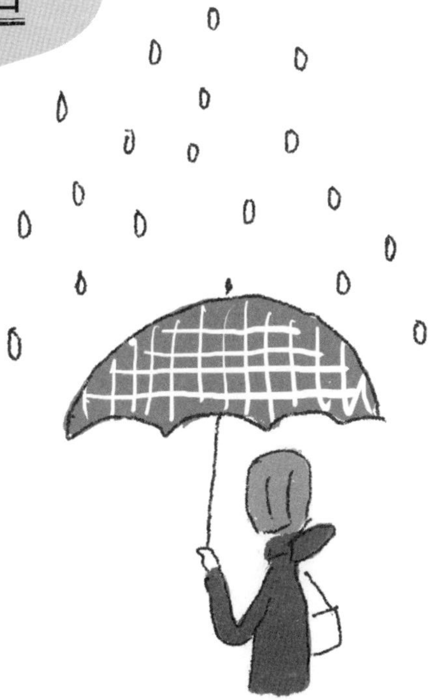

望診（P13）是漢方獨特診察法「四診」之一，臉色是相當重要的診察指標。望診的特徵並不在於臉色的好壞，而是觀察臉部的顏色來推敲身體出現不適的部位。

根據五行說，身體的不適會顯現在對應季節的五臟，以及對應五臟的顏色上，並透過人的臉色來呈現。

梅雨季節是濕度較高的時期，體內囤積多餘的水分，身體會變得沉重，或是有軟便和腹瀉的情形。這些症狀，都是因負責消化吸收的五臟之脾失調所導致，如果沒有透過飲食補充足夠的能量和營養，肌膚就會呈現暗黃色，也會缺乏彈性。

臉色發黃且黯淡無光時，代表腸胃發出了警訊，這時候要注意不能暴飲暴食，得好好照顧身體。

6月

這天為：夏至（日期依年份而異）
夏至為二十四節氣之一，這時候在北半球，是一年之中白天最長的日子。

6月22日

美容

用「茴香熱毛巾」調整月經週期

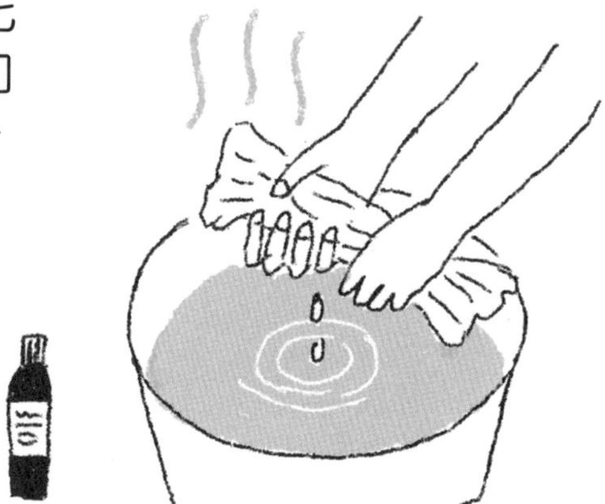

【準備茴香熱毛巾的方法】
① 將熱水倒入臉盆，滴幾滴茴香精油。
② 將毛巾蓋在水面，充分吸收浮在水面的精油，再將毛巾擰乾。
③ 將毛巾敷在腹部或腰部等疼痛部位，再疊上一條熱毛巾保溫。

月經週期紊亂，是女性經常遇到的問題，發生原因是過勞、過度瘦身造成血液不足，以及壓力導致能量之氣停滯，產生荷爾蒙失調的狀態。

這時候，可利用茴香的力量來調節月經週期。茴香也是生藥之一，可維持血液儲藏庫五臟之肝、精力來源五臟之脾的機能，其香辛氣味具有行氣的作用。

可運用熱毛巾吸收療癒的茴香氣味，改善手腳冰冷症狀，同時調節月經週期。用茴香熱毛巾熱敷腹部的方式，能促進血液循環，並藉由芳療消除氣滯的情形。由於能對自律神經產生作用，所以有助於調節女性月經週期。

這天為：螃蟹日

通常冬季才是螃蟹的最佳嘗鮮季節，但花咲蟹的盛產期為夏天，因其煮熟後呈現鮮紅色，突起的蟹殼狀似盛開的花朵而得名。

6月23日

美容

做「眼部體操」消除眼睛疲勞

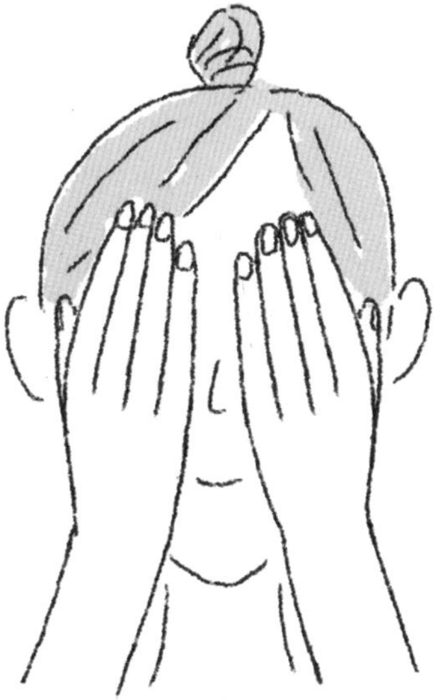

【眼部體操的做法】
① 搓揉雙手加溫手掌。
② 將手心凹陷處，覆蓋在閉上眼的眼皮處。
③ 維持步驟②的姿勢，眼球往上、下、右、左移動，分別反覆十次。

整天盯著電腦和手機容易導致眼睛疲勞，這也是現代人的一大煩惱。漢方認為用眼過度會消耗體內血液，不僅造成眼睛疲勞，還會引發視力模糊、肩頸痠痛、頭痛等症狀。

閉上眼睛，是保養眼睛的第一步，接下來要溫暖眼睛，促進血液循環。使用熱毛巾是有效的方法，不過利用手掌的溫度，會更加便利。先搓揉雙手加溫，再將手掌蓋在蓋在閉上的眼皮四周，充分感受手掌的溫暖吧！

接著移動眼球，消除眼睛周圍的痠痛感。無論是在下午感覺眼睛疲累，或是覺得視力模糊時，都可以試試眼部體操。

這天為：國際奧林匹克日
奧林匹克的精神，是期許人們透過運動培養相互理解與友好的精神，和平能建構更為美好的世界。

6月24日

飲品

高濕、悶熱季節，有食慾不振的情形時，可飲用清爽的「紫蘇汁」

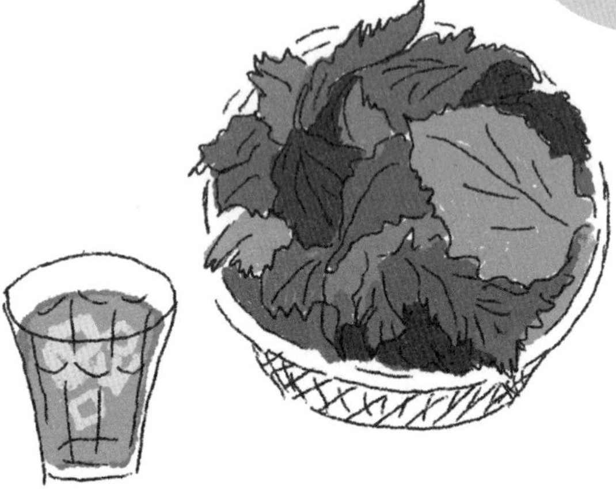

在這個季節，從悶熱的戶外回到涼爽的冷氣房後，由於室內外的溫差往往導致身體機能很難維持平衡，造成腸胃機能變差，容易有食慾不振的情形。這時候可以飲用清爽的藥膳果汁，來改善體內的症狀。

當季的紅紫蘇是絕佳的選擇！「蘇葉」是漢方的生藥名，紫蘇沁人心脾的香氣能促進能量之氣循環，消除食慾不振的症狀，還具有重振精神的效果。由於紫蘇性溫，具散寒的作用，能預防長期待在冷氣房導致的症狀，還能有效預防在這個時期要多加留意的食物中毒，是益處良多的食材。

先將紅紫蘇清洗乾淨，放入滾水中煮五分鐘，濾掉葉子並加入砂糖攪拌溶解，再加入醋與檸檬汁。放涼後用紗布過濾，倒入容器中。一天以50ml為基準，加入白開水或熱開水稀釋飲用。由於紫蘇具排汗作用，不宜飲用過量。

這天為：六聲音階日

義大利本篤會修士桂多．達雷左（Guido d'Arezzo），發明了四線譜，確立了六聲音階及唱名法。

6月25日

運動

做「貓式瑜伽」放鬆僵硬的背部

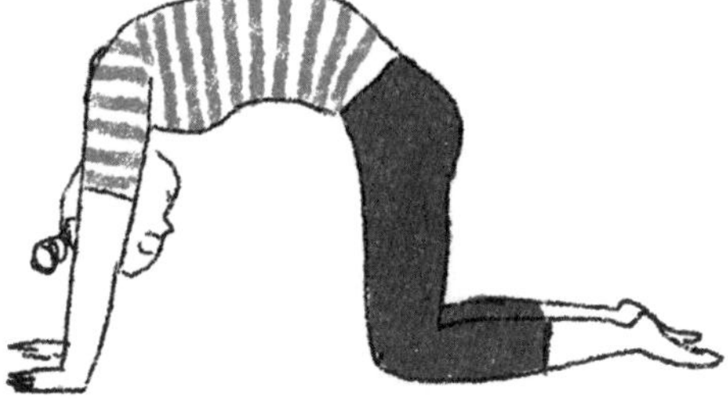

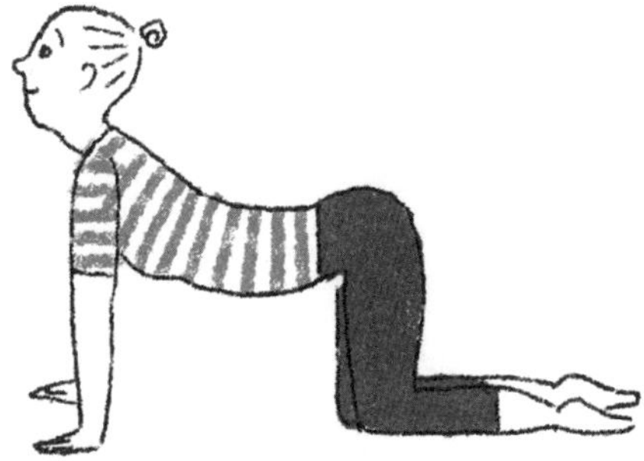

【貓式瑜伽的做法】

①採趴地跪姿，手臂放在肩膀下方的位置，張開雙腳與肩同寬，雙手與雙膝著地。一邊吐氣，一邊慢慢拱起背部。

②一邊吸氣讓背部向下凹，張開胸膛讓空氣進入肺部，臉部朝上。

③自行保持呼吸節奏，重複步驟①與②的動作。

貓咪伸懶腰的姿勢，光用看的就感覺十分舒服。貓咪的伸展幅度究竟有多大?而且貓咪若完全蜷縮起來，甚至能塞進一個小箱子裡，具有極佳的身體柔軟度。我們可以透過貓式瑜伽，來放鬆僵硬的背部。

做貓式瑜伽的動作時，首先雙手雙膝著地，徹底拱起背部，接著將背部向下凹，隨著深呼吸反覆做以上動作，能讓脊椎恢復柔軟性。

人類靠雙腳步行，脊椎是一整天支撐頭部重量的重要骨骼，也是支撐內臟器官的肌肉支點，負荷程度相當大。讓脊椎適度放鬆與休息，是相當重要的事情。

這天為：住宅日

日常的居家環境，與健康息息相關，要打造一個舒適的居家環境，讓身心獲得完全的放鬆。

泡排毒「魚腥草浴」讓肌膚變得更加光滑

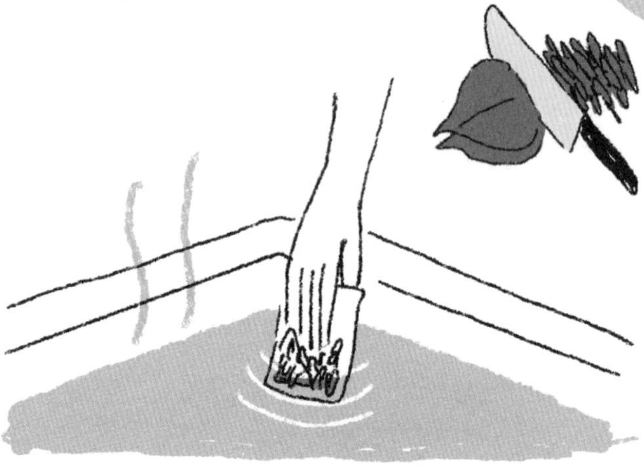

先前曾介紹過，可用來治療在春天泛紅痘痘的魚腥草（P119）。其實作為外用用途時，魚腥草也具有出色的功效，像是在這個季節讓人感到困擾的汗疹等濕疹、皮疹、足癬等症狀，運用魚腥草都能加以改善。除了排毒效果，魚腥草還具有優異的抗菌、消炎作用。

在這個季節，可見到魚腥草白色花朵盛開的景象，它通常自生於庭院或路邊，用來泡澡能體驗到出色的藥效。

魚腥草的生葉散發特殊氣味，用來治療皮疹和足癬相當有效果。先將葉子清洗乾淨後切碎，裝入布袋，再放入浴缸中。

將魚腥草生葉放在太陽下曬乾，或是使用市售的魚腥草茶等乾燥種類，氣味較為溫和；同樣可以放入茶包中，再放入浴缸。泡澡時一邊搓揉裝有魚腥草葉子的布袋，能讓葉子滲出藥效，泡完澡肌膚會變得光滑細緻。

這天為：露天溫泉日

一邊泡湯一邊欣賞風景，是最棒的放鬆方式，除了消除身體的疲勞，也有兼顧養心的作用。

6月27日

食物

「可直接食用的黑豆甘酒」是促進消化的自製營養補充食品

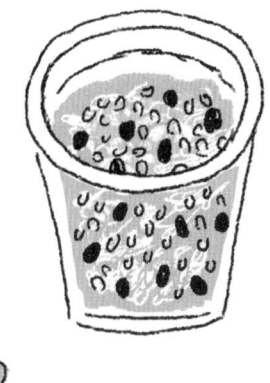

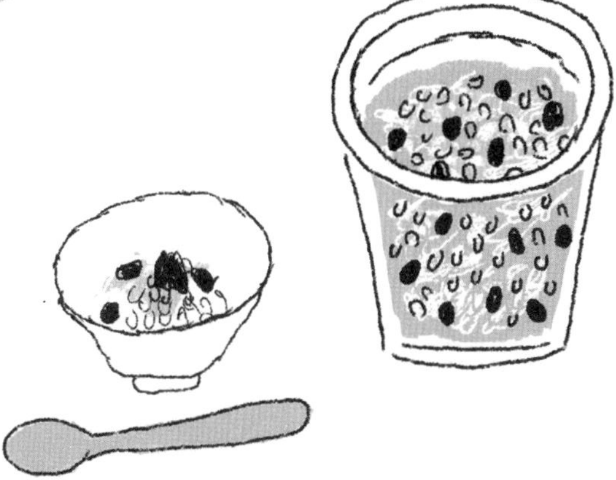

據說日本人的腸胃機能較弱，其實是與日本的四季有密切的關係。夏至時期，本應是身體活動頻繁的季節，但日本卻進入了梅雨季節，導致日本人的身體活動受到壓抑。

當梅雨的濕冷濕氣侵入體內，最容易受損的是負責消化吸收機能的五臟之脾。脾機能下降的時候，容易因消化不良造成腹瀉，加上水分循環變差導致水腫，引發各種不適的症狀。

這時候可以使用米麴與黑豆兩大日式食材，自製黑豆甘酒，改善脾機能因濕氣而衰退的情形。

米麴可溫暖腸胃幫助消化，預防腹瀉，以麴味為主原料製成的甘酒，被稱為「可以喝的點滴」。甘酒加上能促進水分代謝的黑豆，能調理受濕氣影響而耗弱的腸胃，是最強的營養補充食品組合。使用市售的水煮黑豆，也是不錯的選擇。

建議一日攝取量為一小杯清酒杯的份量。

這天為：散壽司日

五目散壽司的「五目」，指的是含有各種配料的菜餚；也許五是良好均衡的代名詞。

腹部發出惱人的咕嚕咕嚕聲時，可以按壓「下痢穴」

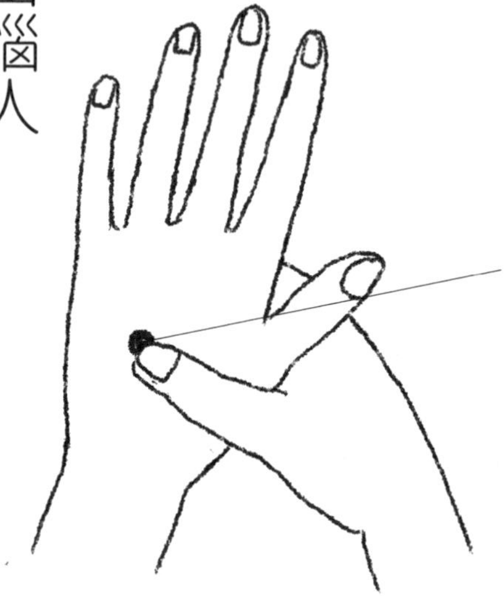

【如何找出下痢穴】
①下痢穴位於手背中心稍微靠近無名指處，腹瀉的時候按壓下痢穴，會有明顯的疼痛感。

【按壓下痢穴的方法】
①用另一隻手的拇指按壓穴位，有骨頭的關係要大力按壓。一次按壓6秒，反覆進行十次，換手做相同動作。

腹部經常發出咕嚕咕嚕聲，也就是腸胃機能較為虛弱的人，這狀況通常是負責消化吸收的五臟之脾，以及輔助脾的肝功能失調。

吃下油膩食物後，腹部會發出咕嚕咕嚕聲的人，屬於消化吸收能力低落的類型。有些人的腹部發出聲音，是因為過度緊張，除了脾，肝也容易受到壓力所影響，造成機能降低的情形。此外，血液循環變差，以及身體受寒等，腹部也會發出聲音。

這時建議透過穴位按摩來保養，可按壓位於手背處的下痢穴，有效舒緩症狀。搭電車的時候，如果突然發生肚子咕嚕咕嚕叫等緊急狀況時，可以按壓穴位來舒緩。

這天為：貿易紀念日
江戶幕府廢止鎖國政策，開放橫濱、長崎、函館三大港口，允許美國等五個國家在該地自由貿易。

緊縮毛孔的「小黃瓜與胡椒薄荷面膜」

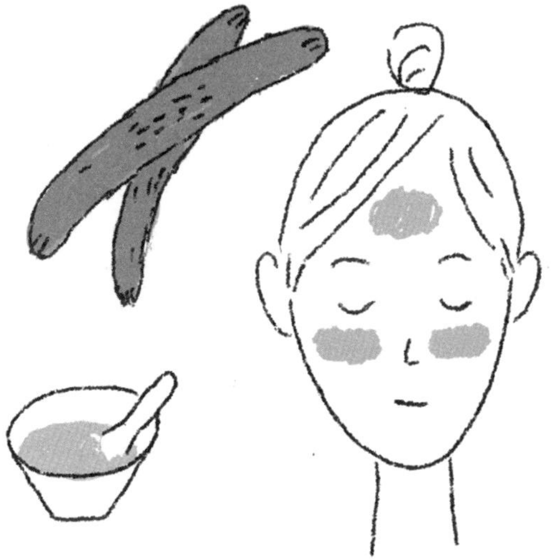

【製作面膜的方法】

①使用一條小黃瓜，去皮後磨成泥。

②使用兩顆蛋白，打成起泡的蛋白霜，加入一小匙檸檬汁、材料①和切碎的胡椒薄荷，攪拌均勻。

③將步驟②的面膜泥塗在毛孔較為明顯的臉部區域，等待五分鐘後清洗乾淨。

肌膚在這個時期，容易因吹冷氣變得乾燥，加上遭受紫外線的傷害，這兩種因素都會導致毛孔張開。不過，因為在意毛孔的黑頭粉刺，所以過度洗臉，以及不當的保養方式，也會造成反效果。不妨利用自製的面膜，以溫和保養肌膚的方式，抑制肌膚的發炎，同時達到緊縮毛孔的效果。

具清熱作用的小黃瓜，以及抑制發炎的胡椒薄荷，是製作面膜的材料。這個組合能發揮緊縮毛孔的作用，將面膜清洗乾淨後，感覺肌膚變得更加神清氣爽。不過，如果是敏感肌膚類型的人，建議先試著小範圍塗抹，觀察是否會發生皮疹等症狀。

這天為：佃煮日

小魚是製作佃煮常見的食材之一，由於從頭到尾都能食用，是體現一物全體理念的最佳食材。

家中常備的調味料「藥膳醋」，維持每日的健康

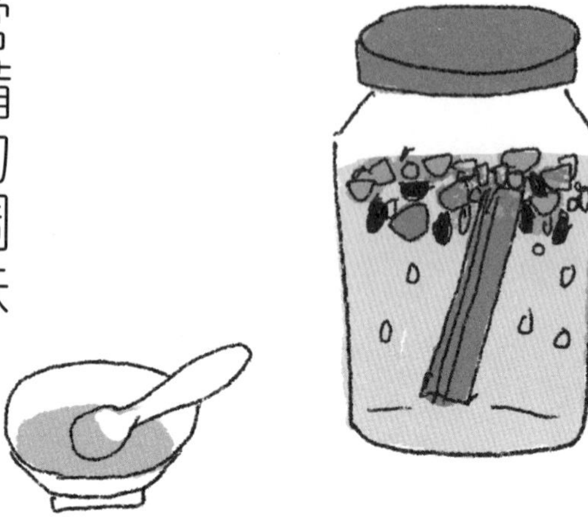

藥膳的原則是依據季節或身體狀況選擇合適的食材，以設計一套專屬的菜單，日常生活中的食材皆可當作藥膳的一部分。在這個季節，若要著重藥膳養生的概念，可以在常用的調味料下工夫，試著自製藥膳醋。

醋具有舒緩夏季疲勞症狀的效果，口感與風味清爽，是可調節夏季體內循環滯留的排毒食材，加進常用的醋中醃漬，就完成常備的調味料。

使用的材料為高湯用昆布、將橘皮曬乾製成的陳皮、枸杞，將藥膳醋倒入密封容器中，存放在冰箱冷藏，大約可保存一個月的時間。

除了能消除疲勞，醋也具有高度的解毒作用，能促進血液循環。昆布具軟堅散結的作用，也就是是軟化和消除體內硬塊，促進解毒；陳皮能活化體內能量之氣循環。藥膳醋可當作生菜沙拉或涼拌小菜的調味料，也可加入碳酸水稀釋當成飲料，會產生為之驚豔的風味。

這天為：電晶體日

提到電晶體，首先想到的是電晶體收音機。像是日本的收音機體操，其動作與氣功有相似之處。

7月1日

基本

以「酸甘化陰」的思想來預防紫外線與夏季疲勞症候群

來到七月，正式進入夏季。在暑假期間經常參加戶外活動，曬太陽的頻率增多，盛夏的強烈紫外線，不僅會讓皮膚曬黑，還會造成頭髮和眼睛的傷害；若體內失去滋潤，容易引發夏季疲勞症候群等不適症狀。

人們雖然可以透過擦防曬乳或撐陽傘等方式來防護，但卻無法完全防止紫外線侵襲，需藉由每日的飲食，做好預防紫外線和紫外線造成的夏季疲勞症候群。

「酸甘化陰」是極為實用的理念；漢方依據食材的作用，將食材分為五味（P53），其中甘味與酸味的組合能產生陰液（精、血、津、液等各種體液的通稱），甘醋是最好的例子。夏天缺乏食慾的時候，可以食用酸甜的甘醋，作為最佳的調味料。

使用甘醋與鮮豔的夏季蔬菜，製成醃漬常備菜，即可實踐酸甘化陰的理念。有空可以自製蜂蜜醋漬小番茄；屬於夏季蔬菜之一的番茄，具清熱解渴的功效，能進而改善暑氣造成的食慾不振的症狀。番茄的紅色，是來自於抗氧化成分茄紅素，能發揮抵抗紫外線傷害的效果。

這天為：國民安全日
透過國民安全日推廣交通安全與預防火災等防災的重要性；記得也要運用酸甘化陰來抵抗紫外線！

吃冰涼的麵類時，一定要添加「藥味」

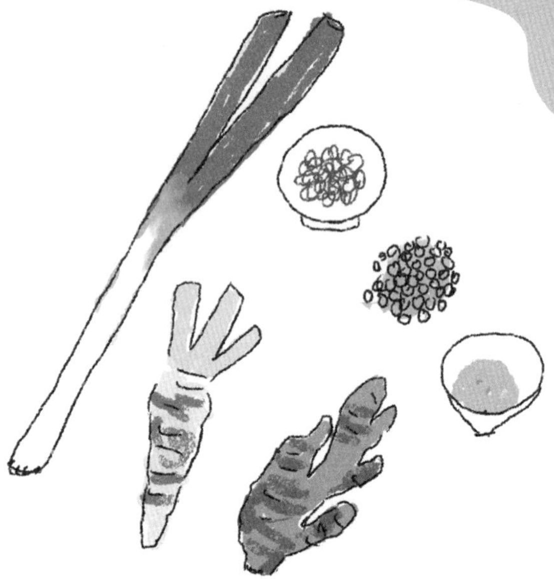

每到夏天，經常有食慾減退的情形。提到夏日常見的午餐，通常以素麵、冷麵、冷烏龍麵和蕎麥麵等暢快入喉的冷麵類為主。如果購買市售的麵類沾醬，只要水煮麵條再冷卻即可快速享用，是相當便利的食物；但食用時也要留意腸胃受寒的情形，這時藥味*就能派上用場。雖然藥味不能算是料理的配料，只是添加少量作為提味用途，卻是構成藥膳料理的要素之一。

蔥、薑、山葵、黃芥末是標準的藥味食材，漢方依據食材的作用，將食材分為五味（P53），這些藥味皆屬於辛味。辛味可增進體內循環，溫暖身體，並促進消化。

麵類與藥味的組合，其實有相當深奧的涵義。

這天為：烏龍麵日

吃熱騰騰的烏龍麵時，通常會撒七味粉來調味；辣椒也具有溫暖身體與促進消化的作用。

＊「藥味」指的是能增添料理風味，散發強烈的香氣與味道的辛香料。

7月3日

運動

抖動手腳的「毛管運動」，改善手腳冰冷與水腫症狀

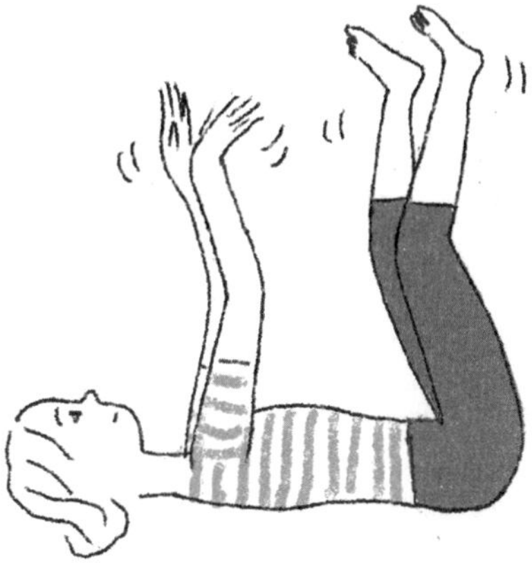

在七月上旬，有很多地區尚未脫離梅雨期，依舊殘留濕氣。這個時期的特徵，是水分和多餘的物質容易囤積在體內，特別是囤積在指尖和腳尖等末梢部位。以下要介紹的是毛管運動，只要躺在地上或床上即可輕鬆進行。

採仰躺姿勢，高舉雙手雙腳，微微抖動手腳。大約過了兩分鐘，應該就會感受到指尖和腳尖變暖，血液變得暢通了。這是末梢毛細血管暢通並活化的證據，能有效消除手腳冰冷和水腫。

抬起雙手雙腳兩分鐘的期間，也會運用到腹肌的力量，雖然只有活動指尖與腳尖，依舊能獲得部分肌力訓練的效果。如果在意自己的大肚子，可以勤做毛管運動。養成在晚上就寢前做毛管運動的習慣，必能在當天消除當天的水腫。

這天為：波浪日
毛管運動的訣竅是微微抖動指尖和腳尖，就像是搖曳的波浪。

7月4日

放鬆

利用「森林浴」獲得群樹的能量

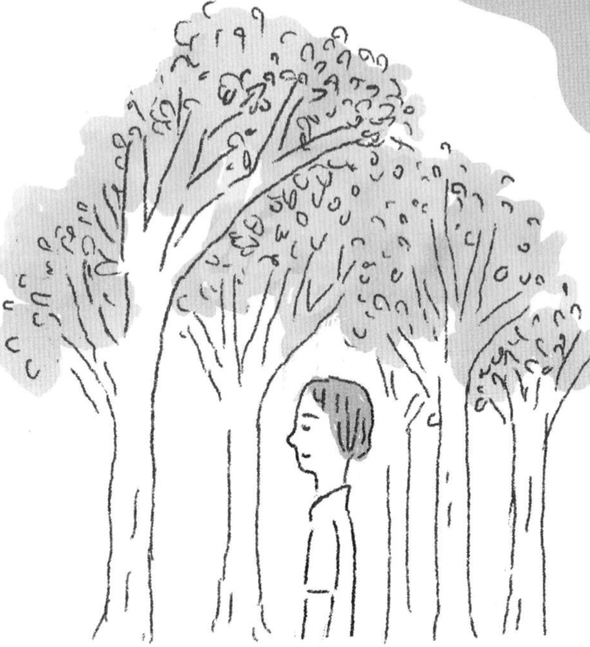

進入五月，大自然的新綠更為鮮明；來到夏天，綠意顯得更加濃厚。透過森林浴，能從全身感受到樹木的生命能量。

自古以來，日本的神道教便把樹木視為神聖之物，將樹齡久遠的樹木稱為御神木，加以保護與祭拜。因此，樹木潛藏令人感到不可思議的能量。

雖然叫做森林浴，但不一定要實地走訪到森林裡，可以前往自家附近的公園，或是在庭園的樹下，從日常生活中尋找有樹木的合適場所即可。

無精打采或想要重振精神的時候，都可以來到樹下放空、野餐、閱讀等；或是在充滿綠意的大自然中散步，自由的放鬆，感受樹木的自然力量，以補充身體的能量。

這天為：水梨日

在藥膳的領域中，含豐富水分的水梨是具潤喉作用的食材。

7月5日

基本

「扶正祛邪」是維持健康的重要思想

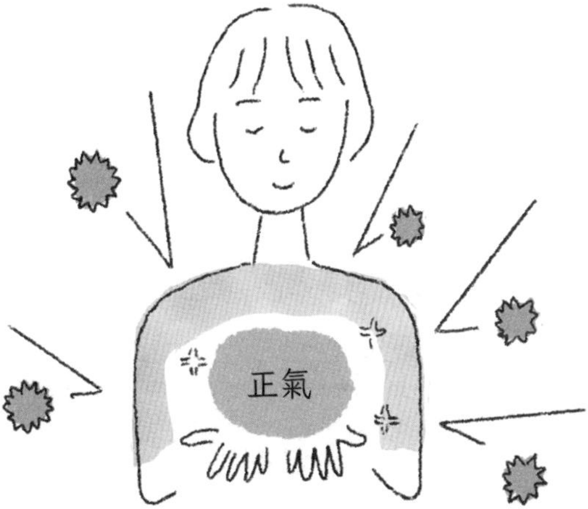

人類天生具備自然治癒力，造成疾病原因的有害物質進入體內時，自然治癒力能驅除有害物質並幫助恢復。漢方將自然治癒力稱為正氣，對身體有害的物質則稱為邪氣。

扶正祛邪的「正」為正氣、「邪」為邪氣；扶正祛邪是扶助正氣，祛除病邪的意思。換言之，提高自然治癒力以祛除病根，是漢方的基本思想。然而，有時候即使提高正氣，依舊無法與邪氣抗衡，這時候只要祛除邪氣即可。

正氣是一種生命力，也包含了治癒力與免疫力，提升免疫力就能抵抗病菌入侵。為了提高正氣，要透過呼吸、飲食、運動等方式，吸取自然界中的益氣。

這天為：世界比基尼日
為了在穿比基尼的時候顯露好身材，得要透過飲食和運動維持日常養生。

吃「自製雞肉沙拉」在夏季補充活力

很多人都說，疲勞的時候就要吃肉；但因夏季疲勞症候群導致食慾不振時，就要在肉類料理多下工夫。

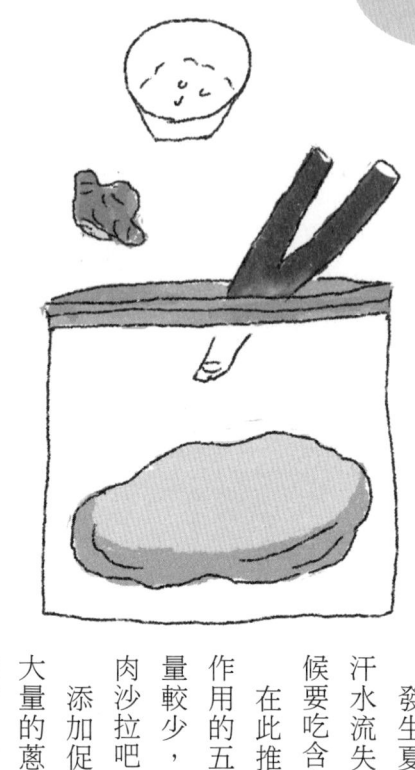

發生夏季疲勞症候群的原因，是酷暑與大量汗水流失造成體內能量之氣和血的不足，這時候要吃含有動物強大活力的肉類，以補充氣血。

在此推薦雞胸肉，雞肉能促進負責消化吸收作用的五臟之脾機能，當中以雞胸肉的脂肪含量較少，可減輕對於腸胃的負擔。試著自製雞肉沙拉吧！

添加促進消化與健胃整腸的鹽麴調味，以及大量的蔥、薑，來提高溫暖身體與消化吸收的能力。材料與做法是使用雞胸肉一片（200g）、鹽麴一大匙、薑片一小塊份量、蔥綠部位一根，將材料放入密封夾鏈袋，再放入倒有60度熱水的電鍋中，設定保溫功能三小時即可，是簡單又便利的懶人食譜。

這天為：生菜沙拉紀念日

加入自製雞肉沙拉的生菜沙拉，可攝取大量的當季蔬菜。

7月7日

運動

運用向下與向上的瑜伽「犬式」達到瘦身效果

【犬式瑜伽的做法】

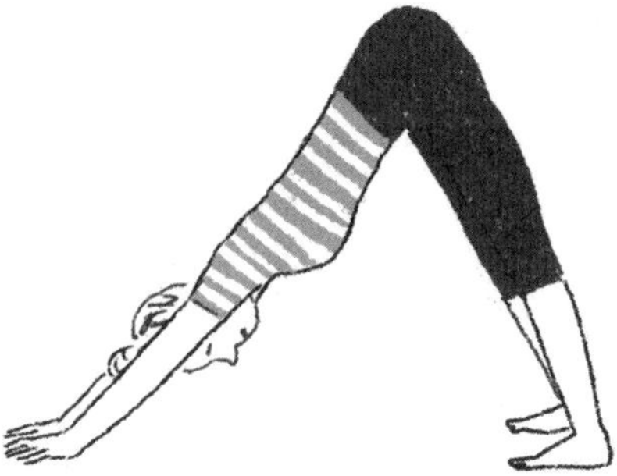

①雙手雙腳撐地，高高往天花板方向抬起臀部，腳後跟貼地，伸展大腿與小腿肚內側，上半身保持舒適的伸展。

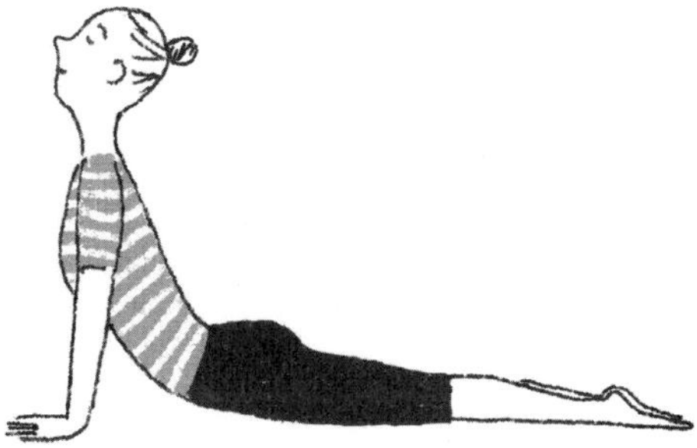

②在完全吐氣的時間點，將雙手往前滑動，呈現俯臥的姿勢。用腳背與大腿支撐全身，彎曲上半身。

下犬式是瑜伽的基本姿勢，由於能刺激腹部周圍器官，進而活化腸胃以消除便祕，所以縮小腹部的效果也倍受期待。

　頭部朝下的下犬式，又稱為下犬瑜伽，因近似狗伸展的姿勢而得名。做動作的時候，重點是將臀部往天花板抬高。首先是伸展上半身，活化上半身的血液循環，消除肩頸痠痛，讓血液流通至腦部，保持頭腦清醒。

　下一個步驟，彎曲上半身做出頭部朝上的上犬式，能消除背部贅肉，提臀與緊縮腹部的效果優異。

這天為：七夕、小暑（日期依年份而異）

日本七夕＊又稱為笹節，是二十四節氣中的小暑。在這個時期，梅雨季結束，正式進入炎熱的夏天。　＊日本七夕為新曆的7月7日，非華人農曆的七夕。

發酵度不同的「中國茶」有各自不同的風味

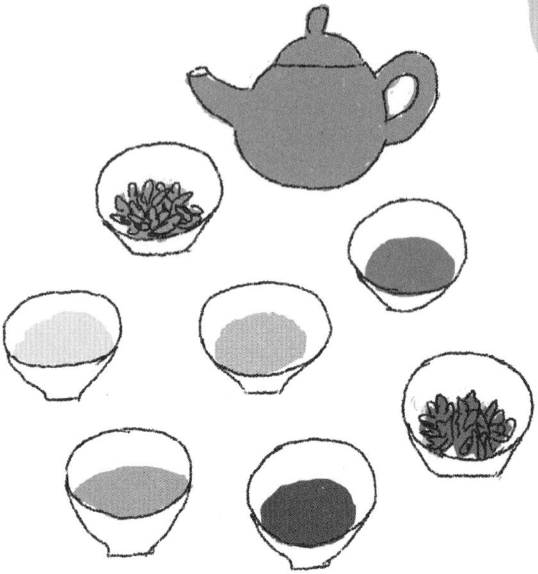

提到茶，像是紅茶、日本茶、中國茶等，各式各樣的茶類文化在日常生活中紮根；但提到茶的源頭，其實都來自中國。所有的茶，均是以山茶科茶樹的茶葉製成，由於發酵度不同，創造各種色澤與風味。

像是經過高溫蒸氣或鐵鍋翻炒後發酵製成的綠茶、微發酵的白茶、半發酵的青茶、完全發酵的紅茶，還有使用微生物發酵製成的黃茶和黑茶等，有各式各樣的茶類。

除了發酵度的差異，像是花茶也屬於中國茶的類別。具代表性的是散發茉莉花香的茉莉花茶、以乾燥菊花製成的菊花茶、以玫瑰花蕾製成的玫瑰花茶等，還有用棉線纏繞茶葉，注入熱水時宛如花朵綻放的工藝茶。中國茶博大精深，不僅能提供飲用，光用肉眼欣賞也令人嘆為觀止。

這天為：中國茶日
在台灣等華人區域，很多人會將茶葉或茶包帶到公司，上班時沖泡飲用，茶文化根深蒂固。

以「抑目靜耳」的方式緩解夏季疲勞，鎮靜情緒

人體有七竅九孔，由上至下為兩眼孔、兩鼻孔、兩耳孔、嘴巴、尿道、肛門。九孔為體內與外界的出入口，負責體內能量與健康資訊的進出。當中，在現代社會使用率最高的是眼睛與耳朵。即使是不想看的事物，透過眼睛依舊會看到；不想聽到的聲音，依舊會聽見。

「久視傷血」是漢方理論之一，光用眼睛看就會消耗能量之氣和血。疲勞的時候，可以試著閉目養神三分鐘，然後睜開眼睛環顧四周，這時候是否有發現視力變得比三分鐘前更為清晰呢？只需稍微閉上眼睛，就能積聚氣、血，恢復精神。

江戶時代的本草學（藥學）者貝原益軒，著有《養生訓》，當中寫道：「人過四十，若無要事，經常閉眼。」這與漢方「抑目靜耳」的理論相通，目清耳靜的狀態能減少外在的刺激，維持身體健康。

平常過度使用眼睛與耳朵，加上夏季的旺盛暑氣，容易造成情緒亢奮的狀態。這時候需要閉上眼睛，保持耳朵清淨，鎮定心情。在做抑目靜耳的時候，要閉上眼睛感受腹部的動態，用耳朵聆聽呼吸聲。

這天為：雲霄飛車日

人生就像是搭雲霄飛車，雖然會有急速下降的低潮期，但之後一定會進入上坡的階段。

食慾不振時，可吃「韭菜納豆」

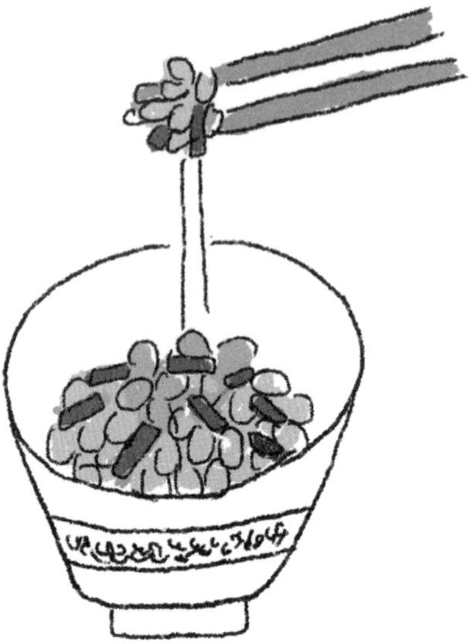

納豆是日本人引以為傲的靈魂食物，其健康效果眾所皆知。黏糊糊的納豆能促進血液循環，消除血液循環不良造成的手腳冰冷和肩頸痠痛症狀，有效預防慢性病。

　納豆的食用方式因人而異，各有喜好。最簡單的吃法是淋上芥末醬油，而常見的吃法為加入蔥末，或是加入黏稠的秋葵，至於生花枝納豆則是較為奢侈的吃法；由此可見納豆料理有無窮的變化。本次要製作的是韭菜納豆，非常適合在食慾不振的時候品嚐。

　韭菜具溫暖身體的功效，再加入納豆增添促進血液循環的作用，這是大舉提升健康功效的最佳組合。韭菜納豆能改善腸胃冰冷，提升腸胃機能，對於消除夏季食慾不振的情形有極佳的效果。香氣四溢的韭菜，能增進能量之氣的循環，情緒低落和欠缺食慾的時候，可以多加食用。

這天為：納豆日
將黑豆蒸熟發酵製作而成的豆豉，可說是華人版的納豆，風味絕佳，經常被當作調味料使用。

7月11日

放鬆

體力欠佳的人可以嘗試泡「半身浴」

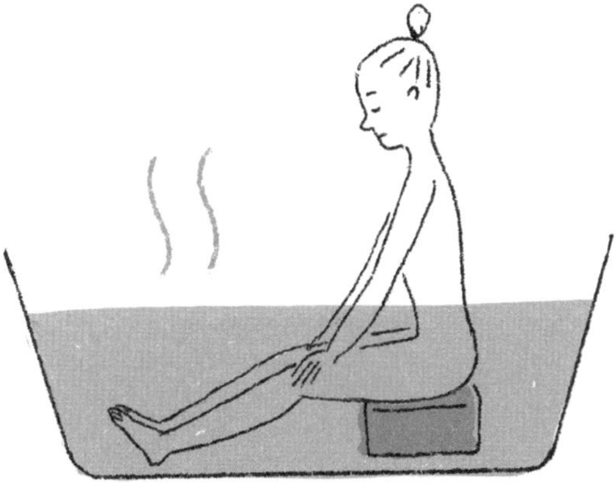

入浴能有效預防手腳冰冷與消除疲勞，提升睡眠品質。即使到了夏天，很多人還是提倡要坐在浴缸泡澡，來取代淋浴。

然而，以坐在浴缸泡澡的方式沐浴，當熱水達到肩膀的高度時，對於心和肺會造成極大的負擔。此外，全身浴消耗體力的程度，比想像中來得大，並不建議體力較為虛弱和大病初癒者這麼做，建議還是以負擔較少的半身浴為宜。

以下要介紹半身浴的正確做法。首先，坐在浴缸裡，以40度左右的溫水泡到肩膀的高度，充分溫暖肩膀後，將泡澡椅放在浴缸底部，坐在椅子上，讓上半身從水面露出，繼續泡二十分鐘。在泡半身浴的過程中，如果感覺肩膀變冷，可以再次泡到肩膀高度，或是蓋上毛巾。可加入少許岩鹽泡鹽浴（P296），溫浴效果更為持久。

這天為：世界人口日

1987年的這一天，世界總人口數到達50億人，聯合國將這天定為紀念日。

經過千回熬煮，「千振」依舊是苦的?!

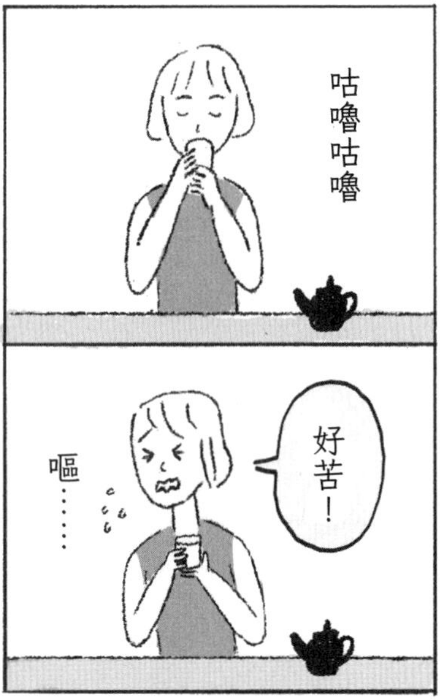

千振是體現「良藥苦口」的生藥，因為熬煮千次依舊很苦而得名。千振又名「當藥」，據說很多人在喝的同時，只要一入口就會不禁説出「這真是中藥！」而有此名稱。但也因為千振特有的苦味，讓人產生藥效極佳的感受。

自古以來，千振在日本與魚腥草、童氏老鸛草並列三大民間藥，適用於腸胃虛弱、食慾不振、胃痛、腹痛、腹瀉等症狀。市面上可見千振茶，其特徵是相較於其他的茶，具有極高的苦味。

千振通常被製成健胃藥，外用用途則是被當作生髮劑。

這天為：健康檢查日

「未病先防」是漢方的養生思想之一，即使已經發病，也可透過健康檢查早期發現，早期治療。

7月13日

食物

「小黃瓜醋拌鰻魚」是預防夏季疲勞症候群的最佳料理

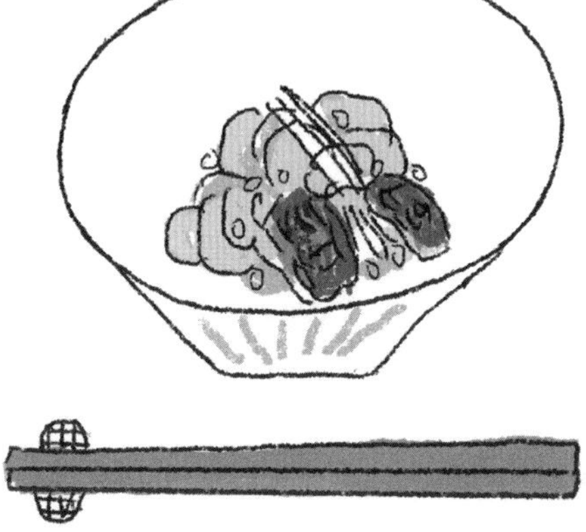

每年到這個時候，日本媒體一定會報導「土用丑日」。沒錯，又到了品嚐鰻魚的時期。在土用丑日吃鰻魚的習慣，起源於江戶時代，據說當時的鰻魚店為了推銷賣不出去的鰻魚，而在店門口張貼「本日為土用丑之日」，結果造就鰻魚的熱銷。

吃下豐富營養的鰻魚，能讓人恢復精神，但即便如此，在夏天容易感到疲倦的人，依舊沒有在炎炎夏日品嚐鰻魚的動力。這時，候可以試試清爽的小黃瓜醋拌鰻魚。

小黃瓜醋拌鰻魚的材料是烤鰻魚、鹽漬小黃瓜，並添加甘醋製作而成的醋拌小菜。小黃瓜具清熱的作用，甘醋的甜味與酸味的組合，能補充身體受強烈日照所流失的水分。醋能幫助消除疲勞，打造不易得到夏季疲勞症候群的體質。在小黃瓜醋拌鰻魚中加入大量的薑等藥味，能增強溫暖身體的功效，預防小黃瓜造成身體過寒的情形。

這天為：nice日

這天是發掘美好事物的日子，如果發生好事就大喊一聲nice，人生態度會變得更為樂觀積極。

7月14日

飲品

喝「番茄酒」調理夏天腸胃狀況，遠離醫生

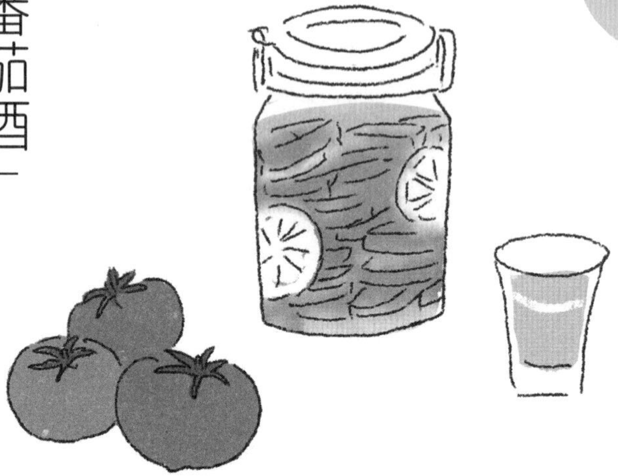

義大利有俗語說：「番茄紅了，醫生的臉就綠了！」其他歐洲人也說：「家中有番茄，就遠離胃病。」自古以來，番茄就是人們維持身體健康所不可或缺的食物。

在藥膳的領域中，番茄是增進腸胃機能的代表食材之一，可促進消化吸收，改善胃痛與消化不良的症狀。此外，番茄能補充體液，生津止渴，非常適合用來消除夏季的疲勞。近年來有研究發現，番茄的紅色來源「茄紅素」是一種抗氧化成分，能有效預防慢性病。

製作番茄酒的方法，是將番茄與檸檬放入蒸餾白酒中浸漬一個月，可依照個人喜好添加羅勒葉，增添番茄酒的香氣。

番茄酒適合當作搭配料理的餐中酒，也可以加入番茄汁稀釋，變成番茄雞尾酒。由於番茄酒的味道十分清爽，有夏季疲勞症候群和感到疲憊時，皆可飲用。

這天為：向日葵日
葵花籽是向日葵的果實及種子，為生藥之一。向日葵花瓣能改善潮熱或頭暈的症狀，葉子與根部具有利尿效果。

7月15日

飲品

喝酸酸甜甜的「芒果乾茶」清熱降火

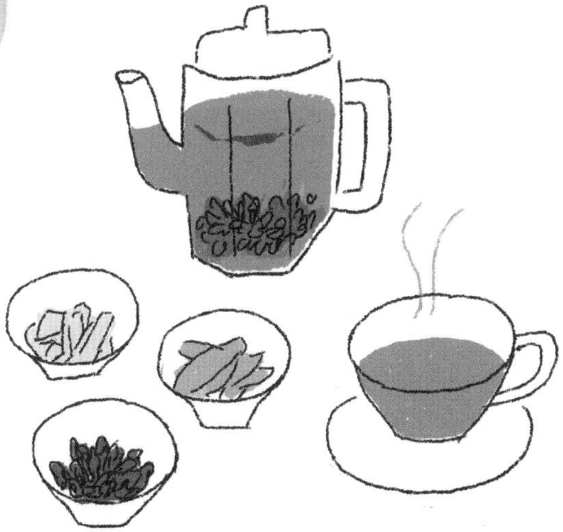

原產於東南亞熱帶地區的芒果，特徵是消除體內熱氣的清熱效果。以下要介紹的是使用芒果製作而成的熱帶風味茶，可充分發揮芒果的功效。

芒果乾濃縮了芒果的風味，是用來製作芒果茶的便利食材，可以搭配同樣盛產於熱帶地區的扶桑與鳳梨。

將芒果乾、扶桑茶、鳳梨乾放入茶壺中，再倒入熱水，即可沖泡出呈現寶石紅色、散發酸甜味的芒果乾茶。想要增加甜味的話，可以添加蜂蜜。

芒果可以幫助排出體內多餘熱氣，緩解口渴和熱潮紅症狀；扶桑同樣具清熱作用，能促進水分循環。鳳梨能有效消除夏季疲勞症候群與身體疲勞。此外，這三種食物的共通特性是消除水腫，透過熱帶芒果乾茶排出夏季囤積於體內的熱氣，一舉擺脫水腫的困擾。

這天為：芒果日
芒果很適合搭配綠茶或茉莉花茶，泡茶時一同放入茶葉與芒果乾，是不錯的選擇。

7月16日

放鬆

以提高免疫力「按摩腳背」

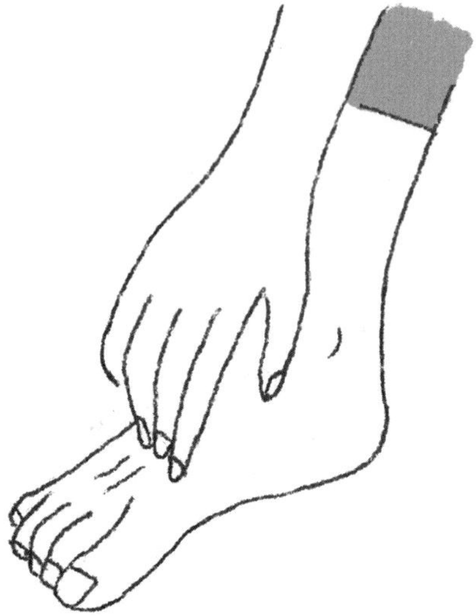

分布於腳底的「反射區」，對應全身的臟器和身體部位，按壓或搓揉反射區，能活化相對應的臟器和部位，進而促進血液循環。

大多數人都知道腳底按摩的功效，但刺激腳背也能增進內臟器官的機能，消除身體疲勞。漢方將體內能量之氣、血的通道稱為經絡，但其實腳背也有分布經絡。此外，有好幾種穴位也分布在腳背，透過按壓刺激能幫助行氣，提升主掌消化吸收的五臟之脾機能。

相較於複雜的腳底反射區，按摩腳背的方式相當簡單，從腳踝往腳尖方向滑動按摩即可。提高消化吸收力後，也能提升免疫力，打造不易疲憊的體質。感到疲勞的時候，請務必試試腳背按摩。

這天為：彩虹日

每當看見彩虹，感覺就有發生好事。夏季下了一場雷陣雨後，可以找找看是否出現彩虹。

7月17日

食物

「藍莓與枸杞果醬」消除眼睛疲勞

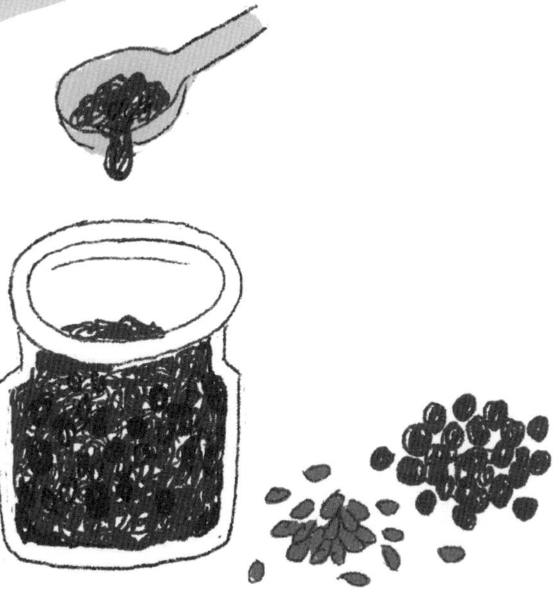

夏季是盛產各種水果的季節，像是藍莓、覆盆子、黑莓等莓果類，都含有豐富的維他命等營養素。藍莓被視為護眼聖品，常被用來製成營養補充品。

由於夏天是紫外線旺盛的季節，為了抵抗造成眼睛老化的威脅，平常要多加攝取藍莓。建議可以直接生吃新鮮藍莓，也可以自製藍莓果醬，抹在吐司上或加進優格或紅茶中，用途十分廣泛。

既然選擇自製的方式，那就要添加具保養眼睛功效的食材，讓護眼效果加倍。近年來風靡歐美各國的超級食物熱潮中，枸杞的功效逐漸受到重視，枸杞能改善眼睛疲勞和視力降低等眼睛症狀，是非常適合用來搭配藍莓的食材。

藍莓與枸杞果醬能促進血液循環，舒緩眼睛乾澀和充血，並消除眼睛疲勞。

這天為：漫畫日

因為看太多漫畫而感到眼睛疲勞的時候，可以喝杯加入藍莓與枸杞果醬的紅茶，小歇片刻。

「冬病夏治」是利用太陽來調養身體的觀念

夏季的強烈日照，除了會曬黑肌膚造成肌膚問題，也會危害眼睛的健康，紫外線是最大的威脅。不過，曬太陽並非毫無益處，像是能強健骨骼，調節自律神經等，是維持健康生活所不可或缺的一環。

夏季的太陽，更是維持一整年健康的重要關鍵，也就是冬病夏治的觀念。像是氣喘、關節疼痛等在冬天較容易惡化的疾病，到了夏天症狀變得輕微的時候，可以利用夏季高溫與體內陽氣充沛的時機進行調養，讓症狀好轉。

如果在夏季沒有著重養生，到了冬天就會自食其果。因為天氣炎熱且經常攝取生冷食物和飲料的話，腸胃一定會變得疲憊不堪，最終會在冬天出現肌膚粗糙和便祕等症狀。

為了避免得到這些疾病，在自然界的陽氣能量最為旺盛的夏天，要充分吸取陽氣，打造在冬天不易生病的體質。例如在較為涼爽的清晨外出散步，沐浴在旭日的陽光下；或是充分享受夏季的陽光，品嚐夏季蔬菜等，要運用各種方式讓體內吸收陽氣。

這天為：光化學煙霧日

高溫、強烈紫外線，加上無風的條件下容易產生光化學煙霧，也容易傷害眼睛和造成喉嚨痛，要多加注意。

大量流汗時，要喝「酸梅與洛神花茶」

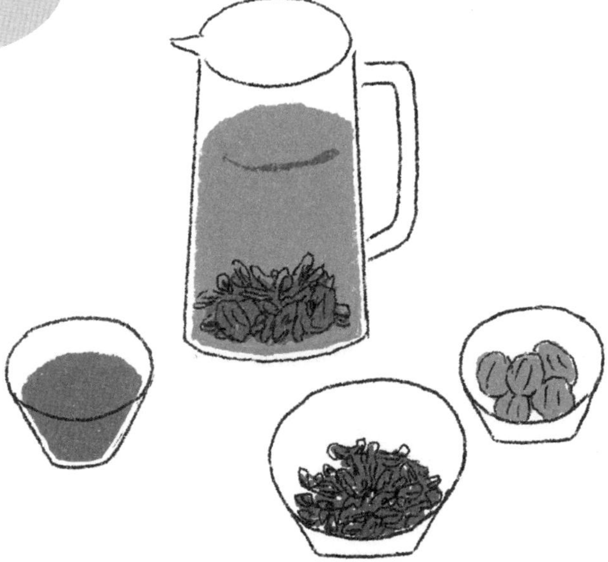

來到夏天，每天光是站著不動，就會汗流浹背。流汗是調整體溫的生理現象之一，但流汗並不見得是一件好事，有時候要注意過度出汗的情形。

漢方認為流汗是消耗體內能量之氣和足量水分的現象，大量流汗的時候要適時補充體內之氣與滋潤水分。

台灣人在夏天有飲用酸梅湯的習慣，酸梅湯的材料為煙燻青梅製成的烏梅、山楂、洛神花（扶桑），將這些材料熬煮過並加入砂糖製作而成。散發強烈酸味的烏梅具收斂效果，能防止大量出汗，是夏季養生的最佳飲品。雖然在日本很難買到酸梅湯和烏梅，但可將酸梅和梅子醬加進洛神花茶中，具有相同的效果。

這天為：進入夏季土用（日期依年份而異）
土用為立春、立夏、立秋、立冬的前十八天，夏季土用通常為7月19日至8月7日。

幫助身體代謝酒精的「毛豆」

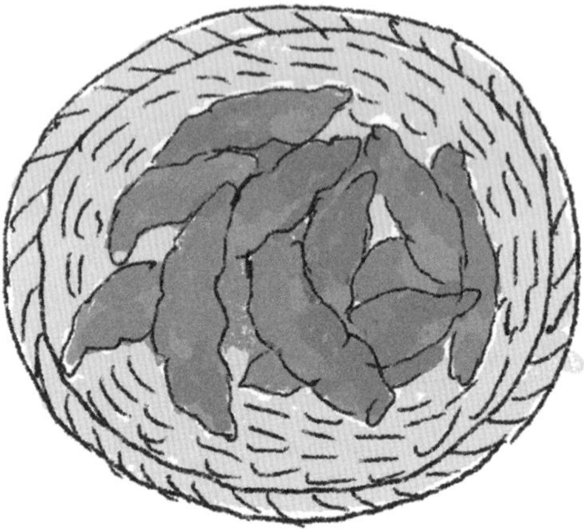

提到夏天，少不了冰涼的啤酒，而毛豆是下酒菜的第一選擇，這是任何人都會聯想到的公式。世界上無論是哪個國家，毛豆可說是啤酒的最佳伴侶。

趁大豆尚未成熟時連同豆莢採收，就是常見的毛豆。毛豆兼具大豆的優質蛋白質，以及蔬菜的維他命，是營養豐富的食材，能補充能量之氣且調節水分循環，非常適合在炎熱的夏天補充元氣。

此外，毛豆能對主掌消化機能的五臟之脾產生作用，並維持輔助脾的肝機能，還能發揮代謝酒精的能力。

平常總是理所當然地吃著毛豆開胃菜，同時說著「喝啤酒就是要配毛豆」，相信我們的身體也開心地呼喊著「沒錯！我等好久了，就是要多攝取毛豆啊！」

這天為：登陸月球紀念日
月亮與太陽分別代表陰陽，這是漢方的基本陰陽理論（P8），兩者缺一不可。

7月21日

穴位

若在夏天感冒了，就要溫暖「大椎穴」

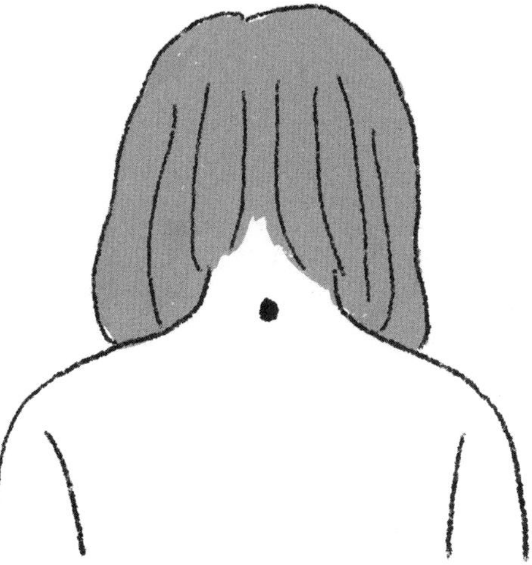

【如何找出大椎穴】
頭部朝下，用手指沿著後腦勺至背部的頸椎摸，一直摸到大骨頭隆起處的下方，就是大椎穴。

【溫暖大椎穴的方式】
使用吹風機開啟溫風功能直吹大椎穴，感覺變熱時拿遠，反覆做5分鐘。不可距離太近以免燙傷。

漢方認為，春天與夏天是滋養陽氣的最佳時期，陽氣能溫暖身體，提升免疫力，而夏天是陽氣最旺盛的季節。然而，在夏天經常吹冷氣或喝冷飲，會讓身體受寒，有損體內的陽氣，當陽氣不足的時候，在夏天就容易得到感冒。

大椎是有助於提升陽氣的穴位，大椎穴位於頸部後方，在能量之氣、血通道的經絡中，分布數條陽氣經絡。溫暖大椎穴有補陽驅寒的功效，能讓受寒的身體變得溫暖，同時排出體內的熱氣，促進清熱作用。平常可以用吹風機或蓮蓬頭的熱水溫暖大椎穴，或是以艾灸的方式加溫。

這天為：日本三景日
天橋立、松島、宮島並稱日本三景，自古以來吸引眾多遊客前來欣賞怡人的景致，這也是養心的一種方式。

吃「花生」消除夏季面露的疲態

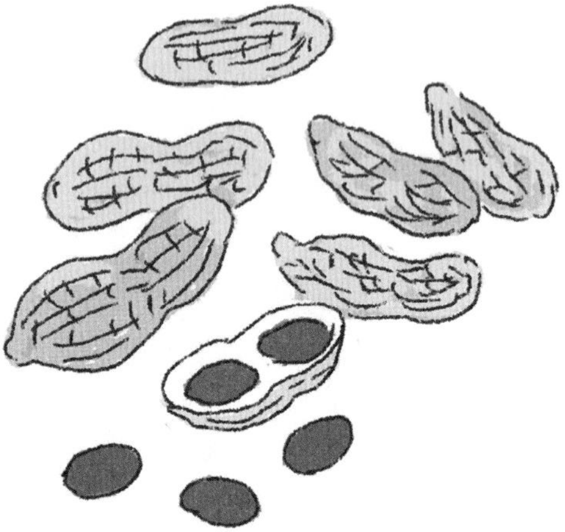

光是提到堅果類，實際上會依種類而有各式各樣的功效，其中花生（落花生）是適合在夏天食用的食材。

炎熱的夏天容易導致食慾不振，也容易攝取過量的生冷食物和飲料讓內臟器官受寒，影響腸胃的機能。腸胃的機能降低，加上沒有補充足夠的營養，臉部就會反映出受損的健康狀態。像是臉頰和眼睛周圍的肉消瘦下垂，形成面露疲態的原因。這時候，花生能發揮最佳的功效。

在漢方的領域中，花生是改善腸胃機能低下造成食慾不振和胃部消化不佳的優秀食材，能恢復營養狀態補充元氣；適量的油脂成分還可滋潤身體，一舉消除臉部的疲態。

可以直接品嚐炒過或水煮過的花生，能感受花生的原味，也可以跟雞肉等食材一同拌炒。

這天為：堅果日

堅果是植物種子或果實的一種，在漢方中是補血食材，推薦貧血症狀者食用。

高雅的配件「香包」是日式的芳療方式!?

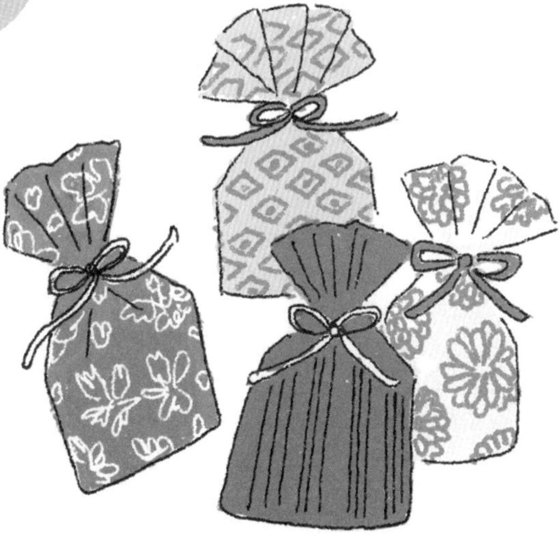

建於日本奈良時代的正倉院，是中國文化的集散地，也稱為「絲路的終點站」。正倉院藏有各式各樣的寶物，其中可見香包。自古以來，中國的貴族女性會將香料放進袋中隨身攜帶的習慣，正倉院存有衣物防蟲用的線香與小布袋，被視為日本最早的香包。

讓香包的香氣能附著在衣服上，或是跟手帕放在一起隨身攜帶，是香氣迷人的大人配件。依據香包原本的用途，可取代香水使用，也可以運用於漢方的領域。

用來製作香包的香料，包含桂皮（肉桂）、丁子（丁香）、大茴香（八角）等漢方生藥；透過生藥香包的香氣療癒身心，可說是漢方與日式合璧的芳香療法。

這天為：大暑（日期依年份而異）
大暑為二十四節氣之一，是從小暑算起的第十五天，大約為每年7月23日前後，是一年當中最熱的時期。

水腫型肥胖者可按壓幫助瘦身的「陰陵泉」

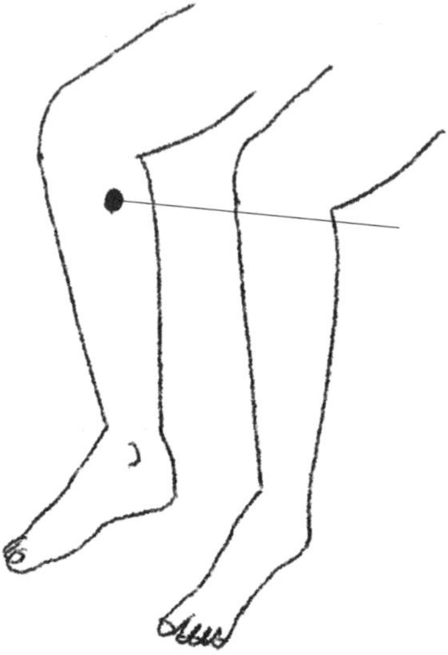

【如何找出陰陵泉】
用大拇指從內腳踝沿著小腿的骨頭線往上摸，按壓到膝蓋下方的小腿骨縫邊緣凹陷處，感覺明顯疼痛的穴位。

【按壓陰陵泉的方法】
用大拇指按住穴位，在骨頭之間探尋按壓，一次按壓5至10秒，反覆按壓十次。

陰陵泉是排水穴位之一，能對腸胃產生作用，調節體內多餘水分。腸胃與水分代謝看似無關聯性，但腸胃是負責消化吸收的臟器，如果消化吸收功能不佳，水分代謝能力也會降低，最終引發水腫等症狀。提到水腫型肥胖者的特徵，腸胃機能較弱是常見的現象。

可以試著按壓陰陵泉穴，如果感覺疼痛，就是體內水分代謝不順的證據。按壓此穴位來增進排水能力，有助於提升水腫型肥胖者的瘦身效果。此外，陰陵泉對於改善夏季疲勞症候群、腹瀉、水分囤積導致的膝關節疼痛等症狀也有不錯的效果。

這天為：劇畫日

1964年的這天為日本成人劇畫風格漫畫雜誌《GARO》創刊日，看劇畫也是紓解壓力的最佳管道之一。

7月25日

漢方藥

能治癒燒燙傷的「紫雲膏」，是漢方外用藥膏的代表

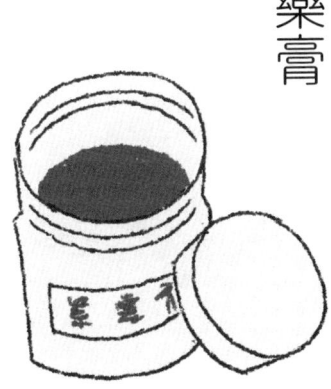

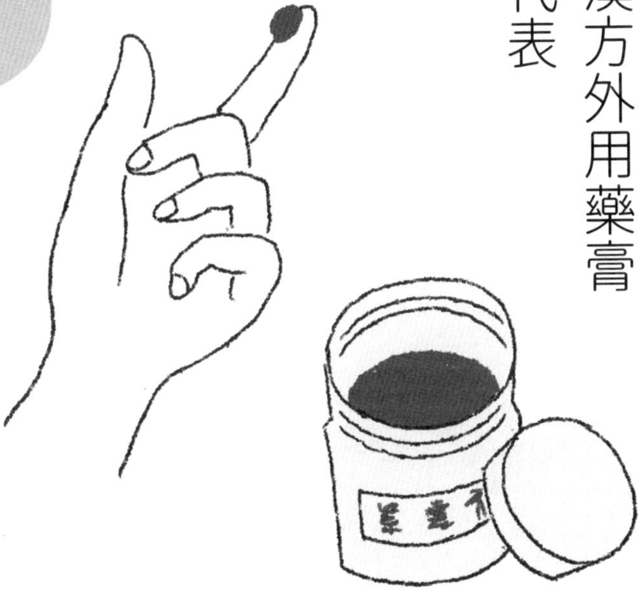

提到漢方藥，通常會想到熬煮漢方藥和漢方茶等喝的種類，但也有外用的塗抹藥膏，當中以紫雲膏為代表。

將繖形科的當歸根與多年生植物紫草根烘乾並切碎後，加入麻油、蜂蠟、豬油等材料一同熬煮成形，即可製成軟膏。紫雲膏的外觀如同鮮豔紅紫色的梅子醬，散發芝麻香氣。當歸具有補血作用，可幫助皮膚再生；紫草根則具有抑制發炎的作用，是治癒燒燙傷的特效藥。

提到燒燙傷，曬傷也是其中之一，對於燙傷造成的皮膚損傷，紫雲膏也能發揮一定的效用。長時間待在太陽底下的時候，可以在當天就寢前塗抹紫雲膏，隔天皮膚比較不會泛紅，也能有效抑制曬傷造成的發炎。為了做好夏天的防護，不妨將紫雲膏列為夏季的常備藥物。

這天為：刨冰日
雖然吃太多冰冷的食物對身體不好，但日本近年來可見添加溫暖身體作用的薑或肉桂等材料的刨冰，讓冰品種類更為豐富。

體積嬌小
卻具豐富的功效，
吃「沙丁魚」養成
不易疲憊的體質

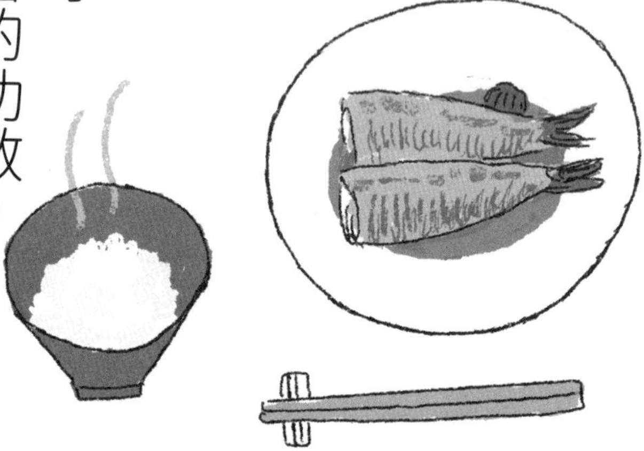

一整年皆在市面流通的沙丁魚，其最佳賞味的時期依種類和產地而異，常見的遠東擬沙丁魚的最佳食用季節為夏季，適合消除夏季的疲勞。由於沙丁魚體積較小，從頭部到魚尾皆能整條食用，是體現漢方一物全體（P9）思想的最佳食材。

吃沙丁魚能溫暖因長期待在冷氣房且受寒的身體，同時調節腸胃狀態補充元氣。另外像是因疲勞造成聲音虛弱、稍微活動就汗如雨下並流汗不止、無法消除疲勞造成頭暈和睡不好等情況時，都很適合食用沙丁魚。

沙丁魚搭配酸味食材，是夏季的推薦吃法，可透過酸味的神奇力量提升疲勞恢復力。像是製作醋煮沙丁魚或梅乾煮丁魚等，不僅風味清爽，還能去除魚腥味，是一舉兩得的方法。

覺得烹煮魚類料理步驟很繁雜的人，建議可以用吻仔魚乾來替代，也是不錯的方式。

這天為：日光日

西元820年，日本佛教始祖的弘法大師空海在這天造訪枥木縣二荒山時，由於日文漢字「二荒」音近日光，因而命名為「日光山」。近年來日光山成為人氣能量景點，夏季平均溫度為22度，氣候涼爽。

7月27日

基本

在夏天吃「西瓜與哈密瓜」，發揮清熱消暑的功效

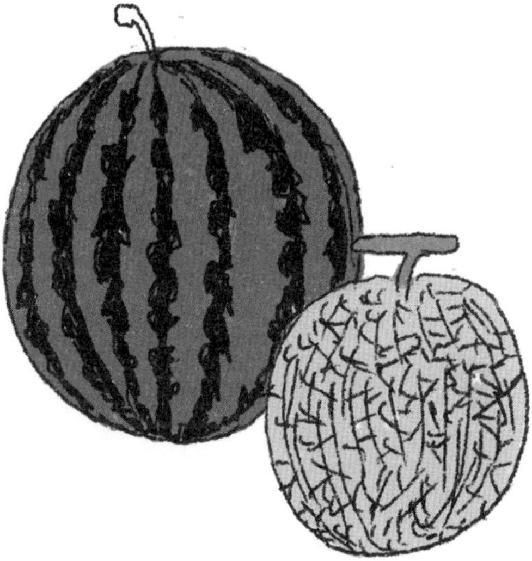

根據漢方的觀念，多吃當季的食物有助於養生，而西瓜可說是夏季的當季食物代表。在江戶時代，每到夏天路上可見販售西瓜的攤商，如同川柳＊所描述「每逢水有毒，出外賣西瓜」，在供水衛生狀態不佳的時代，西瓜是在夏季補充水分的便利食材。

西瓜不僅具解渴的作用，同時具有清熱與利尿的功效。將西瓜汁熬煮後製成的西瓜糖，是民間療法食材之一，可在夏天可加進冰水飲用，到冬天甚至也能攝取西瓜的營養，是老祖先的智慧。

同屬於葫蘆科的哈密瓜，跟西瓜有共通的功效，能清熱解渴，促進水分代謝。從西瓜的英文 watermelon 便可窺知一二，讓人由衷感到認同。

這天為：西瓜日

西瓜皮也有豐富的功效！水腫症狀明顯的人，可以將綠皮部位切碎，撒鹽搓揉拌勻，製成一道醋拌小菜。

＊ 以五、七、五之17音節排列的定型詩，內容自由，多為表達心情或諷刺世態人情的文句。

「麻薏」是可攝取大量鈣質的蔬菜

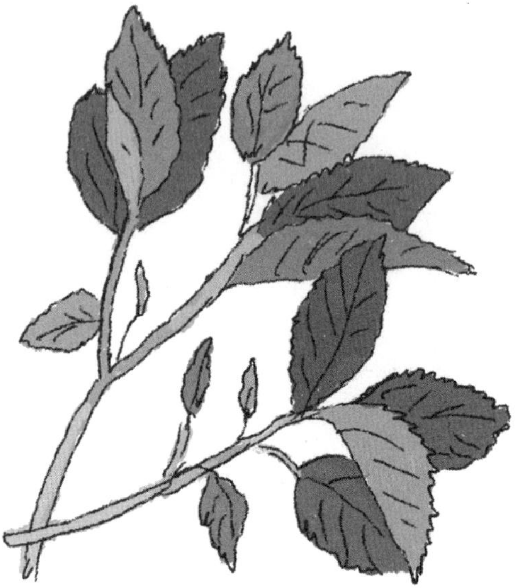

麻薏是原產於埃及的蔬菜，日本用來製作青汁的材料之一，麻薏的阿拉伯語**molokhiya** 意指國王，代表麻薏為蔬菜之王的意思。麻薏具高營養價值，含豐富的鈣質與β-胡蘿蔔素，鈣質含量約為菠菜的五倍，β-胡蘿蔔素大約為三倍。由於麻薏也含有豐富的維他命，適合預防夏季疲勞症候群。因為鈣質具有效穩定精神的作用，所以當夏天的暑氣引發焦躁的情緒時，也可多加攝取麻薏。

麻薏的另一大特徵是其黏稠成分，水溶性膳食纖維具整腸效果，有助於改善便祕。搭配同具有黏稠成分的夏季蔬菜秋葵，以及良性蛋白質來源的納豆，提升腸胃健康的山藥等食材，功效倍增。

蔬菜能幫助行氣，提升負責儲血的五臟之肝機能，對於經常有貧血和月經不適症狀的人而言，麻薏是一大福音。

這天為：葉菜日

葉菜日的宗旨是多吃葉菜類蔬菜，以預防夏季疲勞症候群。先將青菜燙過，冰在冰箱裡備用，即可快速完成一道便利的涼拌配菜。

7月29日

放鬆

在容易出汗的季節，泡「薰衣草浴」改善令人困擾的汗臭味

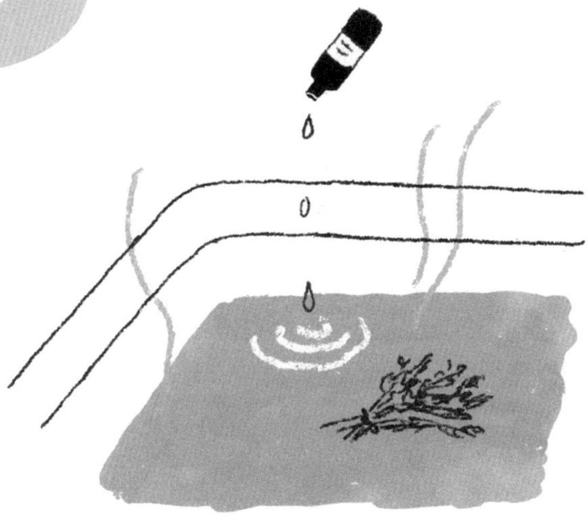

之前介紹過具助眠作用的薰衣草，可用來製成放鬆身心的薰衣草酒（P141）；但其實薰衣草還具有殺菌作用與止汗效果，不可小看對於肌膚的藥效。

若身體在夏天容易大量出汗，散發出汗臭味，不妨試試薰衣草浴來加以改善。

在浴池中滴幾滴薰衣草精油，是最為便利的方式，敏感肌膚者可以將薰衣草精油與岩鹽等天然鹽混合，製成不傷肌膚的天然浴鹽。將乾燥的薰衣草或香藥草放入布袋中，再放入浴池中，也是不錯的方式。如果能取得薰衣草鮮花，直接放在浴池裡，能增添視覺上的享受。

薰衣草的香氣能促進能量之氣的循環，舒緩精神性壓力。在睡前泡個舒服的薰衣草浴放鬆身心，也能改善睡眠不足的症狀。

這天為：業餘無線電之日
在數位化時代，依舊有許多業餘無線電愛好者。在日常生活中培養讓人熱衷的興趣，也是相當重要的事情。

吃過量冰涼食物和飲料造成胃部突發性疼痛時，可服用「安中散」

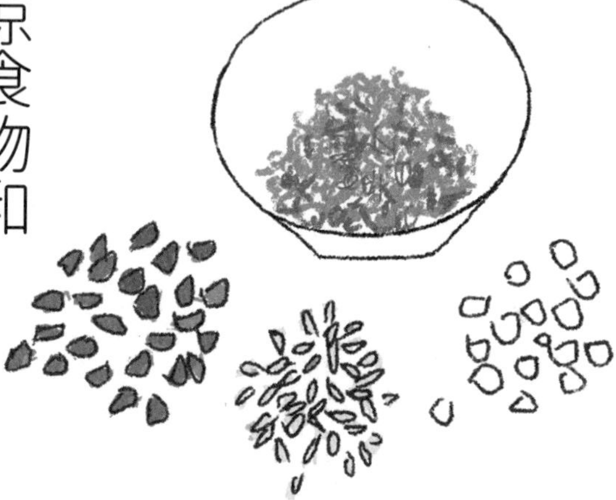

隨著天氣日漸炎熱，讓人不自覺地想吃冰涼的食物和飲料，像是加入大量冰塊的飲料、西瓜和哈密瓜等含水量豐富的寒性水果、冷麵類等。這些食物和飲料入口後，通過食道會直接到達胃部，讓胃部直接承受冷飲和生冷食物所造成的影響。除了冰涼的食物和飲料，在夏天還會想吃辛辣的食物吧！這類的刺激性食物也會造成胃部的負擔。

最終，胃部不堪負荷，開始發出哀號，會產生劇痛、嘔心想吐、膨脹感。漢方的安中散能改善急性的胃部症狀，其成分包含桂皮（肉桂）、茴香（小茴香）、牡蠣殼等，可溫暖腹部與緩解疼痛。平常有手腳冰冷症狀的人，以及暖和身體後會感覺較為舒服的人，可服用這款漢方藥。

這天為：酸梅日

古人常說「吃下酸梅，萬難皆消」，日本人依據消除萬難（難が去る*）的諧音將這天訂為酸梅日。　＊nan ga saru／nan＝7、sa＝3、ru＝0

7月31日

放鬆

在夏天要保持比平常更為「餘裕放鬆」的心情

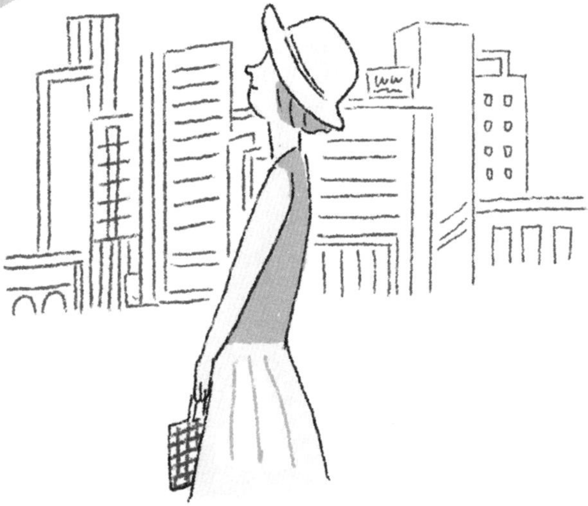

豔陽高照的夏天，是萬物成長茁壯的季節。在精神層面上，過著從容且悠閒的生活，是克服炎炎夏日的養生法之一。如果違背自然的養生法則，有可能造成五臟之心機能衰弱，甚至引發夏季疲勞症候群，進入秋天依舊會有不適的症狀。

五臟之心主宰人的精神與意識，尤其害怕暑氣的侵襲，即使沒有從事特別活動，夏天也容易引發身體疾病，要特別注意。尤其是在陽氣最為旺盛的夏季午後，對於心是造成最大負擔的時段。因此，重點在於如何保持心情上的餘裕。

首先，要避免產生焦慮、不安、憤怒、驚恐等情緒，例如急忙趕搭公車和捷運、狼吞虎嚥吃下午餐、走路速度過快、暴飲暴食等，都會造成身體的負擔。

在夏天要保持游刃有餘的態度，即使遇到小小的失敗，也要讓心靈保有一絲餘裕。

這天為：滑翔傘日
乘著滑翔傘宛如鳥類在天空翱翔，能充分吸取天空的陽氣。

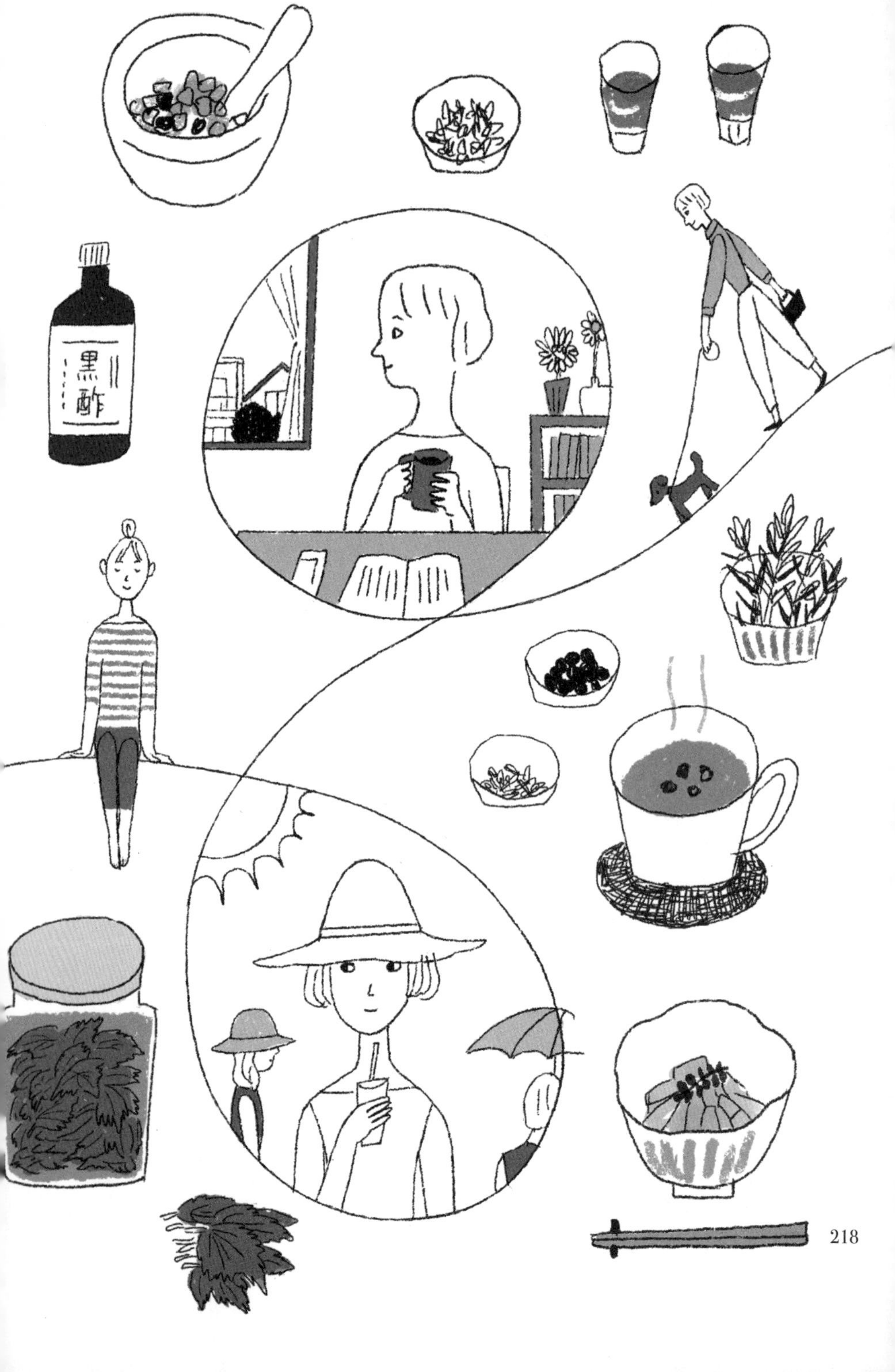
黒酢

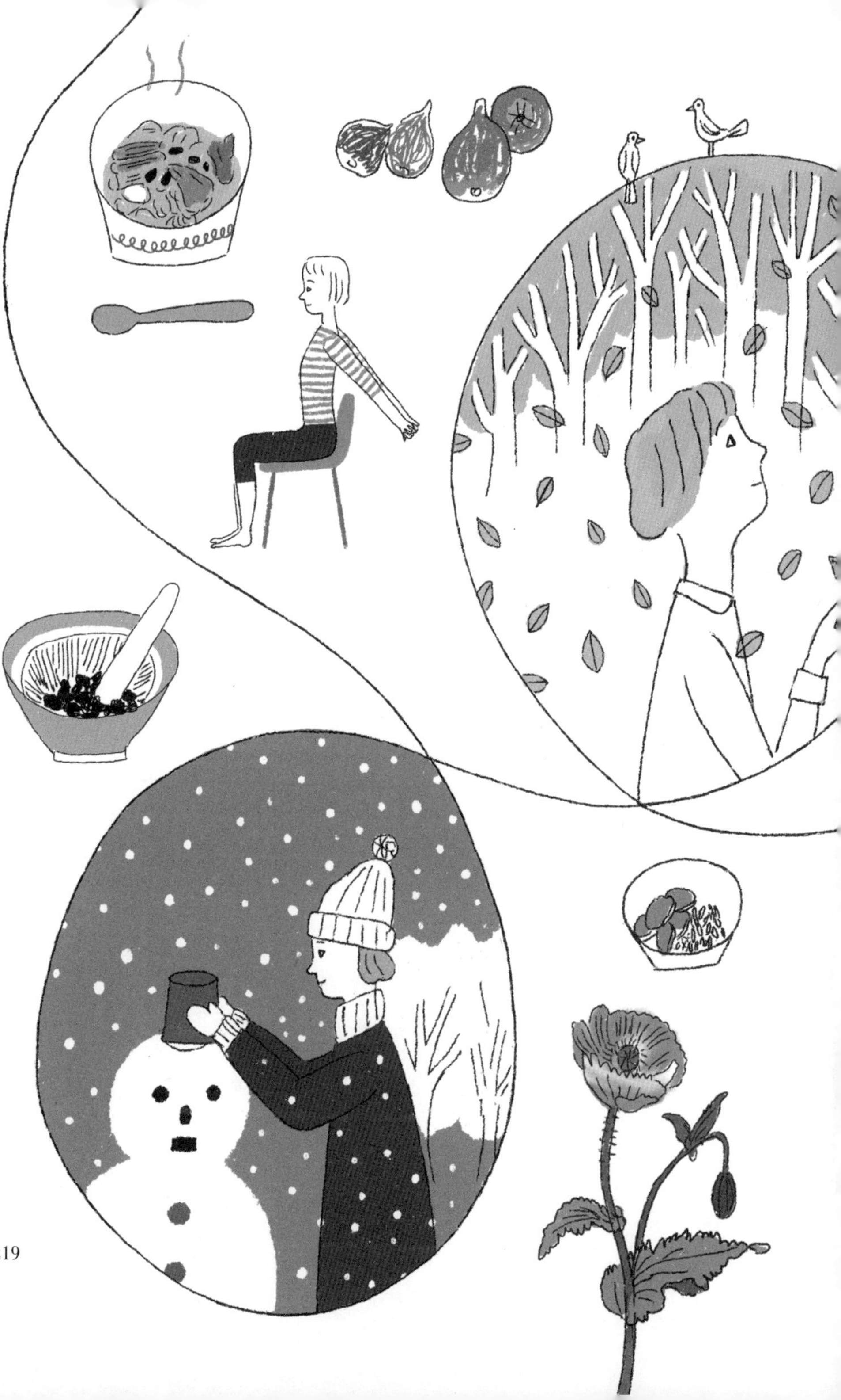

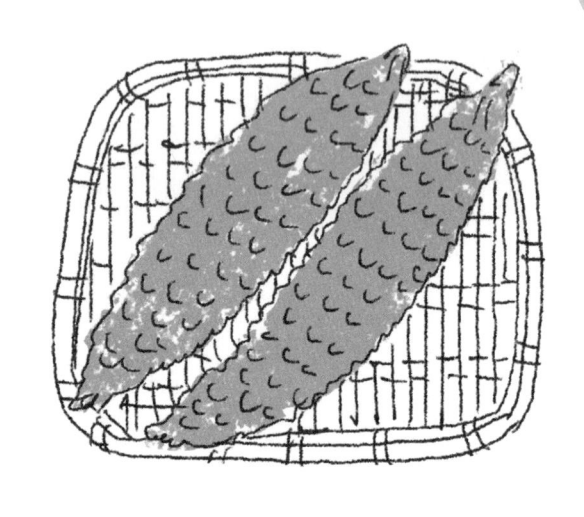

「苦瓜」的苦味 能在夏天幫助調養身體

以苦味聞名的苦瓜，在沖繩被稱為ゴーヤー（goya），其苦味具解毒效果，以及排出體熱的清熱作用。面對夏季特有的潮紅症狀，苦瓜能適時降溫，消除肌膚症狀和暑氣造成的煩躁感，可說是夏季的養身食材。此外，苦瓜也是沖繩的特產，是沖繩料理所不可或缺的食材。

沖繩炒苦瓜，是運用苦瓜的代表料理，豬肉含豐富的維他命B1，是消除疲勞的最佳組合，如果因夏季疲勞症候群而有食慾不振的現象時，可以自製清燙冷盤豬肉，在上面擺放削成薄片並撒上鹽巴揉勻的苦瓜。

分布於苦瓜表皮的細疣，具有活化腸胃的成分，以及豐富的維他命C。要盡量挑選表面細疣密集分布的苦瓜，這是品質良好的證明。此外，還要挑選具彈性與光澤，且顏色偏深綠的苦瓜。

這天為：八朔（日期依年份而異）

八朔約為農曆8月1日（新曆8月25日至9月23日左右），農家在這天會拿著初穗，拜訪平日承蒙照顧的恩人。

8月2日

飲品

沁人心脾的「薄荷梅酒飲」

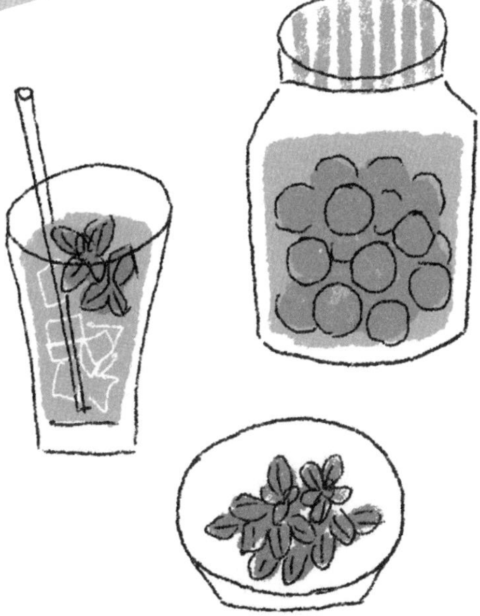

近年來，因為DIY醃梅子的熱潮，有很多人會自釀梅酒。先前提到在六月自製的梅酒，是功效良多的藥膳酒（P167），接下來則要介紹如何運用梅酒來自製清爽的夏季飲品。

有清熱作用的薄荷，是適合搭配梅酒的香藥草。薄荷也是生藥之一，薄荷散發穿透喉嚨的清涼感，是適合在夏天食用的食材。

製作方法相當簡單，先沖泡較濃的薄荷茶，再倒入放有冰塊的杯子中，最後加入梅酒即可，可依個人喜好調整梅酒用量。薄荷香氣清新宜人，鼻子也能感受涼爽的香氣。

薄荷梅酒飲不僅能重振心情，梅酒對於腸胃產生的作用，還可提升消化吸收力；薄荷則是對於改善吹冷氣受寒造成的喉嚨腫脹和疼痛，皆有效果。

這天為：香藥草日
香藥草是易於栽種的植物，在廚房的窗邊種植薄荷，需要的時候可快速摘取，相當便利。

喝「蜂蜜薑片紅茶」改善待在冷氣房受寒的體質

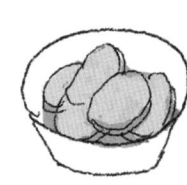

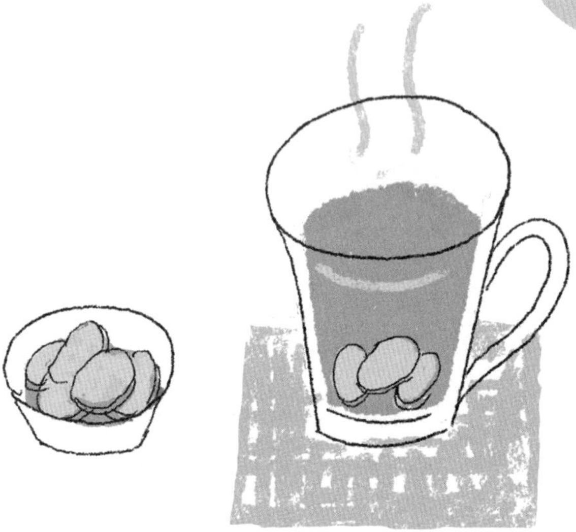

夏天在室外酷暑難耐，汗流浹背；回到辦公室，空調的強度卻冷到讓身體收縮發抖。即使在夏天，相信很多人仍會隨身攜帶蓋毯或披肩，或是多加幾件衣服，這是預防在冷氣房受寒的對策之一，但其實徹底溫暖身體才是更為有效的方式。

首先，在工作閒暇之餘喝杯熱飲，接著試著添加可溫暖身體的溫性薑與蜂蜜。雖然可以分別添加薑與蜂蜜，但運用一些巧思，預先製作蜂蜜漬薑片，就是相當便利的方式。做法相當簡單，只要將蜂蜜淋在削好的薑片上面即可。除了可以加進紅茶中作為香料茶，也可以加入番茶或熱開水。家中常備蜂蜜漬薑片，還能用來製作餅乾或薑燒豬肉等料理，應用層面廣泛。

這天為：蜂蜜日

在意糖分含量者，可以用蜂蜜來取代砂糖。蜂蜜能提升消化吸收能力，增添料理的濃郁風味。

「夏季疲勞症候群」分為三種類型

日本的夏天高溫潮濕，容易造成身體的疲勞，引發夏季疲勞症候群。依據原因，可將夏季疲勞症候群分為三種類型。

【氣虛型】

引發氣虛型夏季疲勞症候群的原因，是體內元氣來源的能量之氣不足。主要症狀包括慢性疲勞、倦怠感、手腳冰冷、無精打采，對任何事情都缺乏動力，待在冷氣房會產生不適，也容易食慾不振。

養氣是最佳的預防方式，要有充足的睡眠，維持早睡早起的習慣。

【水毒型】

主因是體內囤積過多的水分，造成新陳代謝降低，感覺身體沉重，產生水腫。此外，水毒型也有腹瀉和軟便的現象，以及口腔變得黏稠，流出黏答答的汗。

預防方式是留意阻礙水分代謝的體寒，可以用溫水泡半身浴，促進正常排汗與新陳代謝。

【暑邪型】

原因是體內囤積熱氣，熱氣奪走水分導致身體疲勞。主要症狀為失眠、焦躁不安、臉部潮紅、尿量變少呈現深黃色等。

要多加攝取清熱的夏季蔬菜，推薦食用西瓜、苦瓜、冬瓜等食物。

這天為：筷子日

多加運用雙手能預防腦部老化，平常可以用筷子練習夾豆子，可預防失智症。

清熱降火的「綠豆燉冬瓜」

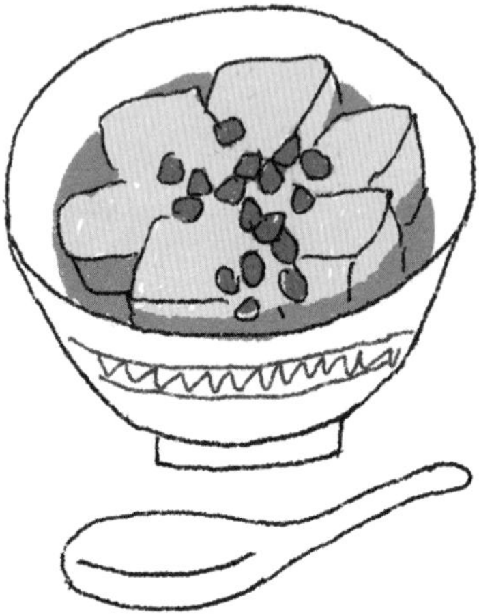

和西瓜、哈密瓜同屬葫蘆科的冬瓜，是具有清熱作用的夏季蔬菜代表。如同冬瓜之名，給人清涼食物的印象，其名稱由來是因為保存期限長，可以直接保存至冬天，當作冬季的糧食而得名。冬瓜的水分約占95%，滋潤多汁的果肉能幫助消除體內熱氣。

另外，綠豆是豆類中唯一具清熱作用的涼性食材，在炎熱的亞洲國家，經常食用綠豆湯和綠豆粥等甜點，以達到消暑功效。

使用以上兩種涼性食材製作燉煮料理，無論是做成溫的或冷的料理同樣美味，而利用昆布或雞湯塊製作清淡的高湯，是讓綠豆燉冬瓜更加美味的關鍵。綠豆燉冬瓜能發揮清熱解毒、利尿、消除水腫的效果，可作為夏季的常備菜。

這天為：世界啤酒節
夏天喝冰涼的啤酒是最棒的享受，但容易造成腹部寒冷，要酌量飲用。建議喝啤酒時，下酒菜可選擇溫性的茴香或醃漬蘘荷。

8月6日

食物

幫助消除夏季疲勞的「甘醋漬蘘荷」

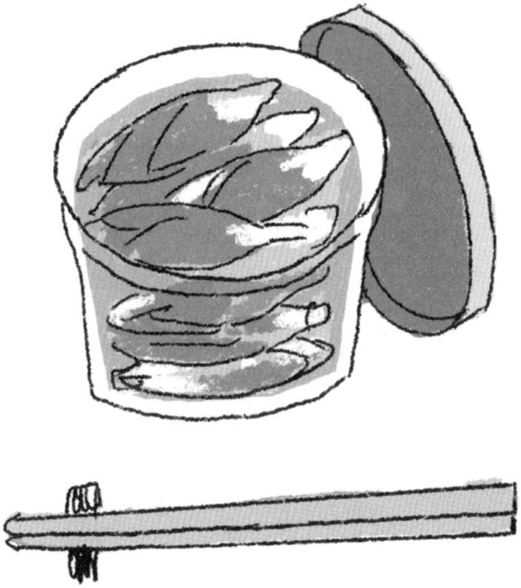

預防夏季疲勞症候群的關鍵，是避免體內囤積濕氣。

為了將排出體內的濕氣，除了透過流汗來排出，也可以運用漢方中幫助排出濕氣的食材，稱為「解表類」。解表意指打開毛孔促進排汗，蔥、薑等香味野菜，都屬於解表食材。

提到香味野菜，通常是被拿來當作料理提味的藥味，但這次則是要成為主角。蘘荷就是薑科的香味野菜，可以嘗試自製甘醋漬蘘荷，其獨特的清爽香氣，帶有放鬆與促進出汗的效果。

烹調的訣竅是將蘘荷快速燙過，過度加熱會讓重要的香氣跑掉。此外，要先加熱甘醋來去除酸味，因為過強的酸味會產生收斂作用，而抵銷掉解表的能力。剛做好的甘醋漬蘘荷，記得要趁新鮮時盡快吃完。

這天為：廣島和平紀念日

1945年的這天，美軍於廣島市投下原子彈，造成超過十萬名居民死亡。為悼念廣島原爆受害者，並祈求世界和平，將這天訂為廣島和平紀念日。

吃「桃子莫札瑞拉起司」滋潤肌膚，改善肌膚乾燥的現象

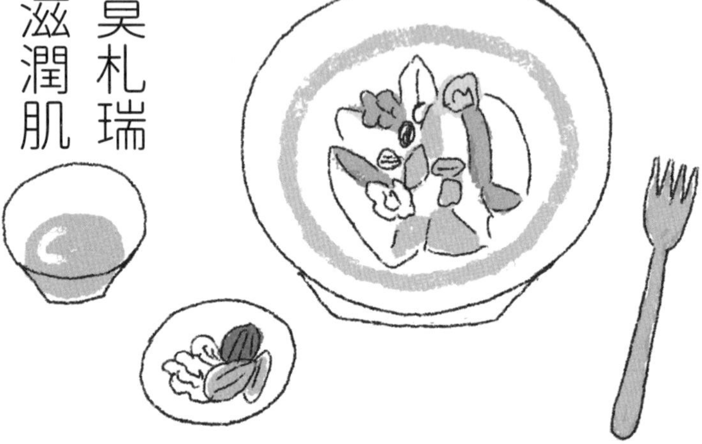

新曆的八月七日左右，是立秋的時節。然而這個時期，天氣依舊炎熱，長期待在冷氣房又大量流汗，容易導致肌膚乾燥。此外，面對即將到來的秋天，經常受乾燥秋風吹拂，也是造成肌膚更加乾燥的季節。面對接下來的季節做好養生，也是漢方的概念之一，從現在開始執行肌膚防護乾燥對策，才是明智的選擇。

多汁的桃子能滋潤五臟之肺，改善肌膚的問題，由於肺部與皮膚相呼應，可讓肌膚恢復滋潤。此外，乳製品和堅果類也是滋潤肌膚的美容食材。

不妨使用這些滋潤食材，製作健康的沙拉。莫札瑞拉起司可滋潤皮膚和黏膜，很適合搭配桃子，還要添加補血的葡萄乾、溫暖身體補充滋潤的核桃或杏仁。最後添加少量的鹽與特級初榨橄欖油調味，是一道提升女性特質的食譜。

這天為：立秋
立秋為二十四節氣之一，從這天起是秋天的開始，立秋以後的暑氣被稱為殘暑。

8月8日

飲品

維持腸胃健康的藥膳酒「野山楂酒」

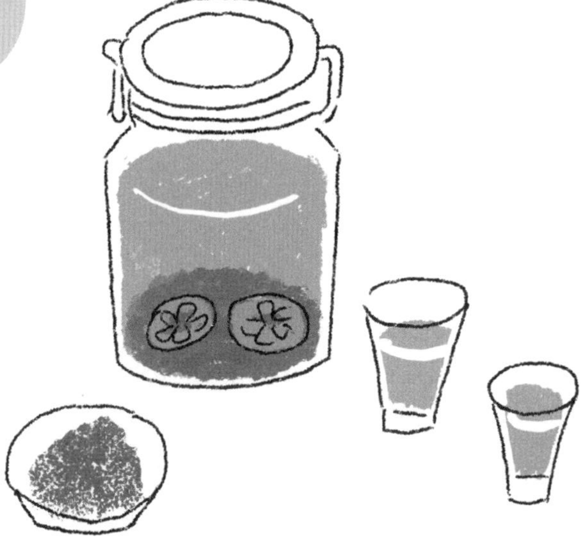

在夏天飲用過量的冰啤酒，或是攝取過多油脂肉類料理時，容易造成腸胃的負擔。

野山楂是照顧腸胃健康的最佳食材，野山楂別名「山查子」，是漢方的生藥之一，能改善攝取過量肉類而導致消化不良的症狀，維持主宰消化的五臟之脾功能。從現代營養學的角度來看，由於野山楂含有脂肪分解酵素，可促進消化與健胃整腸，特別是能促進肉類料理等高油脂食物的消化，對於降低膽固醇和血壓也有不錯的功效。

可以使用野山楂來製作藥膳酒，先將野山楂切碎或磨成粉，加入檸檬、砂糖、蒸餾白酒浸漬一星期。飯前飲用野山楂酒能幫助消化，也可以在野山楂酒中加入半杯以麻油、醋、醬油製成的中華風調味醋，創造不同的風味。

這天為：鬍子日

提到鬍子，狀似鬍子的玉米鬚也是生藥之一，具優異的利尿效果，而乾燥的玉米鬚則可用來泡茶。

預防夏季疲勞症候群，建議可喝夏季處方「清暑益氣湯」

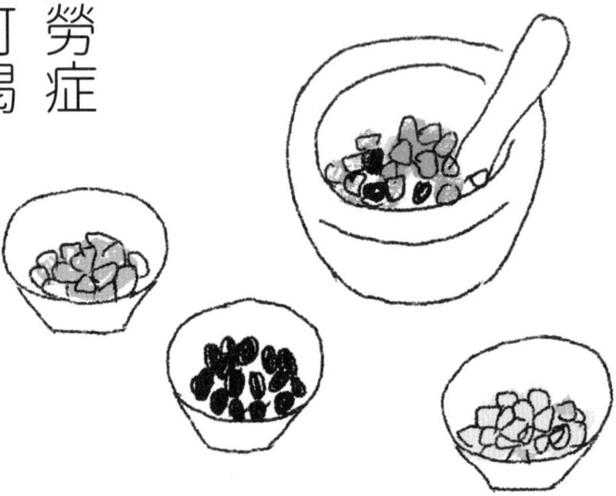

「清暑益氣湯」可說是為了預防夏季疲勞症候群的漢方藥處方；從名稱就可預測功效，也就是清暑除濕、益氣生津。

清暑益氣湯含有九種生藥成分，在此介紹幾種較為特殊的種類。

首先是人參，高麗人參能補充身體元氣。還有黃耆，同樣有補充元氣的功效，是斂汗固表的生藥，防止過度流汗。在深山野外自生的五味子，其果實散發明顯的酸味，能防止盜汗，補充身體滋潤，是適合在夏天食用的生藥。

在生機勃發的自然環境中，人們在夏季會充滿活力，如果因酷暑囤積體熱，造成活動力減退之時，可以多加借助漢方的力量。

這天為：棒球日
欣賞晚間的棒球比賽，是夏夜的消遣之一。晚上在戶外球場吹著涼風一邊看球，是消除壓力的方式。

8月10日

食物

添加大量蘿蔔的「蘿蔔泥蕎麥麵」，可消除消化不良的症狀

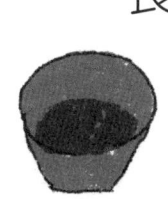

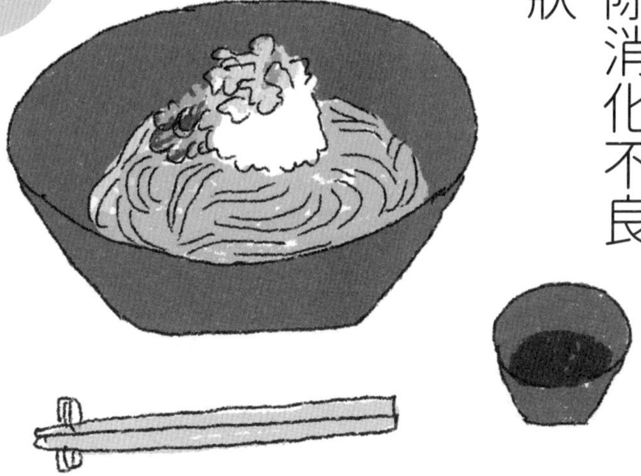

平常在意腸胃健康狀態的人，可以選擇蘿蔔泥蕎麥麵，當作炎炎夏日的午餐。

蕎麥麵原本就能改善胃部不適、消化不良和消除軟便等效果，近年來因為有能預防高血壓和慢性病的功效，引起廣泛討論。

雖然蕎麥麵是營養豐富的食材，不過江戶人由於著重於麵條入喉的口感，認為在吃蕎麥麵時要不經咀嚼直接吞下，才是蕎麥麵的道地吃法，但這樣做其實會對胃部造成莫大的負擔。

進食、吃飯的時候要多加咀嚼，讓口內產生唾液，這是相當重要的事情。建議可以來一碗蘿蔔泥蕎麥麵；蘿蔔泥能促進消化，消除胃部不適與腹部鼓脹的症狀。

蕎麥麵與蘿蔔的組合，味道方面自然不在話下，還能發揮相乘的功效。不過，這兩種食材都屬於寒性，會讓身體偏寒，有手腳冰冷症狀的人，可添加大量的蔥和薑一同食用。

這天為：薏仁日
薏仁具優異的利尿或除疣效果，經烘烤過能產生米香般的口感，可和麥片混合當作夏天的早餐。

8月11日

放鬆

用毛巾沾「薄荷油」擦拭身體，神清氣爽

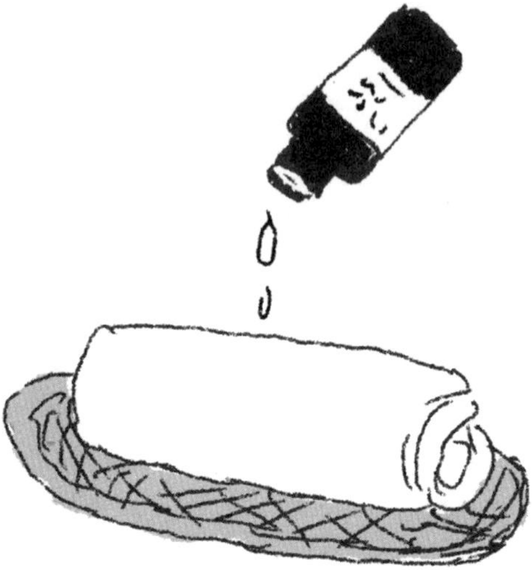

炎熱的夏天往往讓人汗如雨下，如果只用毛巾擦拭身上的汗水，會感覺身體黏搭搭的，毫無清爽感。這時候就想要用冰涼的毛巾擦汗。

人在天氣熱的時候就會流汗，身體為了蒸發汗水會產生汽化熱，透過蒸發反應讓熱能散去，來降低體溫，這是人體的一大出色機制。用毛巾擦拭肌膚，其實也是相同的原理。以毛巾擦拭濕透的身體，汗水蒸發後加上體內熱能散去，因此感覺涼爽。

毛巾是日本人夏天消暑的小智慧之一，可多加運用。平常用毛巾沾水擰乾後，用來擦汗就有不錯的效果；但可以在水中滴幾滴薄荷油，再用毛巾沾水擰乾，用來擦汗會增加數倍的清爽感。

透過藥妝店或網購都能買到薄荷油，近年來日本市面上也有方便的噴霧款式，或是可以使用胡椒薄荷的香精油取代。

這天為：加油日

因天氣炎熱無法產生動力的時候，不妨對自己喊聲「加油」吧！順利克服難關後，要記得犒賞自己。

8月12日

漢方藥

平常腸胃較為虛弱的人，可以喝「六君子湯」

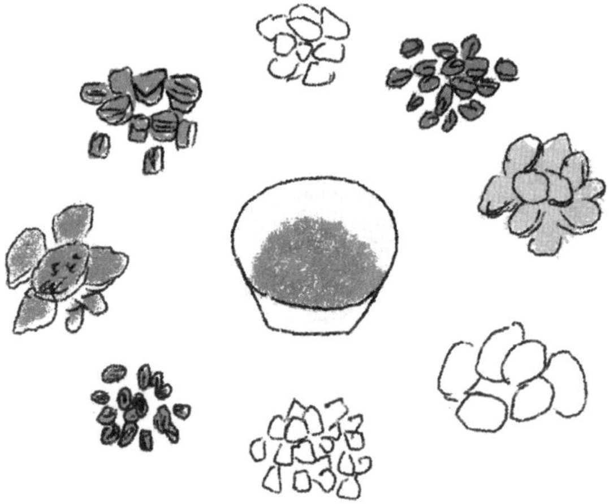

慢性腸胃機能虛弱者，在夏天要避免攝取過量生冷食物和飲料，以免弄壞肚子。像是身體狀況不佳、無精打采、臉部氣色黯淡無光、腹部虛寒容易腹瀉，還有經常悶悶不樂並感到煩惱，進而影響腸胃健康的人，建議可飲用六君子湯。

此漢方藥是以能補充元氣，強化五臟之脾機能的補氣、建脾藥為代表，「四君子湯」做基礎，再加上半夏、陳皮兩種生藥調配而成。四君子湯的材料為高麗人參、白朮、茯苓、甘草、生薑、大棗等，用來治療體力流失、氣色不佳、食慾不振、慢性疲勞等症狀。搭配能消除胸悶和水腫的半夏，以及暖胃促進消化的陳皮，一舉提升健胃效果。

六君子湯除了能維持腸胃的健康，也有益氣健脾的功效，是消除夏季疲勞症候群的最佳漢方藥。

這天為：分發日

放完長假回到公司上班，通常會分發伴手禮給同事。雖然送伴手禮一事褒貶不一，但保有一顆體貼他人的心，也是相當重要的事情。

泡「大蒜足浴」讓待冷氣房受寒的身體變得溫暖

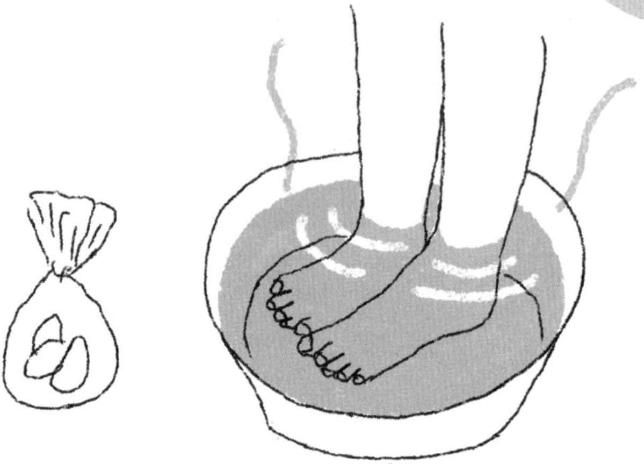

提到增強體力、補充元氣的食材，第一個會想到大蒜。大蒜是在夏天增加元氣所不可或缺的食材。

大蒜的特徵是散發強烈的氣味與特殊的辛辣味，也是漢方之一。大蒜能溫暖身體，夏天經常待在冷氣房導致身體受寒時，大蒜就是強力的夥伴。

要發揮大蒜的功效，除了作為日常生活的食材，也能用來製作入浴劑。根據民間療法的理論，各類植物都能製成入浴劑，增添泡澡時的樂趣，所以大蒜也具同樣的功效。由於大蒜具刺激性，使用時不需切開或搗碎，只要將整顆大蒜放入布袋裡，再放入浴池中。

每當泡澡時因水溫過熱，而有熱潮紅現象的人，可以嘗試泡大蒜足浴。由於空調的冷空氣會往低處吹，容易造成腳部冰冷，這時就要運用大蒜的力量，從腳底逐漸獲得溫暖。

這天為：左撇子日
平常在刷牙或寫字的時候，要交互運用慣用手與非慣用手，以預防失智症。

8月14日

飲品

「芫荽水」是適合在夏天飲用的香草飲品

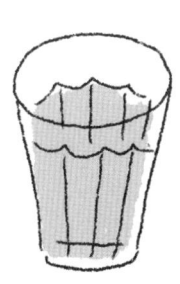

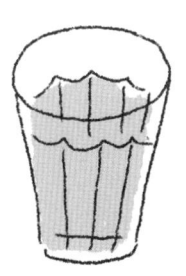

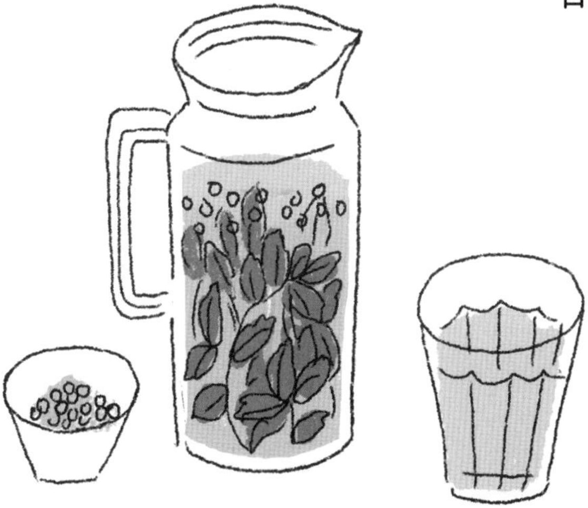

近年來，在咖啡廳可見各式各樣的風味水，例如常見的檸檬水，還有薄荷水和葡萄柚水，種類相當豐富。

飲用這些風味水，能感受到各項食材所發揮的功效，而若在夏季有腸胃虛寒症狀的人，則可以飲用芫荽水。

芫荽又稱為香菜，如同其名，是香氣四溢的香藥草。芫荽能消除體內多餘熱氣，同時溫暖受寒的腸胃，還有促進食慾與消化機能、飯後消除脹氣的功效。

建議在每天早上製作一日的飲用量，雖然可以使用生芫荽，但乾燥芫荽的氣味較淡，適合害怕芫荽特殊味道的人使用。同時，可依個人喜好添加薄荷、香蜂花、橘子或檸檬片等食材。

這天為：專利日

在罹患疾病前加以預防的未病先防觀念，以及與自然共存的養生思維，都是漢方的專利。

要特別留意，夏天因囤積熱氣造成的「臉部泛紅」

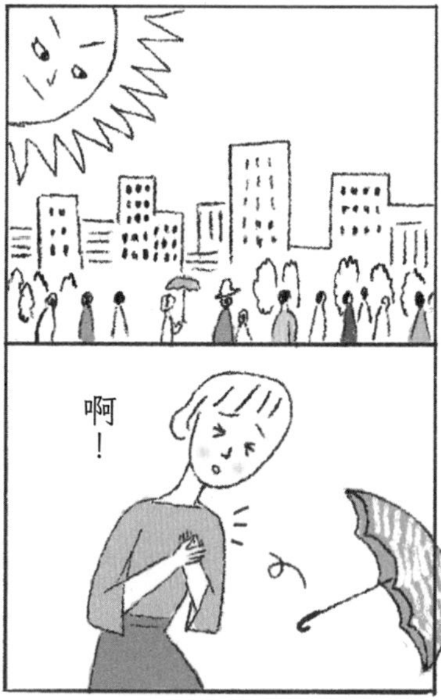

東洋醫學的望診（P13），是透過肉眼觀察身體症狀的診察法，望診特別著重於人的臉色。根據五行說理論，五臟會影響臉色並出現不適症狀，與季節性有關；紅色是容易在夏天出現的顏色，與五臟之心息息相關。

五臟之心負責心的脈動與全身血液循環，若心臟增加負擔，會產生心悸和臉部泛紅等症狀。紅色是熱氣囤積於體內的證明，也是體溫上升、全身機能亢進、發炎、興奮的警訊。臉部在夏天泛紅的時候，有可能是身體發出高血壓和中暑的求救訊號。

這天為：終戰紀念日
唯有世界和平，才能讓人類感到身心的平靜，度過健康的生活。

「敲打手臂」消除肩頸痠痛，促進淋巴循環

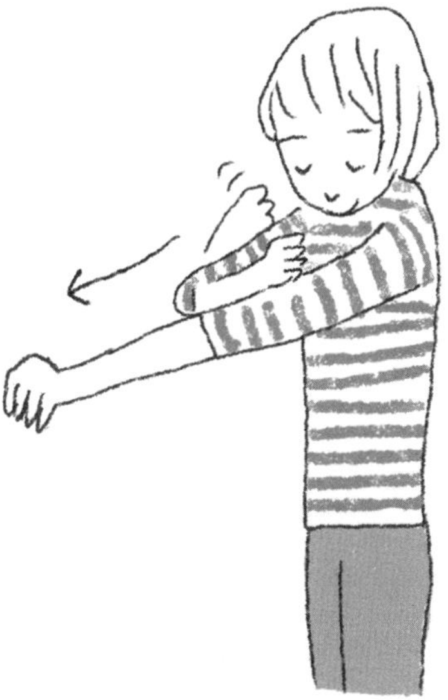

因天氣炎熱導致活動力降低又缺乏動力時，可以在家中做簡單的「敲打手臂」運動。利用敲打動作促進血液循環，會感覺上半身的手臂、肩膀、頸部變輕，一舉消除肩頸痠痛的症狀。

無論是站立或坐下都可以進行；首先，將單手水平向前舉，另一隻手微微握拳，沿著頸部到手腕敲打手臂外側。不要用力握拳，採和緩的握拳方式，放鬆手腕力量，以拳頭從手腕彈起的感覺來敲打。敲打到手腕處時，換成敲打手臂內側，從手腕往頸部敲打回去，重複此敲打動作，再換手做同樣動作。

血液和淋巴通常是從中央往末端流動，透過敲打運動促進血液和淋巴循環的同時，由於淋巴循環最後會停留在鎖骨部位，這時候要輕柔地按摩鎖骨，促進流動後即可完成運動。

這天為：京都五山送火

盂蘭盆節是逝去的祖先返回人間的節日，而五山送火則是送走祖先的習俗。除了京都的五山送火，長崎的精靈流也是知名的儀式。

「喝鳳梨烏龍茶」降溫，改善夏季的潮紅症狀

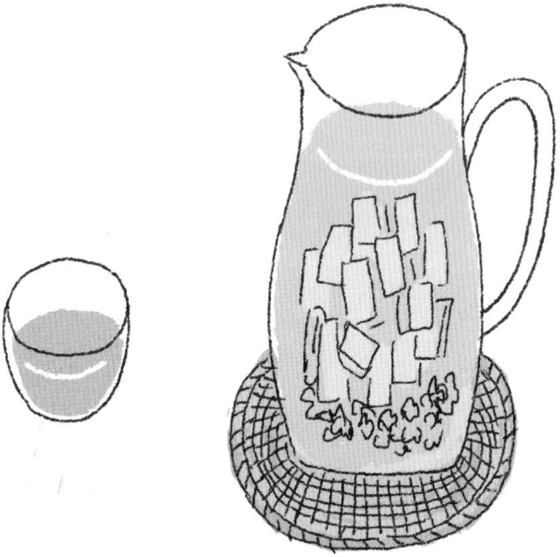

每到夏天，熱衰竭症狀總是令人擔心，東洋醫學稱為「中暑」。此外，中暑的前期也稱為「傷暑」，所以在這個時期就要做好預防工作，避免演變至中暑階段。傷暑又可分為兩種類型，包括長期待在冷氣房和吃生冷食物造成的陰暑，以及在炎炎夏日下活動造成體內囤積熱氣的陽暑。

鳳梨是能有效預防兩種傷暑類型的食材，能降溫、消除身體潮紅，緩解口渴、倦怠感、疲勞等，還能補充身體元氣。由於人在夏天容易食慾不振，所以可飲用特製的飲料。

建議利用烏龍茶來搭配鳳梨；先去除鳳梨芯與皮，再將果肉切碎，加入烏龍茶茶葉，注入熱水沖泡。鳳梨烏龍茶清新的香氣與微微的酸味能減緩熱潮紅症狀，讓全身有煥然一新的感受。

這天為：鳳梨日

製作糖醋排骨的時候通常都會加入鳳梨，因為鳳梨具有促進油膩食材分解的酵素。

8月18日

基本

體內能量不足時，要仔細咀嚼並攝取豐富的「主食」

漢方將構成體內生命活動的能量稱為「氣」，例如元氣和精氣的「氣」，氣的古字寫成「气」，在「气」中加了「米」，成為常見的「氣」。如同字面上的含義，所謂的氣，也就是能量，是藉由攝取稻米等穀物所產生。

缺乏元氣的時候，從早餐開始就要攝取穀物等主食，並盡量攝取糙米、小米、稗、燕麥片、薏仁等雜穀，以補充身體所需的礦物質等營養。

此外，仔細咀嚼食物是更為重要的一環，好不容易攝取這些穀類，但消化吸收能力不佳的時候，食物的營養就無法轉化為能量。為了提升消化吸收力，咀嚼不僅能讓食物更容易分解，透過咀嚼來產生充足的唾液也十分重要。由於唾液為消化酵素之一，可提升消化力，經由充分消化的食物，也更易於身體吸收。

腸胃虛弱的時候，建議吃白稀飯和雜炊（日式雜煮稀飯），一樣要細嚼慢嚥。咀嚼的目的除了咬碎食物，還會產生唾液，傳遞將食物輸送至腸胃的訊號；與體內維持良好聯繫，讓消化吸收的過程更加順暢。

這天為：高中棒球紀念日
在烈日下用盡全力追逐棒球的高中棒球選手們，其拚勁與認真的態度令人感動，一舉獲得滿滿的元氣。

因天氣熱無法入睡時，要檢查舌頭是否出現「點刺」的症狀

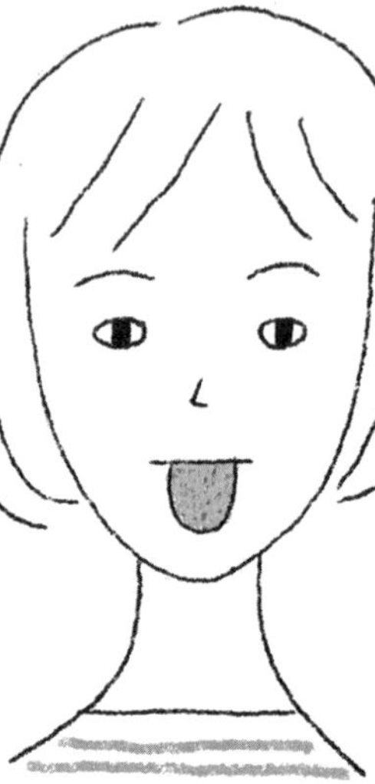

根據漢方理論，五色對應身體五臟和季節，除了臉色，舌頭的顏色也是觀察的重點。尤其在夏天，要特別注意紅色。有時候舌尖會產生宛如紅刺的顆粒，就是漢方所稱的點刺。夏天因天氣炎熱，晚上難以入睡時會產生焦躁情緒；因壓力導致體熱囤積，就是產生點刺的主要原因。

紅色是火的象徵色，將自然萬物分為五類的五行説中，紅色與火屬於同類，並對應五臟中的心臟。由於心臟主掌精神，與火相關的暑氣導致煩躁不安的情緒，並在體內囤積熱氣之後，舌頭自然會形成紅色的點刺。

舌頭出現點刺的時候，可食用小黃瓜、番茄、茄子等夏季蔬菜，藉由自然的力量來降溫，散發體內熱氣。

這天為：俳句日
「溫海山聳立，吹浦吹來夕陽風，頓顯清涼意」（松尾芭蕉），這是一首能讓人感受舒服涼意的俳句，似乎能幫助點刺消退。

位於腹部的「關元穴」可提升消化機能

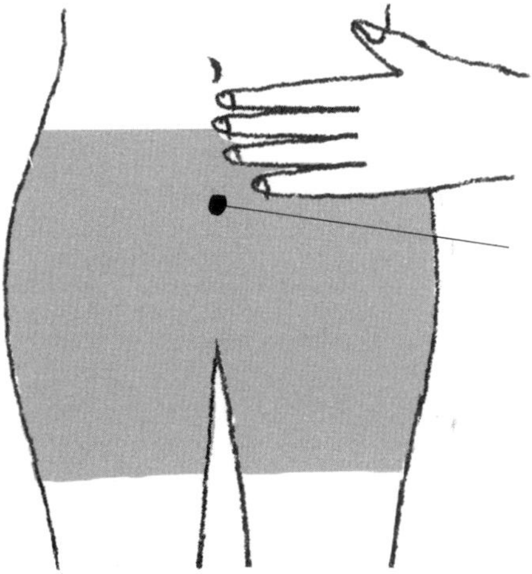

【如何找出關元穴】
關元穴位於肚臍下分四指處。

【按壓關元穴的方法】
以雙手中指抵住穴位，往斜下方輕輕按壓。一次按壓10秒，反覆按壓十次。

關元穴是提高消化機能的穴位，能對負責消化吸收的五臟之脾產生作用，以消除腸胃的不適。

漢方醫學認為，體內的器官是相互聯繫而運作，若能維持脾的健康，對身體會帶來各種正面的影響。

身體的消化吸收過程較為活躍的時候，即可製造血液並促進循環，並將血液儲存於五臟之肝。此外，透過活躍的消化吸收過程，能讓水分代謝的進行更為順暢，腎則是與水分代謝息息相關的器官。也就是說，促進腸胃的活力後，肝和腎也會變得更有活力。

另外，像是消化不良造成腹痛和腹瀉，以及產生婦女相關症狀時，按壓關元穴都能有效舒緩症狀。

這天為：蚊子日
薄荷油（P230）具有優異的驅蟲效果，坊間販售便利的噴霧型薄荷油，是從事戶外活動時相當好用的物品。

放鬆

泡「檜木浴」療癒身心，消除夏季的疲勞

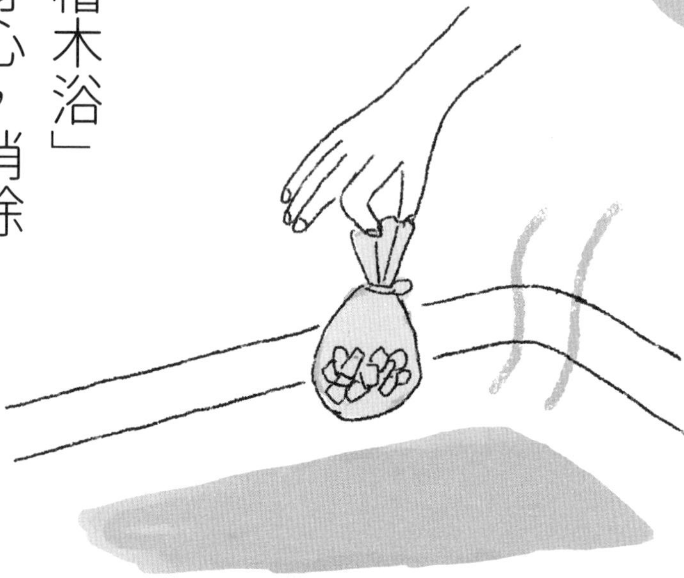

泡檜木浴的時候，只要一聞到檜木清新的香氣，相信很多人都會頓時感到放鬆、療癒。

由於檜木的防水性強，加上本身具防蟲與殺菌作用，非常適合當成泡澡的材料。此外，檜木的成分經常拿來製成殺蟲劑，還含有豐富的精油，驅蟲效果極佳。

夏天在流下大量汗水之後，回到家泡個檜木浴，光用想像就讓人療癒。即使沒有使用檜木製成的浴桶，也可以把裝有檜木片的布袋放入浴池中，或是滴上少許檜木香精油等。然而，若能使用檜木桶，更有一番風味，能充分感受檜木的香氣。特別是在泡檜木浴的時候，宛如置身於森林浴，放鬆與重振精神效果極佳。

這天為：捐血日
捐血是一項簡單好執行的社會活動，平常要利用漢方養生的方式補血，以提供純淨的血液。

8月22日

漢方藥

塗抹「中黃膏」能有效治療化膿性傷口

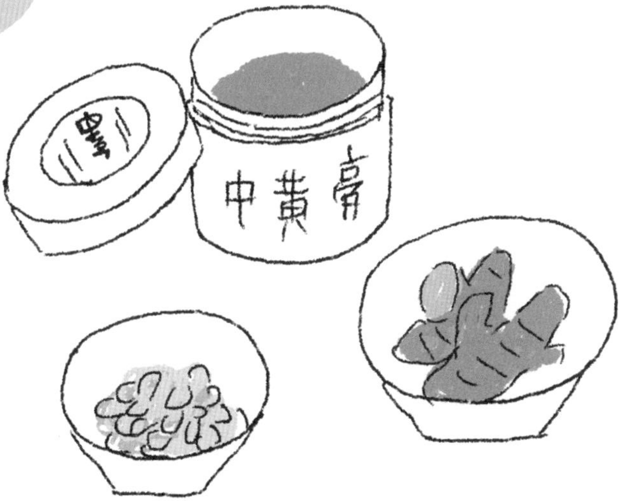

中黃膏和紫雲膏（P211）相同，都是建議在夏天常備的藥膏。只要準備好中黃膏，就能做好防範夏天皮膚潰爛的問題。

由於日本夏季高溫潮濕，皮膚也容易受到濕氣的影響而產生化膿症狀。有異位性皮膚炎的人，皮膚在秋冬容易變得乾燥，到了夏天則會有泛紅情形，偶爾會發生潰瘍。對於以上症狀，或是擦傷、有紅腫的痘子等，中黃膏皆有效果，能消除患部發熱情形與解毒，鎮定發炎。

中黃膏的成份為薑黃與黃檗，呈現鮮黃色。薑黃能治療疼痛和跌打損傷，黃檗是使用芸香科黃檗樹皮烘乾製成，具消炎、清熱*、解毒的作用。使用麻油與蜂蠟，加上薑黃與黃檗一同萃取後，即可製成中黃膏；也適用於瘀青和扭傷處。

這天為：路面電車日
1903年的這一天，首輛路面電車於東京開通行駛，也就是俗稱的叮叮車。
＊ 清熱：冷卻體內的熱氣之意。

放鬆

光是「改變體態」就能促進氣、血循環

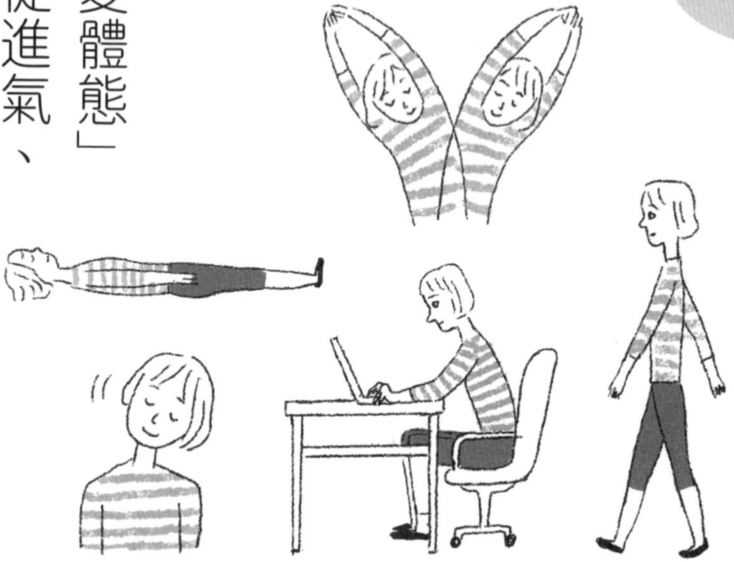

確保能量之氣、輸送營養的血液充分循環，是漢方養生的基本概念。在現代生活中，有許多人都是開車或搭電車通勤，整天坐在辦公桌前工作，長時間持續保持相同姿勢，往往造成氣、血的停滯。記得每一小時站起來，走動走動。可以的話，躺下來一會兒，試著改變自己的體態。

此外，活動身體各處部位也相當重要。仔細想想，在使用電腦工作的時候，往往只會活動到手腕等身體單一部位，從事電腦作業的時候容易導致肩頸痠痛和眼睛疲勞，主因是持續處於相同的姿勢，以及僅活動部分身體部位而已。

這時候可以舉起雙臂大幅度伸展，或是轉動頸部和肩膀、後彎背部等，就能促進氣、血的循環。

這天為：處暑（日期依年份而異）
處暑為二十四節氣之一，夏天的暑氣逐漸趨緩，是開始聽見蟲鳴聲的時期。

8月24日

飲品

幫助身體排出非必要物質的「紫蘇酒」

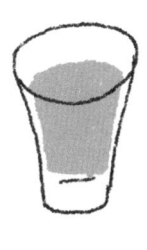

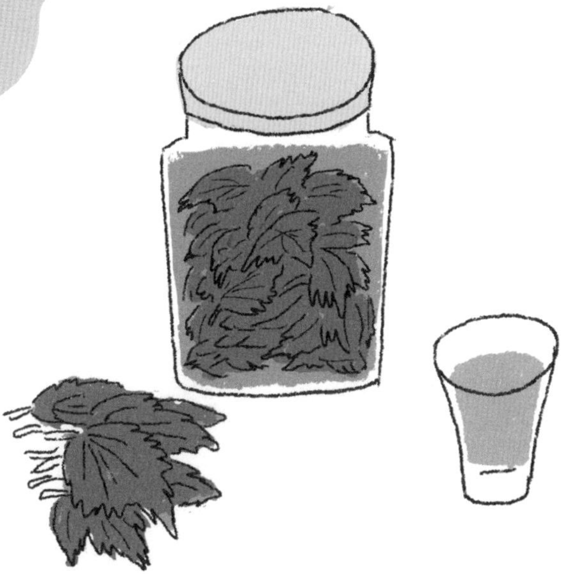

紫蘇的葉子稱為蘇葉，是漢方的生藥之一。使用紅紫蘇可幫酸梅上色，製成紫蘇梅，青紫蘇通常拿來當成生魚片的點綴配料；兩者皆具清熱、抗菌效果，可幫助排出囤積於體內的多餘物質。同時，紫蘇清爽的香氣能消除憂鬱和煩躁不安的心情，是有效的抗壓解方。

夏季是盛產紫蘇的季節，不妨使用大量的紫蘇，自行釀造紫蘇酒。只要將紫蘇與檸檬放進蒸餾白酒中浸漬兩星期即可，紫蘇用量為30g、蒸餾白酒約360ml。使用青紫蘇或紅紫蘇皆可，但使用紅紫蘇能釀造出粉色的紫蘇酒。紫蘇酒的香氣能刺激食慾，可作為餐前酒；或是搭配生魚片等料理，發揮抗菌效果，並作為品嚐料理後的清口用途。也可使用紫蘇製成日式沙拉醬，或是當作涼拌菜的調味料，增添不同的風味。

這天為：愛酒日
古人視「酒為百藥之長」，雖然每個人的酒量不同，但若能遵守一天大約喝兩合（360cc）的份量，則對身體有益。

在湯頭下點工夫，製作簡便的「藥膳拉麵」

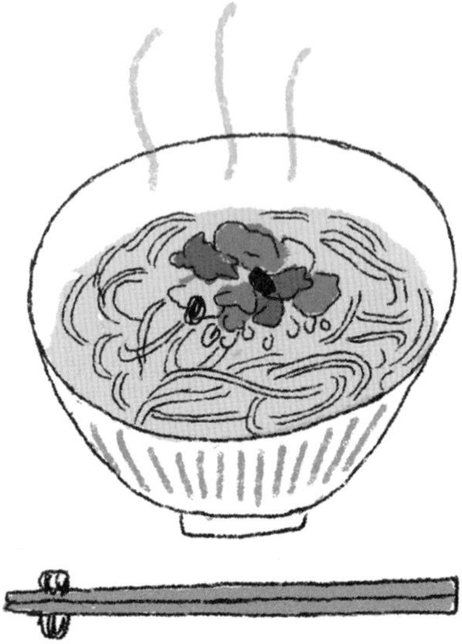

在此介紹簡便的技巧，能讓泡麵變身為藥膳拉麵，但要多花點時間在湯頭上。雖然湯頭調味是使用泡麵所附的粉包，但還要添加當季的番茄與昆布等食材。番茄具清熱作用，以及滋潤喉嚨、提升腸胃功能，並促進水分代謝等；昆布可消除體內多餘水分，有效消除水腫。

首先，在鍋中放入沙拉油與蒜片，開小火爆香，炒出香氣後加入切塊的番茄繼續拌炒。將泡麵三分之二的調味粉包倒入熱水溶解，再倒入鍋中，並加入切段的韭菜與少量的鹽昆布，即可完成一道消除夏日水腫的藥膳拉麵湯。腸胃不適和疲勞累積之時，還可以淋上蛋液，讓營養更加豐富。

這天為：泡麵紀念日
泡麵是日本偉大的發明之一，每天忙碌過生活，偶爾放鬆來碗泡麵也不錯。

8月26日

食物

「洋蔥沙拉醬」可改善因暑氣和濕氣導致身體虛弱的問題

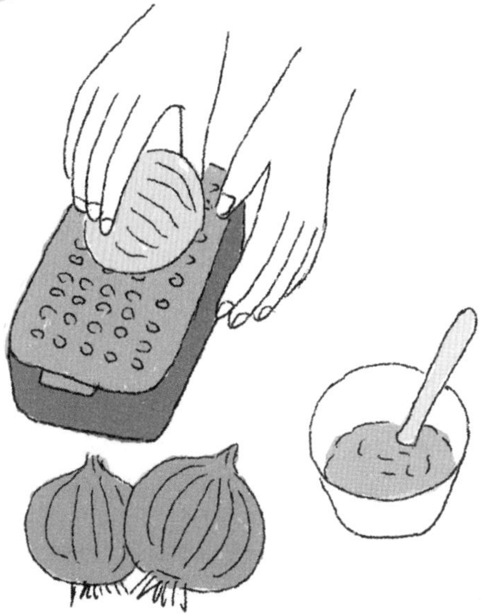

八月逐漸接近尾聲，這時候要開始修復身體因夏季所造成的損害。五臟之心與脾的機能，容易受夏季的暑氣與濕氣影響而減弱。炎熱的天氣往往造成心跳上升，加上過於活躍而消耗心的機能。此外，負責消化吸收的脾，容易受到濕氣的影響，造成腸胃功能降低，水分代謝變差，引發消化不良、腹瀉、水腫等症狀。

洋蔥非常適合用來恢復心與脾的機能，洋蔥的辛辣成分具淨化血液的功效，也就是漢方所稱的活血功能，能對五臟之心、脾、肺產生作用。

將「可直接食用」的洋蔥沙拉醬加入每天的飲食中，藉此能攝取洋蔥豐富的營養。以下是容易製作的份量，包括洋蔥泥一顆、醬油100ml、橄欖油與蘋果醋各四大匙、鹽二分之一小匙，混合以上材料即可完成。

這天為：彩虹大橋開通紀念日
據說天上的彩虹是幸運的前兆。在古代中國，將彩虹視為在天空翱翔的龍。

8月27日

放鬆

因暑氣造成身心俱疲時，可以泡「薄荷浴」恢復抖擻精神

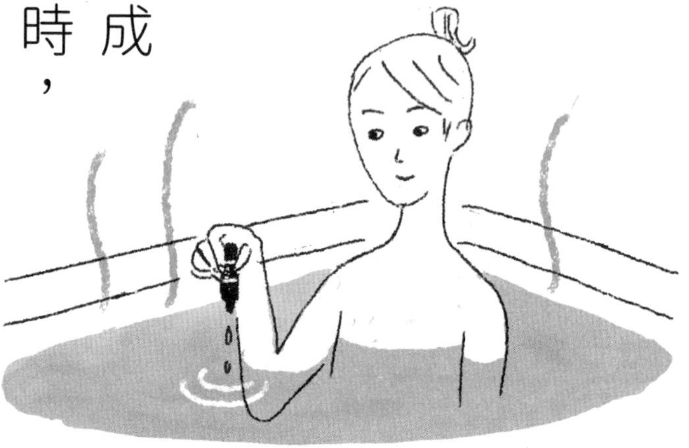

薄荷的特徵是散發清涼感讓人神清氣爽，前面曾介紹運用薄荷手浴（P109）的方式，來緩和因熱氣積在頭部所造成的頭痛；在夏季也能泡薄荷浴，讓身心恢復抖擻精神。

將胡椒薄荷的香精油或薄荷油滴進微溫的熱水中，入浴時記得做深層、和緩的深呼吸。

薄荷是使用胡椒薄荷製成的生藥，其香氣能促進能量之氣循環，散去身心的火氣。透過調節體內行氣之後，能讓主掌消化吸收的五臟之脾恢復機能，提升體內運作能力並喚醒全身。原本因暑氣與濕氣而出現活動力不佳的情形，又能恢復充沛的活動力。

九月是學生迎接新學期，或是面對公司人事異動等環境多變的季節。這時候要努力恢復全身的元氣，以因應這些變化。

這天為：阿寅日

電影《男人真命苦》中，主角阿寅若無其事地說出一些充滿下町人情味的台詞，都能成為提示人生方向的名言。

8月28日

運動

做「小腿肚、大腿伸展」消除夏季的水腫

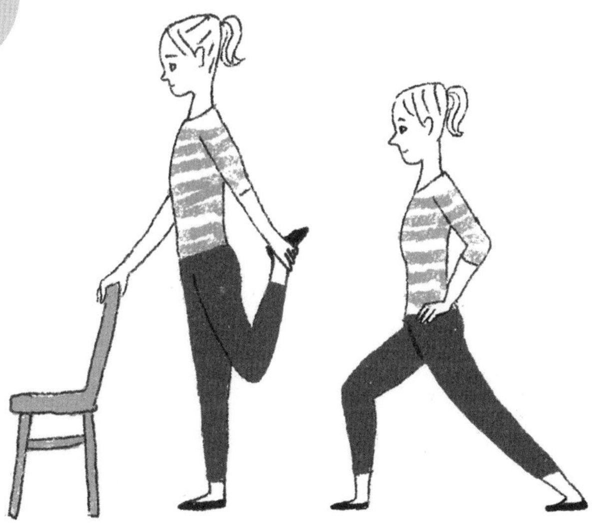

小腿肚被稱為第二顆心臟，其作用是收縮肌肉將血液向上推升回心臟。當小腿肌肉變得僵硬無法順利收縮時，血液循環就會停滯而引發水腫。為了消除停滯，做伸展運動是最有效的方式。

首先，大步往前跨出單腳，慢慢地將重心放在前腳；讓頭部到腳跟保持一直線的前傾姿勢，盡量不要讓腳跟離開地面，雙腳都要進行。

除了小腿肚，若還能伸展大腿的話，增進循環的效果加倍。首先筆直站立，再將膝蓋往後彎曲，用手抓住腳踝，慢慢地拉起後腳。如果不擅長單腳站立，可以倚靠椅子或牆壁進行伸展，維持數十秒後，換腳做相同動作。

建議一天做一次，在傍晚做伸展運動更有效果。

這天為：小提琴日

據說小提琴的高音能促使腦部發出α波，能產生平靜心靈的效果。

8月29日

食物

吃「核桃炒牛肉」加強抗老保養

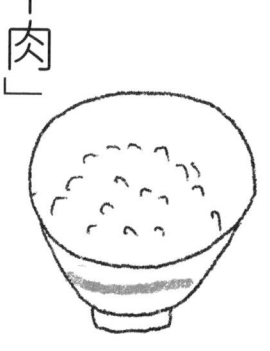

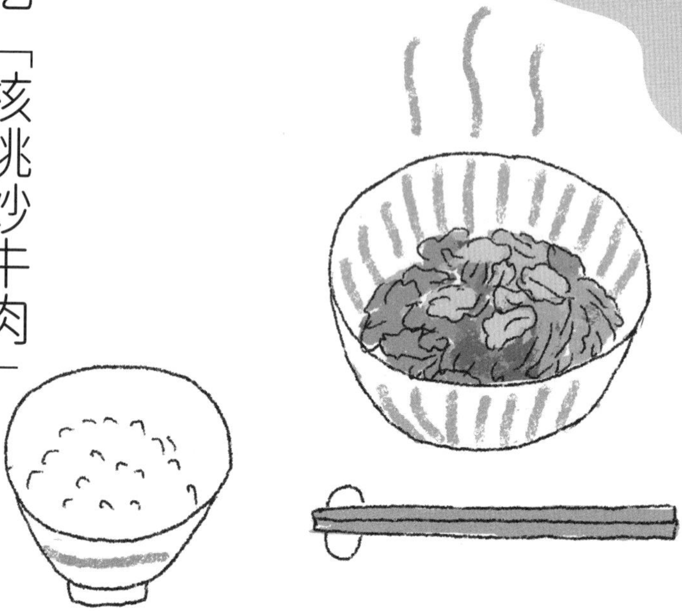

相信很多人在努力過後犒賞自己時，或是感覺疲勞的時候，會前往燒烤店大啖燒肉。無精打采的時候，總覺得攝取肉類就能讓人打起精神，而這並非錯覺。

牛肉能強化骨骼和肌肉，是強健腰部與腿部的食材，可溫暖身體與改善手腳冰冷狀態，強化腸胃讓全身恢復元氣。攝取牛肉除了可以養精蓄銳，也是預防老化的良好食材。

根據似類補類（P128）的觀念，由於核桃（P280）的外觀狀似腦部，獲認可能有效預防失智症。此外，漢方認為核桃能維持主掌精氣的五臟之腎的機能，對於防止老化也有幫助。

利用這兩種抗老食材製作核桃炒牛肉，可補充能量之氣與血，維持年輕與活力。這道菜也能有效提升腰部與腿部的肌力，改善虛弱體質和無力感。

這天為：燒肉日

根據似類補類的觀念，吃相同部位的食材能產生互補作用。器官有問題的人，可以吃內臟料理來補充。

8月30日

穴位

按壓「勞宮穴」紓解壓力

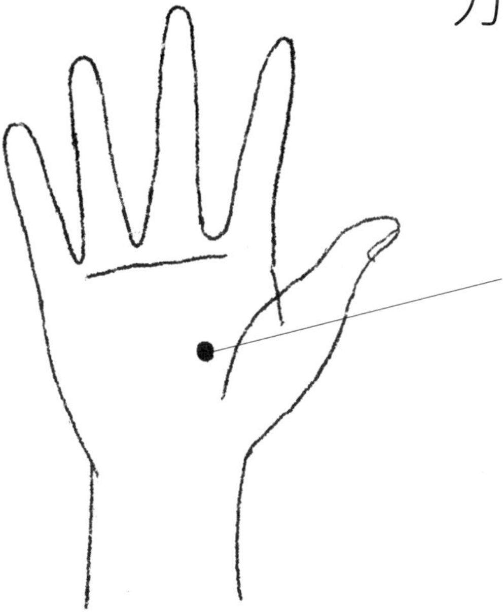

【如何找出勞宮穴】
勞宮穴位於握拳時，中指指尖碰觸的位置。

【按壓勞宮穴的方法】
用另一隻手的大拇指按住穴位，緩緩地吐氣，再慢慢地按壓穴位。一次按壓10秒，反覆按壓十次，換手做同樣的動作。

生活中感到壓力的時候，會產生所謂的「氣滯」現象，也就是氣循環變差的狀態。漢方認為氣是身體能量的來源，當氣的運行停滯，會打亂身體節奏，造成煩躁、不安和身心不舒服等症狀。

為了調節體氣的循環，勞宮穴是有效舒緩壓力的穴位。勞宮穴位於掌心，除了用手指按壓，也可以用口紅或印章等小型棒狀物按壓；將尖端抵在穴位處再緊握，也能有深層按壓的效果。

勞宮穴能促進上半身的血液循環，消除無精打采、緊張和不安造成心狂跳的心悸症狀。

這天為：快樂陽光日
希望人們在這天能散發如陽光般燦爛的開朗笑容。不分季節，每個人在一整年都能散發夏日陽光般的笑容。

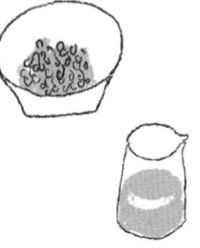

「白芝麻蜂蜜甘酒」是滋潤與保濕的特別飲品

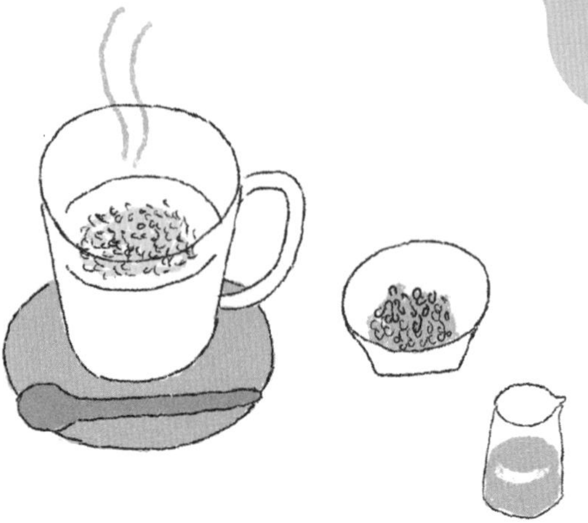

在江戶時代，人們會喝冰涼的甘酒來預防夏季疲勞症候群，是優異的滋補健體飲品。在八月的最後一天，可以使用甘酒搭配其他能修復肌膚疲勞的滋潤食材，製成風味絕佳的飲料。

肌膚因紫外線曝曬變得乾燥時，可以透過白芝麻與蜂蜜來補充滋潤，加強肌膚保濕。

白芝麻能滋潤五臟，對於肌膚乾燥、老化造成的症狀發揮修復效果；蜂蜜可滋養五臟之脾，消除對應肺臟的皮膚與大腸滋潤不足的情形。

將白芝麻粉與蜂蜜加入濃縮甘酒中，再倒入熱水，依據個人喜好調節濃度。如果要預防夏季疲勞症候群，可以飲用冷甘酒；但在夏季的尾聲，內臟器官通常處於疲憊的狀態，建議可以慢慢地飲用熱白芝麻蜂蜜甘酒。

白芝麻與蜂蜜都能對腸道發揮作用，有效改善便祕，加上甘酒原有的功效，無論是提升免疫力和幫助代謝的效果，都令人期待。

這天為：蔬菜日

番茄是很適合搭配甘酒的蔬菜，在甘酒中加入番茄汁，可增加茄紅素中的抗氧化作用，是平日可常備的美容飲品。

9月1日

食物

夏天身體變得疲累時，吃「葡萄」補充活力

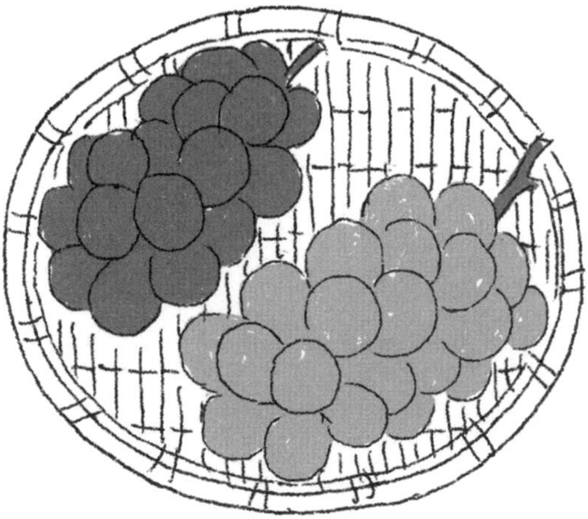

即將進入秋天，街上的店門口陸續可見到秋季水果，切身感受到季節的變遷。

葡萄是秋季的代表性水果，在漢方視為能補充能量之氣、血，以及消除疲勞的速效食材。可想而知，由於葡萄糖是人體的能量來源，也是大腦的唯一能量來源，由於最早是在葡萄中發現葡萄糖的成分，因此得名。吃下葡萄，身體就會恢復活力與精神。

此外，葡萄多汁水嫩的果肉，能滋潤肺並緩解喉嚨口渴。加上具提高腎機能的作用，能幫助消除夏季的水腫。

可以直接食用葡萄，或是搭配同樣在秋天盛產的地瓜，補充元氣；可以在燉煮地瓜的時候加入去皮與種子的葡萄，即可成為一道美味的甜點。

這天為：二百十日（日期依年份而異）

二百十日為日本的雜節*之一，是立春的第210天，約為9月1日前後。從此時期開始進入颱風季節，對於農家來說是凶日之一。

＊雜節為二十四節氣、五節句以外特設的曆日，用來表示季節的變遷。

可活化腦部運作的「正營穴」

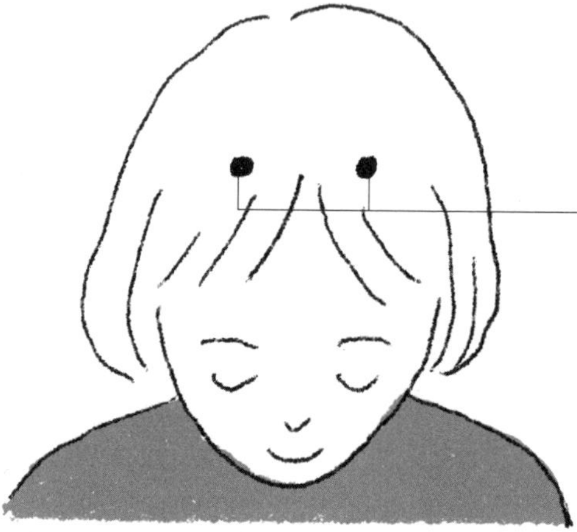

【如何找出正營穴】
正營穴位雙耳正上方，與頭頂百會穴（P82）相連線條的上方三分之一處。

【按壓正營穴的方法】
用雙手中指按壓左右穴位，一次按壓5秒，反覆按壓十次。

正營穴位於頭頂偏左右兩側，如同字面的含義，是正在輸送營氣的穴位，營氣指的是將營養傳送至全身的能量之氣。

正營穴特別能促進輸送至頭部的營養，有效改善頭痛、頭暈、眼睛疲勞、牙痛等症狀。此外，正營穴能改善頭皮的血液循環，可活化腦部保持清醒，除了增進頭部運作，也能輸送腦部所需的營養，是用來預防白髮的穴位。

除了頭痛和有不適症狀時，可按壓刺激穴位，像是一整天從事用腦的工作後，為了避免頭部在隔天會殘留疲勞，洗頭的時候可以按摩頭部，效果更佳。

這天為：彩券日
日文的9（ku）與2（ji）為彩券（takarakuji）的諧音。若能中頭獎，腦袋應該會喀嗒喀嗒地打著如意算盤，得以活化腦部。

9月3日

美容

泡「德國洋甘菊浴」修復被夏季陽光傷害的肌膚

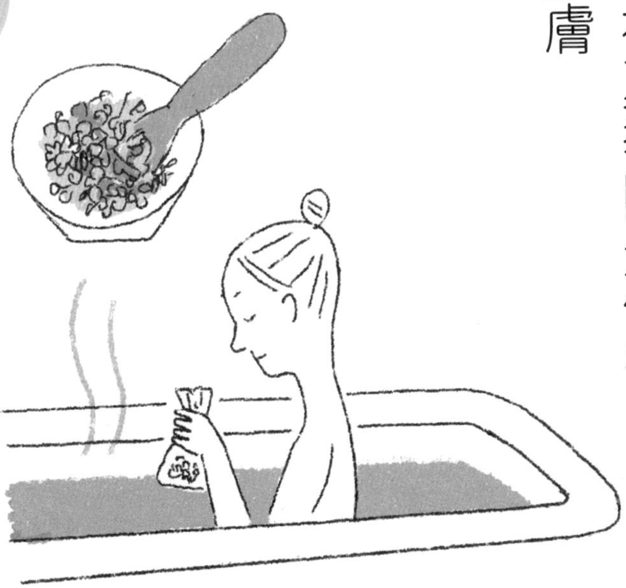

德國洋甘菊是有助眠功效的知名香藥草，還能舒緩焦躁不安、倦怠等精神性壓力，對於改善經痛等女性特有症狀也有幫助。

在夏秋交替的時期，可多加利用德國洋甘菊保養肌膚，修復夏季對於肌膚所造成的傷害。在此推薦德國洋甘菊浴，透過德國洋甘菊的消炎作用改善肌膚症狀，滋潤身體，泡完澡能感受到肌膚變得光滑細緻。

泡澡時可以使用市售的德國洋甘菊沐浴粉，也可以使用香精油，或是將乾燥的德國洋甘菊香藥草裝入袋中，再放入浴池中。沖泡香藥草茶的剩餘茶葉，也能用來泡澡。此外，德國洋甘菊的香氣能提升放鬆效果，讓人進入熟睡狀態。

這天為：床之日
日文的9（gu）與英文的3（suri）合併後為熟睡（gussuri）的諧音；泡完舒服的德國洋甘菊浴，趕緊上床睡覺吧！

9月4日

飲品

有助養顏美容與健康的「無花果酒」

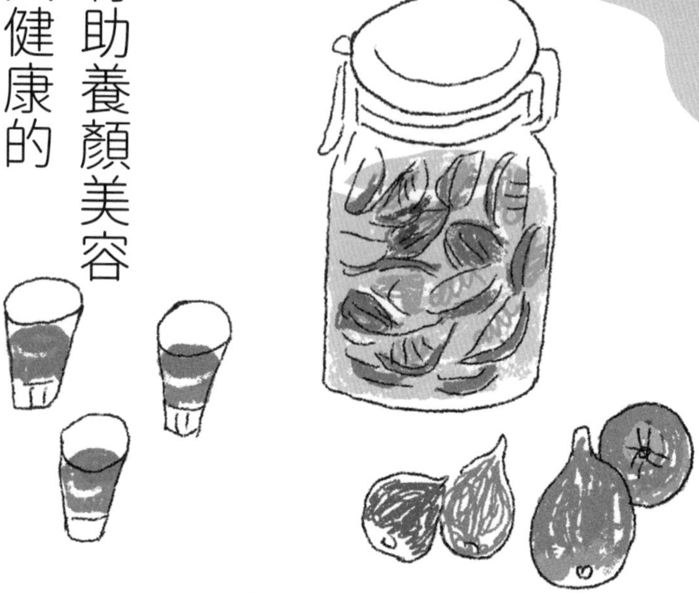

人稱無花果為是生不老的果實，含有豐富的膳食纖維，能助消化促進排便，無花果乾也是備受歡迎的食物。由於無花果能補充氣、血，以及促進血液循環，能改善肌膚狀態，無論是養顏美容或維持健康，都是益處良多的食材。

這個時期正好是無花果開始流通的季節，為了面對秋天至冬天的乾燥季節，不妨自行釀造無花果水果酒。

即使是熟成的無花果，也要盡量挑選果肉紮實的種類。製作方式是將無花果與檸檬一同放入蒸餾白酒浸漬。浸漬時間約為兩個月，剛好是十一月，也是最佳飲用時期。在晚秋至初冬時期乾燥冷風造成肌膚乾燥，或是用來保養喉嚨等呼吸系統時，都很適合飲用。

由於無花果酒能維持五臟之脾機能，調整腸胃狀態，無論是飯前或飯後直接飲用，還是加水稀釋飲用，皆能促進消化吸收能力。

這天為：古典樂日

由莫札特所創作的古典樂，被稱為療癒系音樂。不過，像是運動會經常播放的《土耳其進行曲》，則是提振精神的最佳音樂。

9月5日

飲品

喝「黑醋飲」消除夏季殘留的疲勞

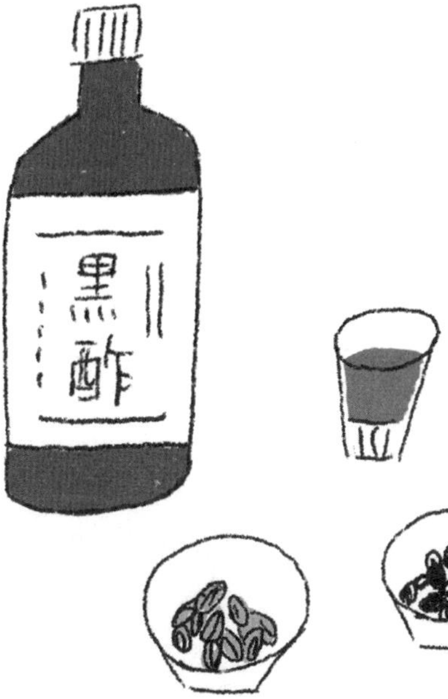

提到日本醋，大多為米醋和穀物醋；但在中國，黑醋是較為常見的種類。跟精製釀造的米醋相比，使用糙米釀造而成的黑醋，含有氨基酸等豐富成分，能促進血液循環與新陳代謝，並消除疲勞與防止老化。

炎熱的天氣依舊持續著，由於身體尚未擺脫夏季的疲勞，利用黑醋的力量來滲透身體各處，一舉消除疲勞。怕酸的人可以在黑醋中添加蜂蜜一起飲用，相較於米醋和穀物醋，黑醋的酸味較為溫和，很適合搭配蜂蜜。可依據個人喜好添加適量的蜂蜜，養成一天喝一至二大匙的習慣。

將枸杞或葡萄乾加入黑醋中醃漬，效果倍增。枸杞能改善年齡增長造成耳鳴與腰部、腿部無力、白髮等現象；葡萄乾則有助於消除身心疲憊，療癒效果優異。

這天為：國際慈善日

九月五日為德蕾莎修女的忌日，為了讓世人緬懷她的慈愛精神、體貼與包容他人之心，將這天訂為國際慈善日。

9月6日

食物

以「焙煎黑豆」展開健康的黑豆生活

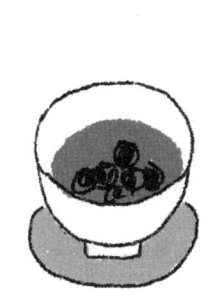

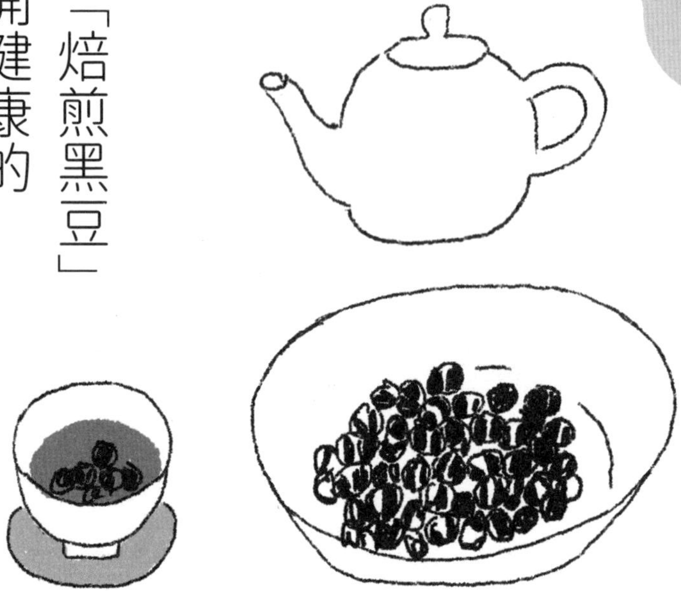

全年皆能在市面買到的黑豆，主要收成期為秋季，請務必把握黑豆的產季，打造用黑豆展開的健康生活。

提到黑豆，相信很多人只會想到年菜料理中的燉煮黑豆，與常見的大豆和紅豆等豆類相比，黑豆成為桌上菜餚的頻率也許較低，但它能預防慢性病與老化，有效促進血液循環與代謝水分，是值得多加攝取的食材。如果覺得燉煮的方式較為繁複，可以改成焙煎的方式，更為省時便利。

做法是先將黑豆泡水放置一晚，再放入平底鍋炒乾約十分鐘，炒至微焦的程度即可完成。可以這樣直接食用或泡酒，但若要用來燉煮，由於黑豆已事先經過煎炒的步驟，就可省略前置作業。可注入熱水，沖泡香氣四溢的黑豆茶，或是放入焙茶（P28）、普洱茶、薏仁茶中。

這天為：黑豆日

日文的九（ku）與六（ro）為合併後為黑豆（kuromame）的諧音；在這個季節收成的黑毛豆尚未成熟，是最為美味的時期。

9月7日

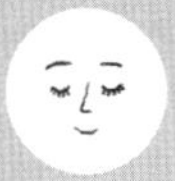

放鬆

以「大休息」的姿勢放鬆與舒緩全身

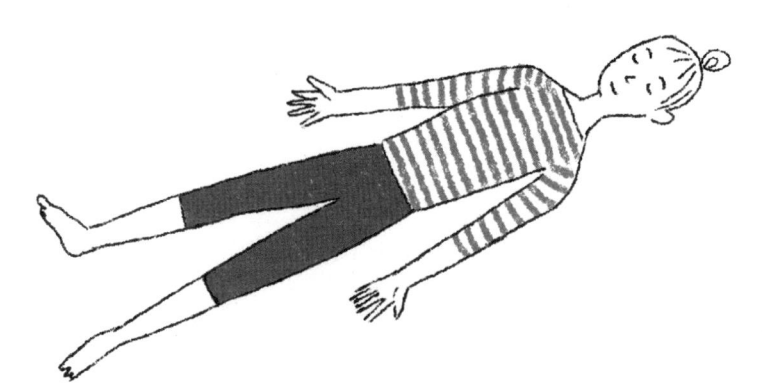

「請適時放鬆一下！」即使聽到這句話，但要真正放鬆是相當困難的事情。想放鬆的時候，身體的部位有可能會過度施力，腦袋也隨時保持思考的狀態。

有一種放鬆身體的姿勢，稱為瑜伽的終極放鬆姿勢，這種姿勢在梵語中稱為**shavasana**，**shava**為屍體之意，因此又叫「攤屍式」，台灣通常稱為「大休息」。大休息具有極高的放鬆效果，通常會在做完瑜伽後，為了放鬆而進行。

首先仰躺在地，張開雙腳與肩同寬，想像全身脫離束縛的感覺。雙手離開身體，手掌心朝上放鬆力量，閉上眼睛。慢慢地進行腹式呼吸，保持全身貼地的狀態。

大休息能促進能量之氣、血循環，讓全身感到神清氣爽。

這天為：廣告歌曲紀念日

1951年的這天，日本廣播電台首度於「空中」播放廣告歌曲。

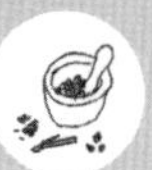

不停打嗝時，吃「柿蒂」能有效止嗝？

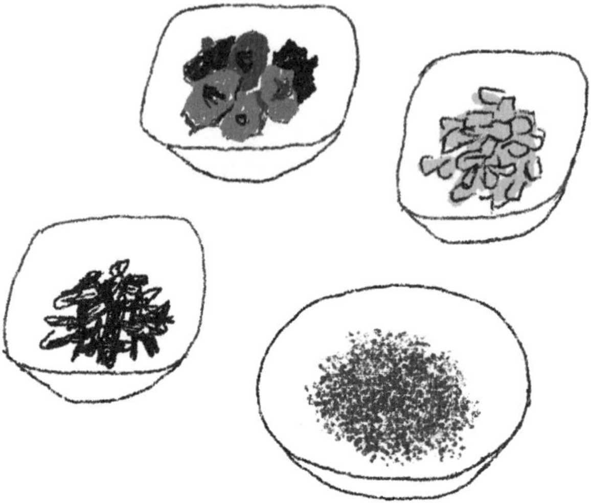

據說和水果的果肉相比，果皮和蒂頭、葉子等部位具有特別的功效。柿子是秋天的風味之一，其實柿的蒂頭也潛藏著驚人的力量。

柿蒂所發揮的神奇力量是止嗝。打嗝的成因，通常是急忙吞下食物的時候，因某些原因引發的橫隔膜痙攣，漢方則認為這是能量之氣阻塞並逆流時，所產生的現象。氣的逆流被稱為「氣逆」，像是咳嗽和飯後的打嗝也是相同的原因。

「柿蒂湯」是用來治療打嗝的漢方藥，主要材料為柿的蒂頭，以及將薑烘乾製成的生薑、丁子（丁香）之三種簡易材料，其即效性令人感到意外，是十分有意思的漢方藥。

附帶一提，「柿葉」是用柿子葉製成的生藥，能用來止咳和止血。

這天為：白露（日期依年份而異）

白露為二十四節氣之一，代表秋天正式到來，是花草出現晨露的時節。

9月9日

食物

幫助止咳化痰的「銀杏果」

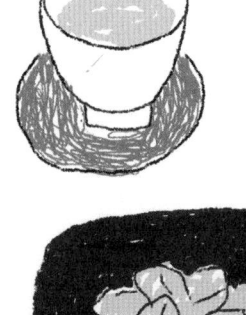

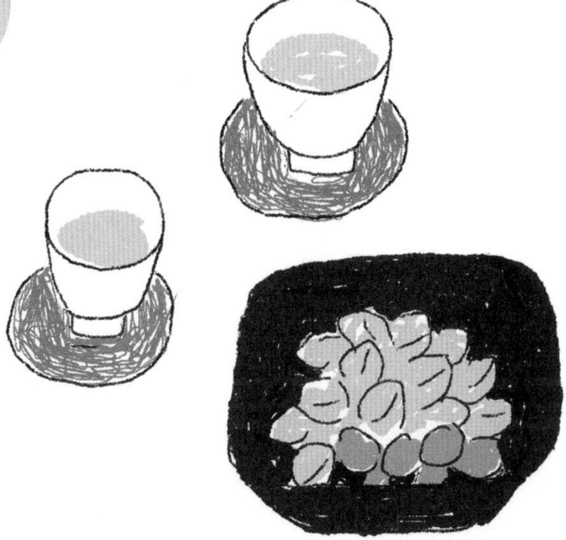

銀杏樹在日本是常見的行道樹之一，隨著秋意漸濃，銀杏葉轉變為金色，遍地的落葉就像是金色地毯，營造出秋天特有的迷人風景。在這個季節，銀杏果也跟風景一樣令人樂在其中，飽滿的果實帶有苦味，是秋天的獨特風味，也非常適合當作下酒菜。

銀杏果的迷人之處不僅在於下酒菜用途，也是調節秋季健康問題的優異食材。這個季節，環境會從夏季的濕氣轉為乾燥的冷風，引發呼吸系統的症狀，這時候銀杏果就能發揮功效。漢方中的銀杏果對於五臟之肺產生作用，具止咳化痰與提升呼吸機能的功效。此外，由於具有收斂作用，也能幫助改善頻尿的問題。

除了烘烤和做成油炸天婦羅的方式，建議也可將銀杏果加進稀飯中，但是食用過量會有中毒的風險，要多加注意。

這天為：重陽節

重陽節為日本五節句之一，又稱為菊花節。在這天有擺放菊花或喝菊花酒的習俗，祈求健康長壽。

飲品

喝「熱水梨汁」滋潤五臟之肺

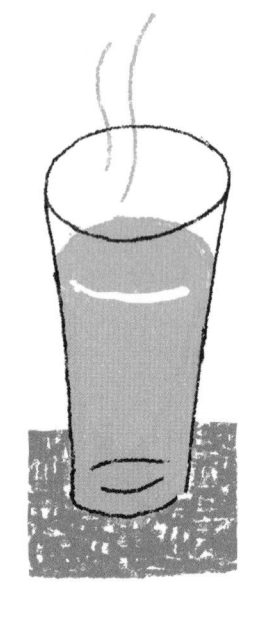

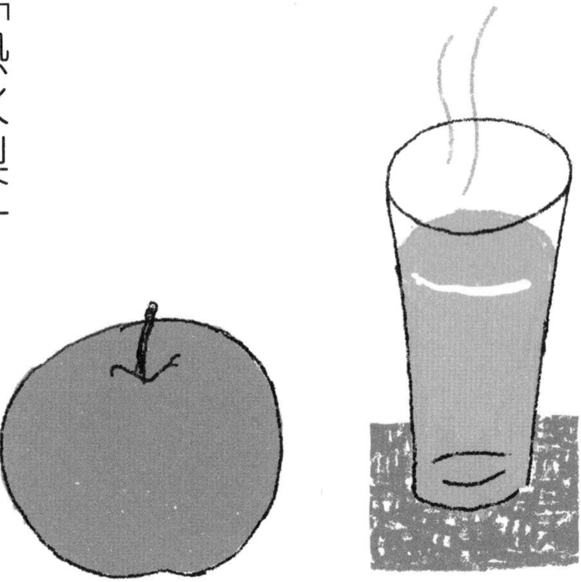

秋天是碩果纍纍的季節，市面上可見眾多當季水果，梨子是其中的代表，也是在秋天才能品嚐到的當季風味。水梨的果肉多汁，水分含量約有90％，從漢方的角度來看，當身體在秋季變得乾燥時，水梨是滋潤身體的重要食材。

水梨能滋潤五臟之肺，主要功用是消除體內多餘熱氣。當喉嚨因乾燥而發炎、發紅時，運用水梨的降溫和滋潤效果是最為合適的方式。不過，由於水梨的含水量較多，有可能會產生偏寒的現象，尤其是有手腳冰冷症狀的人，可以添加溫暖身體作用的薑或蜂蜜，飲用溫熱的水梨汁。

將水梨去皮、去核並磨成泥，加入薑末、蜂蜜、水再加熱，熱水梨汁的口感黏稠滑順，非常適合在稍感飢餓時當成點心飲用。

這天為：下水道日
靜脈就像是體內的下水道，為了防止靜脈流動停滯，促進血液循環是相當重要的事情。

9月11日

漢方藥

「蓮子」能緩解夏末的不應症狀!?

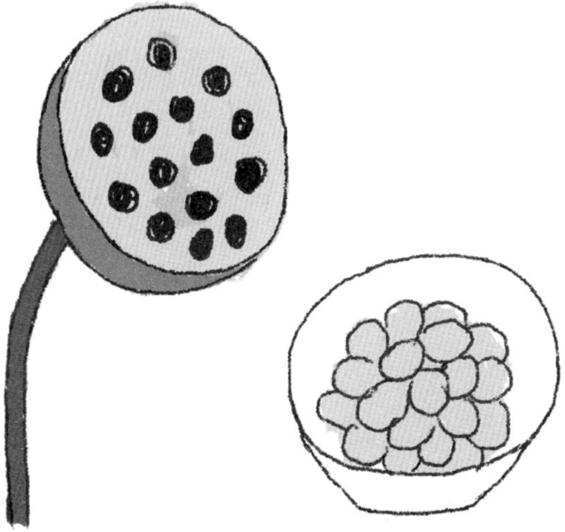

提到蓮，通常會聯想到蓮藕，蓮藕的日文漢字為「蓮根」，但實際上是蓮的地下莖。這裡要介紹的不是蓮藕，而是蓮子。蓮在盂蘭盆節前後會盛開大朵的蓮花，但隨著花朵凋謝，在蓮花的中心就會留下花托。花托呈現蜂巢狀，當凹洞裡的胚珠授精，成熟之後就長出蓮實。將成熟的蓮實去皮，可直接生吃，或是應用在熱炒、燉煮料理上。

將蓮實曬乾製成的生藥，稱為蓮子。蓮子有滋補元氣、止瀉、舒緩焦躁不安和失眠等功效，療癒因酷暑而感到疲憊的身體。

因身體累積疲勞而感到煩躁不安的人，可以搭配同樣能改善焦躁不安和失眠的百合根，和蓮子一同煮成稀飯，讓食材的功效逐漸滲透到身體各處，以恢復身心的正常狀態。

這天為：公共電話日

公共電話在現代已經越來越少見，在日本街道上若偶然看見復古的紅色公共電話，是讓人感到開心的事。

位於嘴唇下方的「承漿穴」是能預防口臭的穴位!?

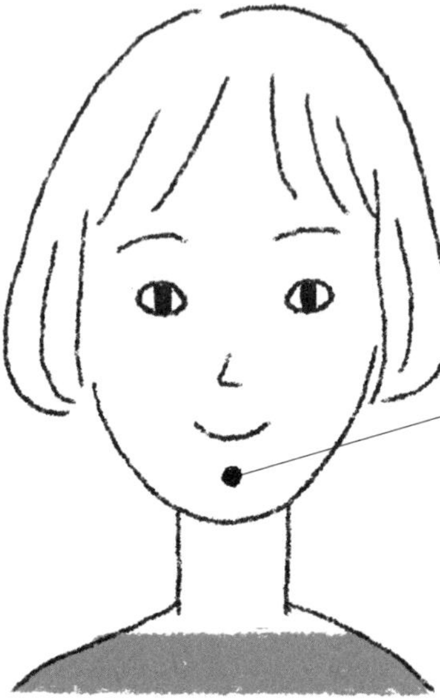

【如何找出承漿穴】
承漿穴位下嘴唇正下方的中央凹陷處。

【按壓承漿穴的方法】
用食指或中指慢慢按壓穴位，一次按壓6秒，反覆按壓十次。

漢方認為，飲食生活不均衡，是造成口臭的一大原因。像是攝取過量的油炸食物、辛香料、飲酒過量等，當胃部積熱產生「胃熱」現象時，也是造成口臭的原因。

為了預防口臭，除了要透過口腔護理常保口內清新，還要按壓可調節腸胃機能，並舒緩口腔潰瘍和口角炎疼痛的承漿穴，也有一定的效果。

承漿穴位於下嘴唇的正下方，在能量之氣的通道經絡中，這裡是腎與胃經絡的交換處。

按壓承漿穴不僅能提升胃部機能，還能促進血液循環，有效消除臉部暗沉和水腫，是女性族群要特別牢記的穴位。

這天為：馬拉松日
與其聽著音樂在跑步機上跑步，不如來到戶外，一邊跑步一邊聆聽大自然的聲音並欣賞風景。

9月13日

運動

做「海帶舞體操」釋放體內之氣，準備迎接秋冬的到來

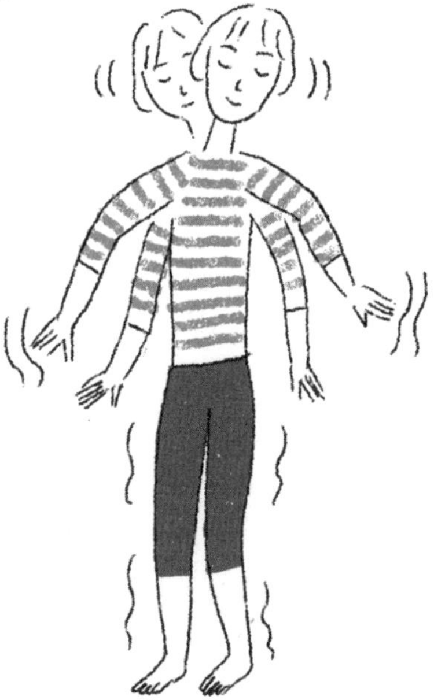

九月是由夏季轉秋季的時期，也是陰陽交替的季節。夏天是陽氣旺盛的季節，到了秋天陽氣漸緩，陰氣漸長。

身體也要因應季節變化而轉換，這一點十分重要。讓我們稍微釋放夏季累積於體內的陽氣，順利地轉換為秋天的體質。

可以試著左右搖擺地搖動身體，以釋放體內之氣。雖然體內之氣不會像放屁一般直接釋放，但只要能讓身體有神清氣爽的感覺就行了。

想像自己像是在海底搖曳的海帶，全身懶洋洋地搖來搖去，做動作時可以同時發出聲音，放鬆全身力氣，感覺懶懶散散地。無論是感到疲勞、焦躁不安、過度努力的時候，都可以試著做海帶舞體操。

這天為：世界法律日

受到社會規則約束時，往往會造成心靈上的負擔。試著為自己制定寬鬆的規則，避免身心累積壓力。

深呼吸時意識到「丹田」，消除憂鬱的情緒

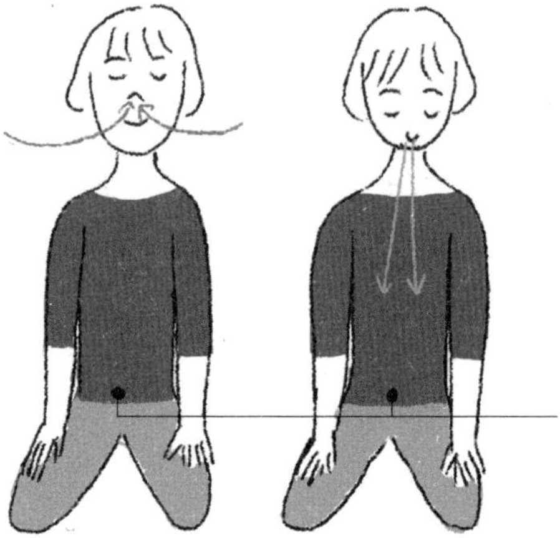

在漢方裡「憂鬱」和「悲傷」等，都是與秋天有關的情緒，為了消除秋天的憂鬱情緒，意識到丹田並進行深呼吸，是有效的方法。

像是在做太極拳或瑜伽的時候，重點是下意識地將呼吸放在丹田，因此丹田是相當重要的部位。換言之，丹就是匯集能量的場所。

丹田位於肚臍下方5公分處，剛好是關元穴（P239）往身體內側延伸的線條，以及頭頂百會穴（P82）垂直向下延伸線條的交會處。丹田位於身體中央，代表氣之田地，也就是能量之氣匯聚的場所。

呼吸的時候要用嘴巴深深吐一口氣，再從鼻子深深吸一口氣，反覆十次左右，和緩地調整呼吸。

這天為：大波斯菊日
大波斯菊在日本又名為秋櫻，其英文俗名cosmos源於希臘語，意為「宇宙」和「秩序」。

9月15日

美容

具補血作用的「羊棲菜」是養顏美容與護髮的聖品

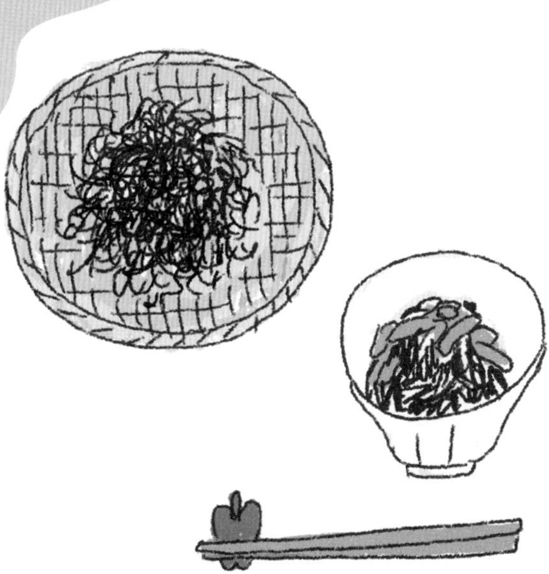

因夏天紫外線造成肌膚和頭髮損傷時，可以吃含有豐富礦物質的羊棲菜來做修復。

在礦物質之中，羊棲菜含有豐富的鐵質與鈣質，是補血能力強大的食物。漢方認為羊棲菜能提升血液的儲存量，也就是五臟之肝的功能，以及與頭髮健康有深厚關係的腎之機能。

當體內產生足夠的血液並傳送到全身各處後，透過血液所運送的營養就會傳到每一處肌膚，甚至是頭皮。肌膚能恢復滋潤狀態，並修復頭髮損傷。此外，當髮根變得更為健康後，即可預防掉髮。

由於羊棲菜還含有豐富的膳食纖維，能調節腸內環境。漢方認為腸道與肌膚息息相關，若能調節腸內環境，會對肌膚帶來正面的作用。建議搭配同樣具補血作用的藥膳食材金針花（P131），製作燉煮料理。

這天為：羊棲菜日

很多人都說常吃羊棲菜有助長壽，因此在1984年，日本將9月15日敬老日改為羊棲菜日。

重新檢視生活節奏，調節「自律神經」

在談論身體健康的相關話題時，經常會耳聞自律神經系統。自律神經系統是由交感神經與副交感神經所構成，當兩者維持平衡，才能維持身體正常的機能。人在亢奮的時候，交感神經優先運作；感到放鬆的時候，則是由副交感神經優先運作。現代人經常累積壓力，身體往往偏向交感神經優先運作的情況，如果自律神經系統偏向其中一方，就會引發不適症狀，這時就與漢方的陰陽（P8）平衡有共通之處。

當自律神經失去平衡的時候，會引起西洋醫學所稱的自律神經失調症，漢方則認為會影響五臟之肝、心、脾的健康。肝的相關症狀，像是血液和氣循環惡化造成焦躁不安、生理不順、眼睛充血、肩頸痠痛、頭痛頭暈等。負責腦和中樞神經與心臟循環機能的心，則會產生心悸、呼吸急促、熱潮紅、健忘等症狀。主掌消化機能的脾，會產生消化不良、腹瀉、口腔潰瘍等症狀。

為了調節自律神經，重新檢視生活節奏是相當重要的事情。像是盡量提早就寢以取得充足的睡眠時間，維持吃早餐的習慣，透過和緩的深呼吸以吸入新鮮空氣等，這些都是看似理所當然的日常生活，卻是相當重要的健康環節。

這天為：保護臭氧層國際日
對於人類而言，全球暖化是相當重要的課題。我們要對自然表示感謝之意，並推廣保護自然的理念。

9月17日

食物

有失眠的症狀時，可以吃清火養心的「百合根」

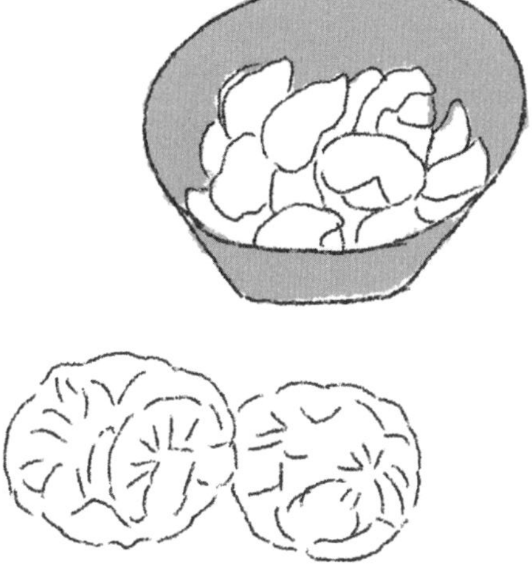

提到秋天的風味，會聯想到地瓜、栗子、銀杏果等鬆軟口感的食物，但像是較為陌生的百合根，也是口感鬆軟的秋天風味食物之一。

百合根是名為百合的生藥，將虎皮百合、百合、山百合、檸檬色百合等根部曬乾製作而成。距今約兩千年前的中醫臨床經典著作《金匱要略方論》，簡稱《金匱要略》，曾記載百合病之病名，症狀包括產前產後和更年期女性的熱潮紅、焦躁不安等精神不穩、疲倦想睡卻無法入睡的失眠等，由於服用百合根能有效治癒疾病，因而有百合病的名稱。到了現代，百合根同樣能改善失眠和憂鬱等症狀。

可將百合根放入茶碗蒸，或是用來製成稀飯、炒菜、燉煮料理、甜點等。如果要製作甜點的時候，建議可以添加蜂蜜，製成百合根栗金團。

這天為：單軌列車開通紀念日
這天是東京濱松町至羽田機場線的單軌列車開通紀念日。如果講到遊憩用途的單軌列車，上野動物園的單軌列車「上野垂懸線」，則是日本第一條開通的單軌列車。

焦躁不安和憂鬱時，推薦食用「蘿蔔嬰」

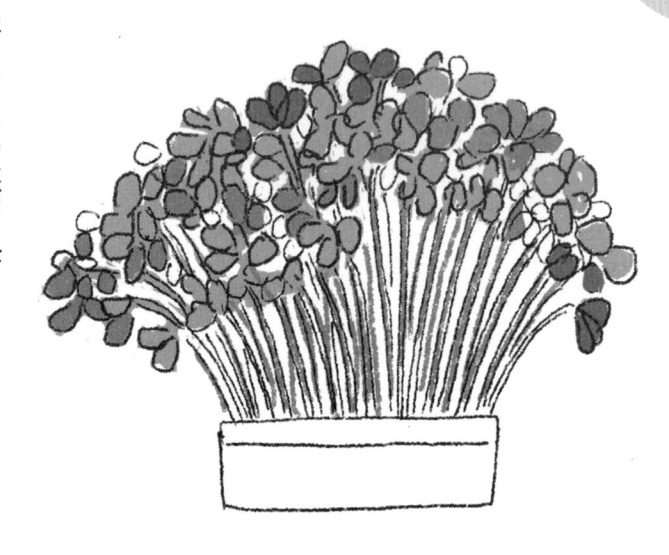

嫩芽具高度營養價值，食用時能直接收取發芽的生命力。在所謂的發芽蔬菜當中，現在較常見的是青花椰菜苗，但蘿蔔嬰是白蘿蔔的幼苗，也是發芽蔬菜的先驅。

蘿蔔嬰的功效和白蘿蔔相同，具健胃整腸、止咳化痰、預防感冒和流感等功效。此外，發芽蔬菜的生命力，能促進體內的各種循環，特別是具有刺激性的辛辣味道，能促進能量之氣的循環，非常適合在焦躁不安的時候食用。

蘿蔔嬰可用來當成味噌湯或沙拉的配料，或是生魚片的點綴配料等，用途廣泛且便利。由於蘿蔔嬰能讓口腔的味道變得清爽，可以包裹烤肉片來品嚐，或搭配油膩的料理，防止火燒心和胃部消化不良的症狀。

這天為：蘿蔔嬰日
據說日本人從平安時代就有食用蘿蔔嬰的習慣，在古代被稱為「黃菜」。

無法入睡的秋夜，可以在枕邊擺放「香氛菊花」

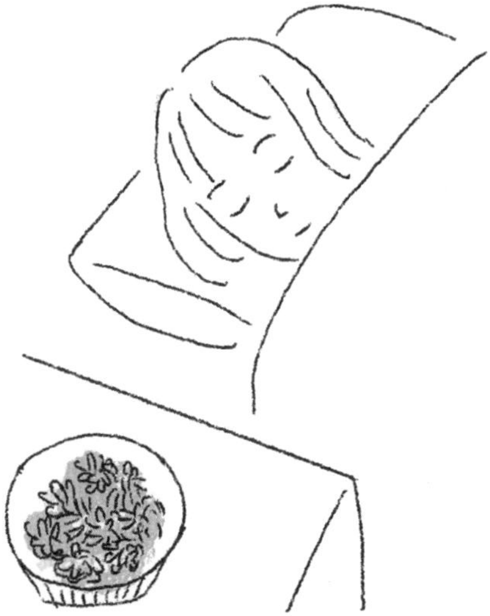

在漫長的秋夜裡，因為思考太多事情而難以入睡……相信有很多人遇過類似的情況，這時候不妨借助菊花的力量吧！菊花具清熱的作用，其香氣能消解頭部的火氣，幫助放鬆與助眠。

幕末志士坂本龍馬因頭痛所苦，妻子阿龍為了舒緩龍馬頭痛的症狀，因而特製了菊花枕，傳為佳話。自古以來，菊花的香氣因具有穩定情緒效果而廣為人知。

當生活中累積壓力，或想太多事情而難以入睡的時候，可以試著將菊花放在枕邊。若無法取得乾燥菊花，也可以用德國洋甘菊來替代。

睡前飲用以乾燥菊花沖泡的菊花茶，喘口氣小歇片刻也是不錯的方式。

這天為：姓氏日

1870年的這一天，明治天皇頒布了〈平民苗字許可令〉容許全國平民使用姓氏，但由於日本平民習慣不稱姓，推廣速度緩慢。

因疲勞無法入睡時，要喝漢方藥的「酸棗仁湯」

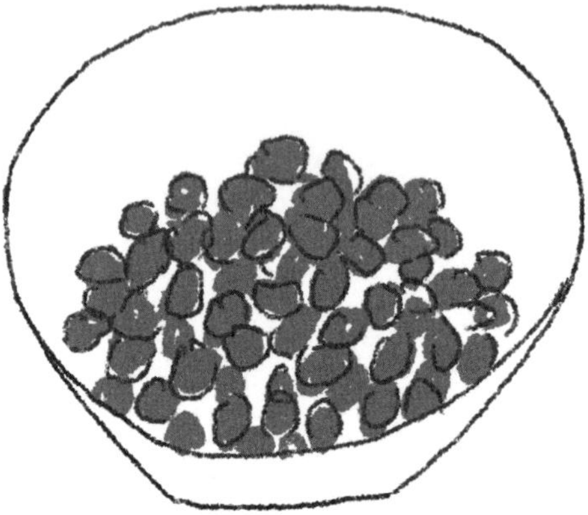

雖然在這個時候能感受到些許秋意，但體內也許仍殘留著夏天所造成的傷害，像是夏天因大量出汗而消耗體內滋潤，會在秋天造成失眠等影響。如果在夜晚總是感覺睡不好，有可能是身體受到夏季疲勞症候群所影響的訊號。

漢方認為，為了取得良好的睡眠品質，需要補充營養與滋潤身體的血液。因體內滋潤不足，也會招致血液不足，容易引發失眠等症狀。這時候可以飲用漢方藥的酸棗仁湯，以補充不足的血液。酸棗仁是具有抑制神經興奮，舒緩緊張作用的生藥，屬於冬棗的種子，能補充滋潤與營養，穩定精神，幫助自然入睡。

例如病後的失眠，以及更年期發生熱潮紅無法入睡的時候，都能運用酸棗仁來改善。

這天為：天空日
感覺煩躁的時候，可以仰望天空。如果一直往下看，只會感到更加意志消沉。

9月21日

基本

認識「整體觀念」，就能減少過度擔心的事情

提到「整體觀念」，聽起來似乎是一套相當艱深的理論，簡單來說，其實就是「相互連結」的思想。

東洋醫學是以自然法則為基礎，例如太陽和月亮的移動，日照時間與氣溫變化，植物發芽且成長，不久之後枯萎，成為落葉掉落回到土裡等；自然界有各種相互連結的關係，這種思想就稱為整體觀念。

人類的身體也是相同的概念，五臟六腑並非各自獨立運作，是透過相互連結的關係以維持身體機能。當身體發生不適症狀的時候，主要原因有可能是體內的連結發生問題，例如「不定愁訴」症狀，就是以上原因所造成。所謂不定愁訴，指的是身體發生頭痛、手腳冰冷、水腫、倦怠感、失眠、焦躁不安、月經不順等明顯不適的症狀，但經過檢查後卻無法找出體內任何異狀。這是因為個別器官的機能沒有問題，但相互連結關係不順所造成。

只要認識整體觀念，就能減少對於原因不明的症狀感到不安和憂慮，或是過度煩惱的情形。當我們得知體內存在著無形的相互連結關係後，相信心情也會變得放鬆許多。

這天為：國際失智症日
引發阿茲海默症的原因，不僅是大腦的問題，心或臟腑有狀況也會引發症狀。

因過勞造成體內失衡者，可食用「鱉」

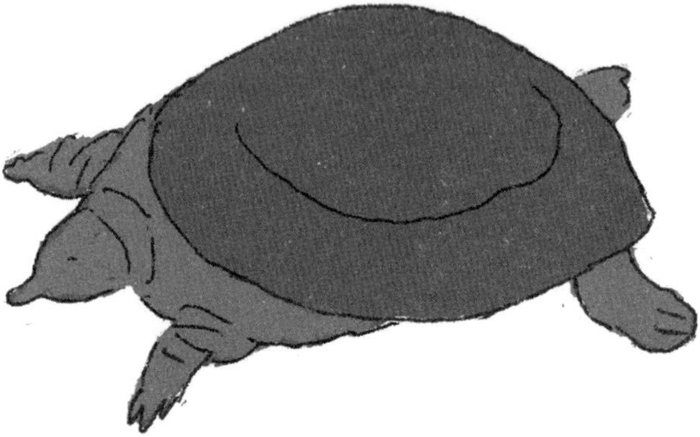

鱉主要棲息於淡水，與烏龜同屬龜鱉目，是具有消除疲勞與強身補體功效的高級食材。鱉在日本是歷史悠久的食材，由於熬煮時會產生風味絕佳的湯頭，所以鱉火鍋是相當知名的料理。此外，將生的鱉血加入酒中稀釋飲用，強身補體的功效極佳。在藥膳的領域中，鱉也是經常使用的食材；鱉肉含豐富的膠原蛋白，食用後能恢復活力，使肌膚具有彈性；飲用鱉血則能感受到滋補活血的功效。

將整隻鱉曬乾或烘乾後，經過粉碎可製成漢方藥，每日服用數克，有助於強身補體，有效消除疲勞。經過乾燥製成的日本蝮蛇藥粉，也具同樣的功效。由於鱉與日本蝮蛇為陰陽相對的組合，經常搭配用於漢方領域。

過勞導致體內陰陽與氣、血、水失衡的人，建議可服用鱉粉漢方藥，以改善相關症狀。

這天為：鱉日（日期依年份而異）

農曆8月15日的中秋節，在日本稱作「中秋名月、十五夜」，這一天也是鱉日。鱉與烏龜同屬龜鱉目，壽命相當長，據說野生鱉能活到百歲，是象徵吉祥的生物。

9月23日

基本

「五色」的要素齊全，即可調整自然與飲食的平衡

漢方的飲食養生，十分著重於食物的顏色，尤其以五色特別重要。

數字五是來自於陰陽五行說，存在於自然界的萬物可分為五類，顏色也是如此。此外，五色分別對應五臟，可以吃相對應顏色的食物來提升五臟的機能。

五色包含：青（綠）、赤（紅）、黃、白、黑（紫），以下要介紹對應五色的食物。

【青】包含綠色，對應負責調整供血的五臟之肝。像日本油菜小松菜等青菜，都是具造血作用的食物，是其來有自的理論。

【赤】對應掌管心跳的五臟之心。

【黃】對應負責消化吸收功能的五臟之脾。穀類和南瓜等乳白色（黃色）食物，能增進腸胃的健康，是黃色的代表。

【白】對應掌管呼吸與能量之氣進出的五臟之肺。

【黑】對應負責儲藏生命來源精氣的五臟之腎，像是黑豆和海藻類都具有利尿效果，有助於養腎。

因此，五色都有各自的作用，如果五色的要素齊全，即可維持增進全身機能的均衡飲食。

這天為：秋分（日期依年份而異）
秋分為二十四節氣之一，秋分前後各三天總共七天，被稱為「秋彼岸」。

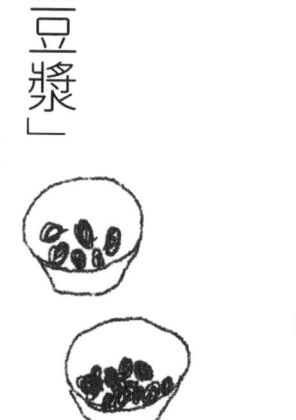

喝「枸杞豆漿」滋潤乾燥的身體

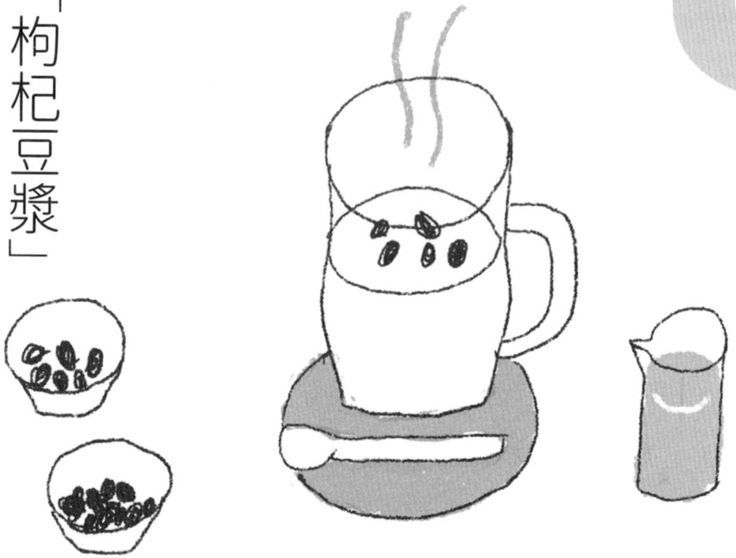

秋天早晚明顯變冷，該認真採取防乾燥措施，以迎接漫長的秋葉。這時候可以喝對女性益處良多的特調豆漿飲品，做好身體的保養。

豆漿是使用大豆製作而成的液體，在日本稱為「豆乳」，若為無添加物的無調整豆漿，其成分幾乎與豆腐相同。豆漿含有豐富的大豆異黃酮，能促進女性荷爾蒙的作用，且具補血效果，潛藏滋潤身體的力量。再來，可添加加強滋潤功效的藥膳食材，像是透過溫和甜味潤肺與防止皮膚乾燥的蜂蜜，還有有效防止老化與眼睛疲勞的枸杞，只要將這些食材加進溫豆漿即可。此外，若能添加補血的葡萄乾，效果倍增。特調豆漿飲品很適合用來養顏美容與防止皺紋產生。

還有，特調豆漿飲品也能有效改善熱潮紅，以及帶有咳嗽和痰的感冒症狀。

這天為：榻榻米日

在旅館的和室等空間，只要聞到榻榻米的藺草味，心情就會為之平靜。對於日本人而言，也許榻榻米就是一種芳香療法。

吃當季的「秋刀魚」，培養足夠的體力以迎接冬天到來

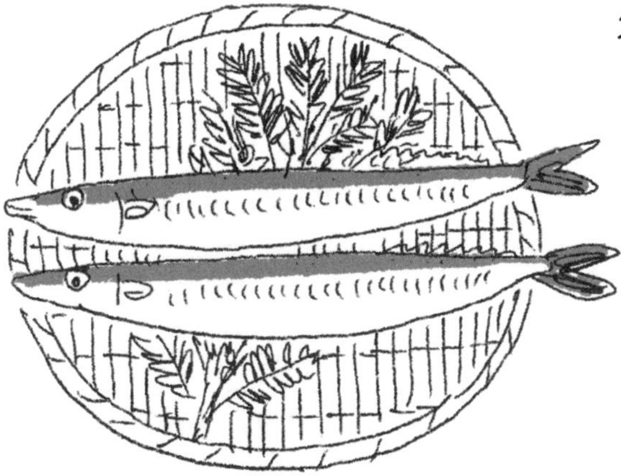

所謂食慾之秋，進入食慾旺盛的秋季，市面上可見許多當季的海鮮。像是秋刀魚、鮭魚、鯖魚等秋季魚類，含有豐富的優質蛋白質，能提升消化吸收力。為了迎接冬天的到來，這些都是增強體力的最佳食材。

特別是名稱中含有「秋」的秋刀魚，能提高腸胃的機能，促進能量之氣的循環。秋刀魚含豐富的良性脂肪，特徵是含有眾多不飽和脂肪酸DHA與EPA，能調整血液品質。

鹽烤秋刀魚是最常見的食用方式，記得連同內臟部位一同品嚐，內臟的苦味也是秋刀魚的特有風味，是體現一物全體（P9）思想的最佳吃法。搭配蘿蔔泥食用，不僅能中和秋刀魚的苦味，還能幫助消化蛋白質，請務必大量攝取。

這天為：藤之木古墳紀念日
尋訪日本古墳曾引發一陣熱潮，綠意盎然的古墳，也是適合散步的好去處。

喝「紅蘿蔔蘋果湯」，以微甜的味道緩解疲勞

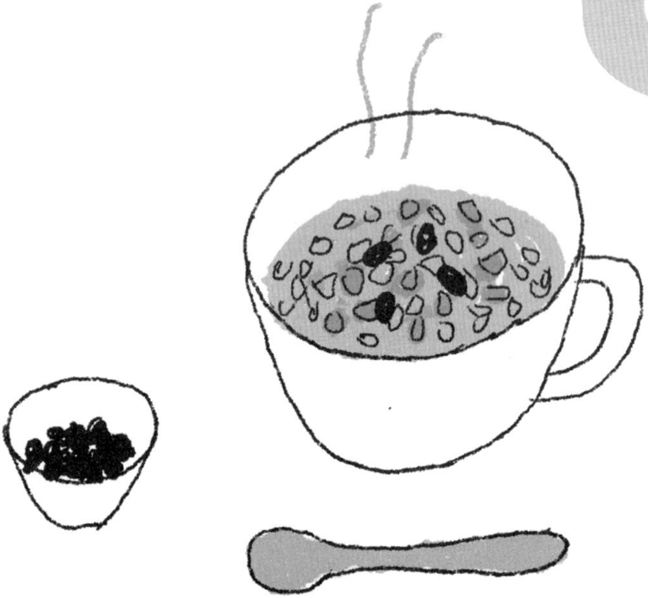

如果要緩解炎熱夏季和漫長秋夜所引發的眼睛疲勞，建議飲用紅蘿蔔蘋果湯，這兩種食材都帶有輕微的甜味，是完美的組合。紅蘿蔔能補充氣、血，滋潤乾澀的眼睛。蘋果也具有補氣的功效，還能調節腸胃狀態，這是能一舉提升健康功效的最佳組合。

紅蘿蔔蘋果湯的材料包含紅蘿蔔、洋蔥、蘋果、法式清湯高湯粉，若能再添加葡萄乾或枸杞就更加完美了。首先，將紅蘿蔔與洋蔥切丁，將切丁的材料放入加入法式清湯高湯粉與水的鍋中熬煮，煮到沸騰後再加入切丁的蘋果繼續煮，煮到材料軟化後，再加入葡萄乾或枸杞，撒鹽調味即可完成。如果身體的疲勞感特別嚴重的時候，可以將以上材料磨成泥後一同熬煮。

這天為：大腸健康日

喝一碗讓腹部感到舒服的熱湯，來照顧大腸的健康。附帶一提，也許是數字9的形狀很像大腸，日本人因此將這天訂為大腸健康日。

9月27日

美容

泡「米糠浴」以提供肌膚充足的營養

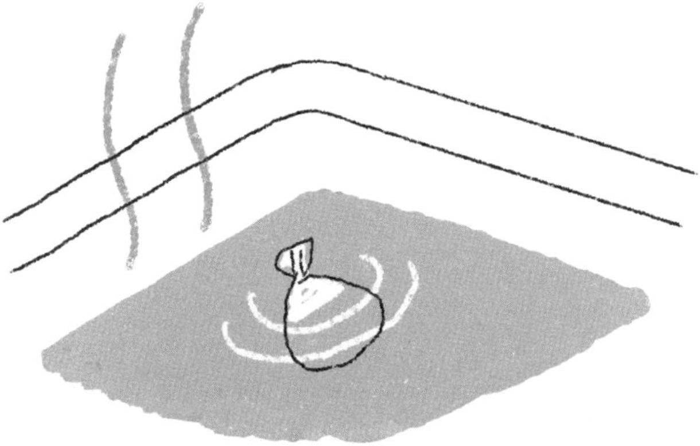

各位知道有些溫泉設施設有米糠酵素浴嗎？米糠酵素浴就像是砂浴，是透過米糠發酵時產生的熱氣，來暖和身體的溫熱療法。米糠酵素浴可提高自然治癒力，米糠所含有的維他命和礦物質等營養素能滲入體內，達到養顏美容的效果。

雖然一般家庭空間無法設置專業的米糠酵素浴，但只要將浴缸裡加入米糠，即可輕鬆體驗簡易的米糠酵素浴。

將米糠放入布袋中，再放入浴池，用手搓揉布袋讓米糠釋出成分，這時候會發現浴池變成乳白色，看起來像是洗米水。泡澡時宛如置身於濁湯*中，放鬆效果極佳。米糠所含有的脂肪和蛋白質能補充肌膚的營養，消除肌膚的粗糙，讓肌膚重回光滑細緻的狀態。泡米糠酵素浴也有溫暖身體的效果，能有效改善手腳冰冷和神經痛等問題。

這天為：世界觀光日

秋天是適合觀光的季節，暫時遠離日常生活，有助於消除壓力。

＊ 濁湯：帶有顏色、混濁的溫泉水，各有不同的療效。

「蜂蜜漬栗子堅果」是迎接冬天的養生食物

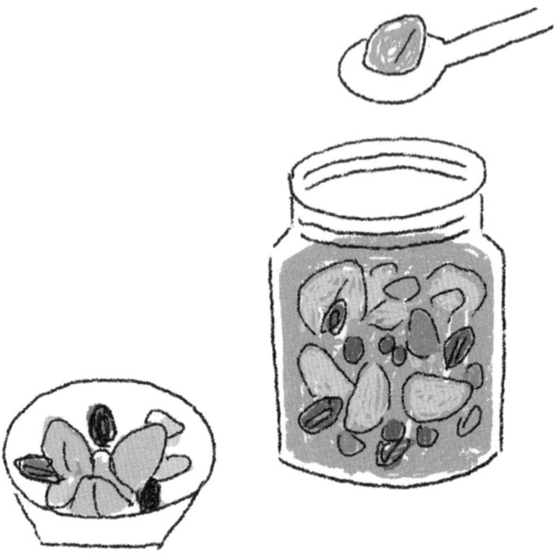

吃當季的食物，能調節當季的不適症狀，還可以預先做好養生，以迎接下個季節的到來。

栗子與堅果，就是帶有秋天感覺的美味。栗子能維持五臟之脾與腎的機能，改善疲勞和腿部及腰部的無力感；堅果能滋潤身體，有效消除便祕。栗子與堅果都有益氣活血的功效，是適合用來預防冬天造成體寒的血流停滯之食材。

為了能更輕易地同時食用栗子與堅果兩種食材，健康自製蜂蜜漬栗子堅果存放家中常備。可以將栗子煮至稍硬的程度再剝皮，或是使用市售的甘栗；堅果則是放入烤箱烘烤，也可用平底鍋炒過。將食材放入密封罐中，再倒入蜂蜜蓋過材料的高度，浸泡一週左右的時間。可以直接食用，或是配奶油乳酪品嚐，風味俱佳。

這天為：電腦紀念日

時代日新月異，透過電腦就能獲取各式各樣的資訊，但漢方養生的方式因人而異，如果能充分活用這些資訊並且不受到誤導，才是最為理想的。

9月29日

放鬆

按摩「腳後跟」提升生殖系統機能

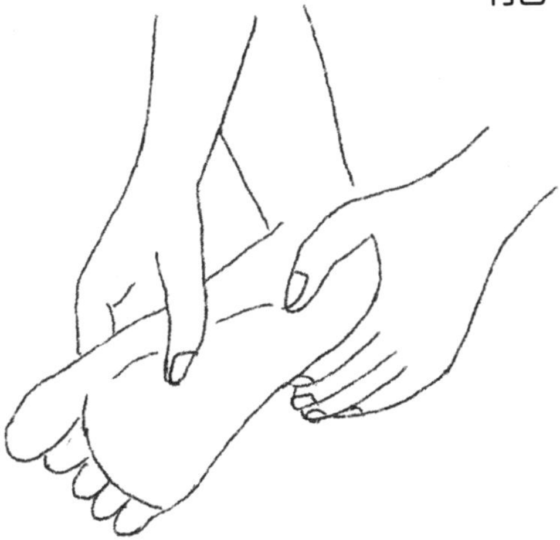

【按摩腳後跟的方式】

①用手的大拇指根部，從腳部大拇趾內側往腳跟方向摩擦。

②用手掌根部較為厚實之處（手根），由下往上摩擦腳後跟。

③腳底的小拇趾指下方有小拇趾球（骨頭），從這裡往內側摩擦。

④手部握拳，利用食指與中指的第二關節按壓腳後跟表面。

以左腳到右腳的順序進行步驟①～④。

腳底是支撐全身重量的重要部位，平常經常站立工作的人，往往會讓腳後跟出現莫大負擔，這類族群請務必養成按摩腳後跟的習慣。

腳底有著身體各部位的反射區，對應身體所有部位的器官。

生殖器的反射區正好位於腳後跟，對應子宮、攝護腺、骨盆、坐骨等部位。如果按壓腳後跟會感到疼痛，代表生殖系統機能降低，或是女性有婦女病等相關不適症狀。如果擔心罹患婦女病等疾病，記得平常要勤於按摩與舒緩腳後跟。

這天為：河豚日

河豚含有豐富的礦物質或維他命等營養，柔軟有彈性的魚肉充滿豐富的膠原蛋白，養顏美容效果極佳。

提到防止肌膚老化的堅果，首推「核桃」

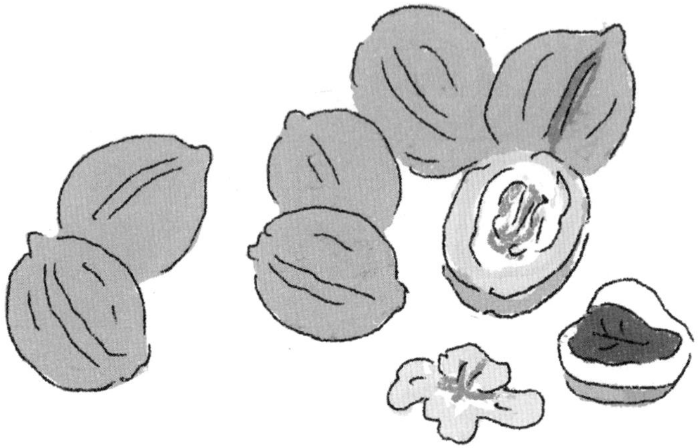

堅果營養豐富，具有極高的保健功效，漢方認為堅果能防止抗老化與滋補強身，並提高能量代謝，改善皮膚問題。

其中，由於核桃具溫暖身體的作用，可以有虛寒症狀者的氣色。堅果類含有豐富的植物性油脂，能滋潤乾燥的肌膚，特別是改善因老化而在嘴部與眼部周圍形成的微小皺紋。由於核桃也具有滋潤腸道的作用，也是有助於改善便祕的食材。然而，食用過量核桃會造成面皰、胃部不適、腹瀉等症狀，要酌量食用。

為了提升核桃的美肌效果，可以搭配大蒜製成義大利麵；大蒜能溫暖身體、促進血液與能量之氣的循環，是核桃美肌效果的有力後盾。

這天為：核桃日
只有在產季才能吃到口感柔軟的新鮮生核桃，還能攝取到較不耐熱的維他命。

10月1日

食物

「醬油拌芝麻韭菜」是便利的藥膳醬料

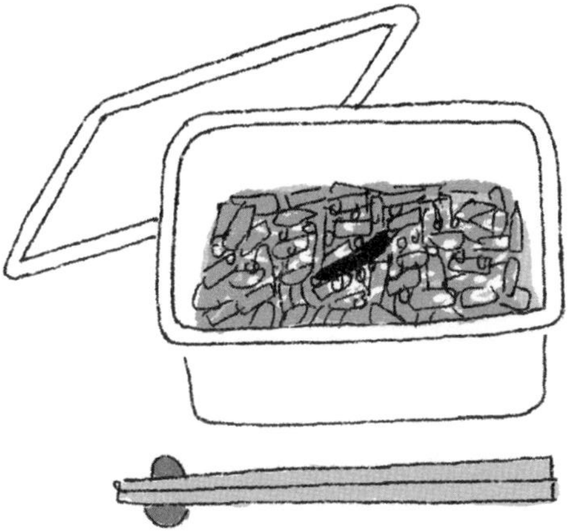

來到十月，正式進入秋季。面對秋季以後的季節，要特別留意手腳冰冷的問題。漢方醫學認為手腳冰冷的原因，除了寒冷的天氣，還跟身體與生俱來的保暖能力（＝陽氣）衰退有關。

除了要溫暖身體與促進血液循環，提高體內陽氣也是防止手腳冰冷的一大關鍵，韭菜是推薦食用的食材之一。在藥膳領域中，韭菜是提升陽氣與促進循環的蔬菜，又有「壯陽草」的別稱，韭菜具暖身與提升負責血液循環的五臟之肝機能，可當作藥膳常備菜，加入日常的料理食譜中。

做法很簡單，只要將生韭菜切段，再加入醬油、麻油、白芝麻拌勻即可。這道菜可當作白飯的配菜，以及炒飯的材料，如果存放在冰箱，可以保存兩週左右的時間。

這天為：醬油日

醬油和味噌都是大豆發酵食品，除了香氣與風味，醬油具有解毒作用，能防止食物中毒。

「豆腐」能預防口臭，你知道嗎？

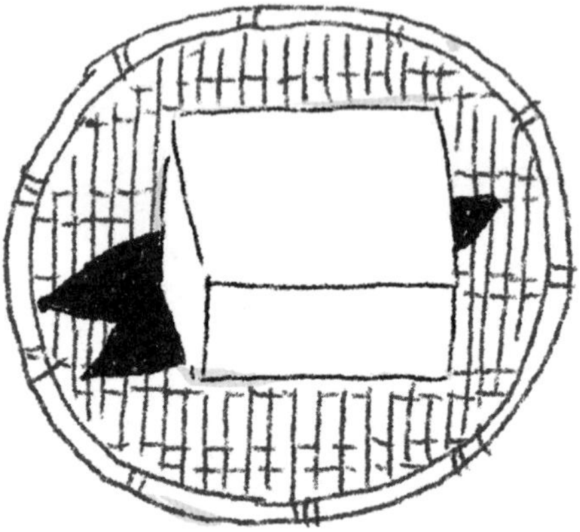

低卡路里與高蛋白質的豆腐，是日本具代表性的健康食品；但令人意外的是，豆腐還有預防口臭的效果。

漢方醫學認為，熱氣囤積於口內，是引發口臭的原因。例如暴飲暴食引起的胃熱、牙齦發炎等引起的口腔內熱等，都會導致口臭。

豆腐中的主要成分是水分，水具有消除體內餘熱的功能，滋潤口腔與止渴功效顯著。由於口乾也是造成口臭的原因，豆腐的清爽味道可以去除口腔中的黏稠物質並滋潤口腔，進而防止口臭。此外，豆腐還能提升消化機能與整腸作用，有效改善內臟器官不適症狀所引發的口臭。

豆漿也和豆腐同樣具滋潤作用，可以製成豆漿拿鐵取代一般的咖啡歐蕾，也是不錯的選擇。

這天為：豆腐日
豆腐是對身體有益的食材，但如果吃了冰冷的涼拌豆腐可能會引發體寒，所以在冬天建議吃水煮的湯豆腐。

10月3日

放鬆

泡「溫冷浴」促進血液循環

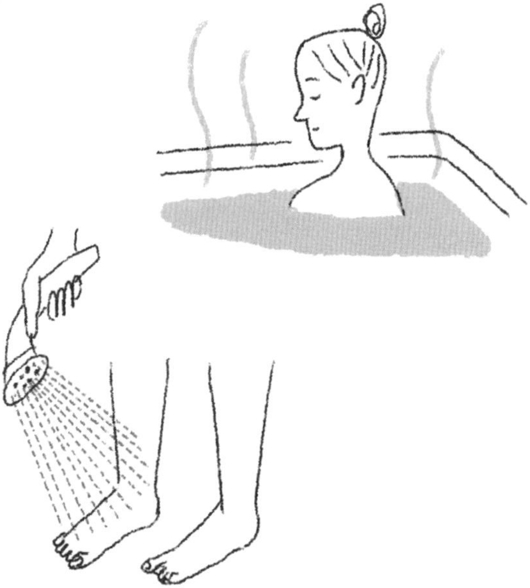

溫冷浴是治療凍瘡的日本民間療法；凍瘡沒有特效藥，據説對改善血液循環、緩解症狀來説，溫冷浴則是治療凍瘡的方法之一。

溫與冷，對應了漢方的陰陽（P8）基本思想。調節溫與冷的平衡有助於改善症狀，溫暖身體擴張血管，冷卻身體收縮血管，重複以上的過程讓血管變得柔軟，血流也會更加順暢。在泡澡時通常會著重於溫暖身體，但溫與冷的平衡相當重要，北歐等國家在自古以來所建立的三溫暖文化，亦源於此。

溫冷浴的基本順序是先進行溫水浴，再以冷水浴收尾。泡完溫冷浴要立刻擦拭身體，穿上襪子溫暖雙腳，這樣就不會在洗完澡後感覺身體發冷。在家中泡澡的時候，可以使用蓮蓬頭沖冷水澡來取代泡冷水浴。

這天為：登山日
秋天的紅葉景致十分美麗，是適合爬山的季節；爬山能強化腿部與腰部的力量，有效提升心肺功能。

「當歸生薑羊肉湯」是漢代便存在的藥膳

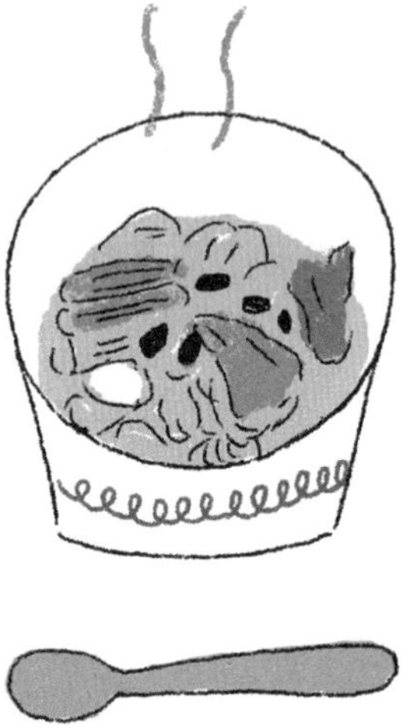

藥膳的歷史悠久，有許多古典書籍皆有相關記載。中國漢代的著作《傷寒雜病論》中，記載各種病症與改善症狀的處方，其中有許多處方都會運用食物。

例如，當歸生薑羊肉湯是適合在這個時期食用的料理，也是一道能幫助消除手腳冰冷的湯品；材料包括補血與促進循環的生藥當歸，以及溫暖身體的薑與羊肉。羊肉是屬於熱性的溫補食材，北海道人常吃羊肉，另外像是在蒙古、朝鮮半島等嚴寒地區，很久以前便有食用羊肉的習慣。

如果要在家中自己煮當歸生薑羊肉湯，首先要將燙過的羊肉與水放入砂鍋中，再加入薑、蔥、鹽、紹興酒開火燉煮。在日本市面上較難買到當歸生藥，也可以用枸杞和黑木耳替代。

這天為：沙丁魚日
沙丁魚是溫暖身體與調節腸胃狀態的食材，若是沙丁魚幼魚或魩仔魚乾，則能補充鈣質。

10月5日

放鬆

泡香氣四溢的「金木犀浴」，溫暖身體幫助入睡

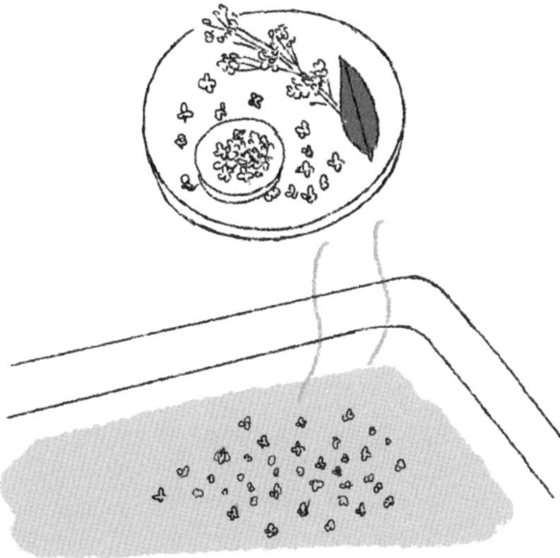

每逢秋天，在街上漫步的時候，有時候會聞到一股甘甜清新的香味，這就是金木犀的香味，金木犀的特徵是開著橘色的小花朵。

金木樨又稱丹桂，在中國會用白酒浸泡金木犀花朵，製成甜酒之一的桂花陳酒；或是將花瓣與茶葉混合，製成桂花茶等，可以用各式各樣的方式來運用其香氣。

金木犀花具消除疲勞、舒眠、養顏美容的功效，泡澡的時候將花瓣撒在浴池上，能體驗秋天的風呂樂趣，加上浴池飄散的甘甜花香，放鬆感無與倫比。如果在意花瓣會弄髒浴池，可以在浴室裡擺放附帶花朵的樹枝，透過水蒸氣來擴散香氣，同樣能獲得芳療的效果。泡金木犀浴能帶來鎮靜精神的效果，入浴後就能安然入睡。

這天為：檸檬日

檸檬沙瓦是來到居酒屋常點的飲品之一，由於檸檬的酸味能促進五臟之肝的機能，所以檸檬沙瓦也可說是藥膳飲品的一種。

「身心一如」是身心合為一體的思想

所謂「病從氣中來」，身心一體是漢方的基本思想，也就是「身心一如」的思想。當人產生負面的心理時，身體也會產生不適症狀；若身體有不良症狀的時候，更會讓心情變得沮喪，因此身心是相互影響的關係。所有的疾病，都是身心相呼應所引發，因此不能單從心理或身體找出病因，要同時重整兩者的狀態才行。

不僅限於疾病，日常生活的身體狀況也與身心一如息息相關。因生活忙碌而沒有保持心靈餘裕之時，身體就會承受緊繃的壓力，容易累積疲勞。如果沒有讓心靈適度放鬆，身體無法長久維持健康的狀態。

身心的關係對於四季的變化尤其敏感，例如在春暖花開、植物萌芽的春天，心情也會變得高昂，身體更具有活力。夏天受太陽照耀之下的陽光刺激，心臟活躍跳動，活動範圍也隨之擴大。來到秋天，落葉紛飛，容易感到有些憂鬱的情緒。受到憂鬱的氣氛所影響，身體就像是枯萎的樹葉般開始衰老。

在這樣的情況下，我們要為秋天結實纍纍的狀態雀躍，留心於秋天的落葉之美，度過心靈更為充實的生活。

這天為：國際合作日
1954年的這天，是日本正式加入支援開發中國家國際組織「可倫坡計劃」的日子。

10月7日

運動

做「扭轉伸展」來消除氣、血瘀滯

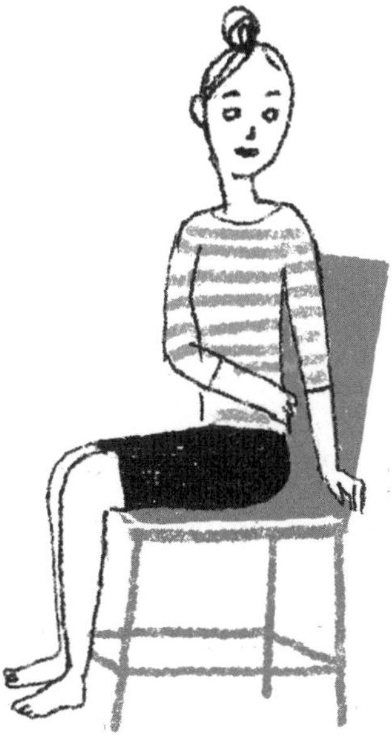

【做扭轉伸展的方式】
① 挺直背部坐下，左手放在臀部後方。
② 用右手從前方抓住左側腹到腰部的感覺，身體向左扭轉，維持動作5秒，注意身體不要前傾。
③ 換邊進行相同動作。
＊若感覺身體疼痛，請立刻停止做伸展動作。

人在集中注意力工作的時候，通常會長時間維持相同的姿勢，這樣容易造成氣、血循環瘀滯的情形。

忙碌的時候，更應該放下手邊工作適度休息，勤於消除體內的瘀滯。以下要介紹以坐姿也能進行的扭轉伸展操。

扭轉身體能放鬆身體，消除體內瘀滯，促進氣、血循環，除了提升身體柔軟度，也有讓腰部變細等緊縮效果。例如瑜伽中的扭轉姿勢，能按摩內臟器官，更可促進器官機能的活化。

做扭轉伸展姿勢的重點是：保持脊椎挺直並深呼吸。

這天為：推理小說紀念日
為了維持高品質的睡眠，睡前滑手機是不好的行為。在漫長的秋夜，建議可以多多閱讀推理小說。

舌頭出現龜裂的「裂紋」，是滋潤不足的訊號

東洋醫學會觀察臉色、肌膚狀態、氣味、聲音強弱等身體的各種狀態，來判斷病症；其中，舌頭是最容易反映身體狀態的部位。觀察舌頭的顏色和形狀，就能解讀不適的症狀。

舌頭的某些部位對應了五臟六腑，舌尖對應心、肺，舌頭表面中央對應脾、胃，舌根部位對應腎，左右兩側對應肝、膽。例如舌尖較為粗糙的話，有可能是心、肺發生不適症狀的訊號。

在這個時期要特別注意舌頭的龜裂現象，這種情形又稱為裂紋，如果發現舌頭乾燥且出現裂紋，就要特別留意。健康的舌頭厚度適中，表面細緻濕潤；但若出現裂紋，例如縱向龜裂或幾條橫向裂紋，就要小心了。這就是體內乾燥且滋潤不足的證據，尤其秋冬季節的空氣較為乾燥，容易造成肌膚和頭髮也跟著變乾，以及喉嚨、鼻子、眼睛等部位也會出現乾燥情況。

如果發現舌頭出現裂紋，要避免熬夜而消耗身體滋潤，並多加攝取水梨、柿子等秋季水果，以補充充足的水分。

這天為：寒露（日期依年份而異）
寒露為二十四節氣之一，這個時期的秋意更為濃厚，花草開始產生冰冷的露水。

10月9日

穴位

防止眼周產生小細紋的「清明穴」

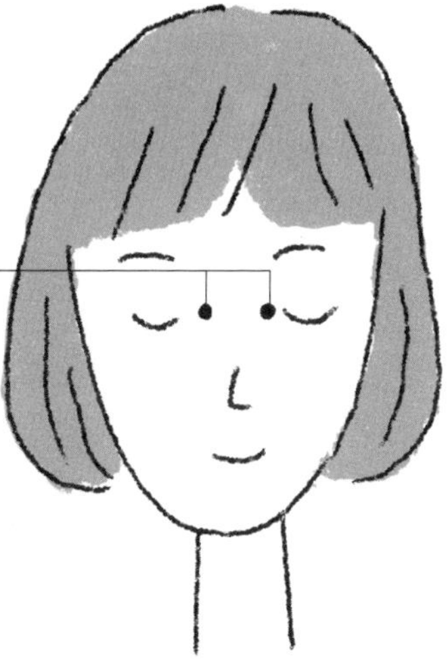

【如何找出清明穴】
清明穴位於鼻根與內眼角之間的凹陷處。
【按壓清明穴的方法】
用大拇指與食指放在左右穴位，輕輕按壓。一次按壓6秒，反覆按壓十次。

從夏季到秋季，是進入遭受紫外線傷害的乾燥季節，會持續造成肌膚的負擔。如果沒有好好保養肌膚，可能會導致肌膚老化。除了日常的肌膚保養外，還要透過按壓穴位來保養，預防乾燥所引起的皺紋。

眼睛疲勞的時候，會不自覺地按壓眼角，而清明穴正好位於這個位置。清明穴位於鼻根與內眼角之間的凹陷處，能滋潤眼部，幫助恢復視力，有效改善眼睛疲勞、視力模糊、眼睛充血等症狀。

此外，按壓清明穴能放鬆臉部肌肉，促進眼睛周圍的血液循環，有效預防眼周產生細紋。除了睡前，在化妝前後也可以刺激這個穴位。

這天為：工具日
在按壓穴位的時候通常不要需輔助工具，但如果能運用各種按壓工具，按壓時會更加輕鬆。

眼睛疲憊時，可以食用「枸杞紅蘿蔔絲」

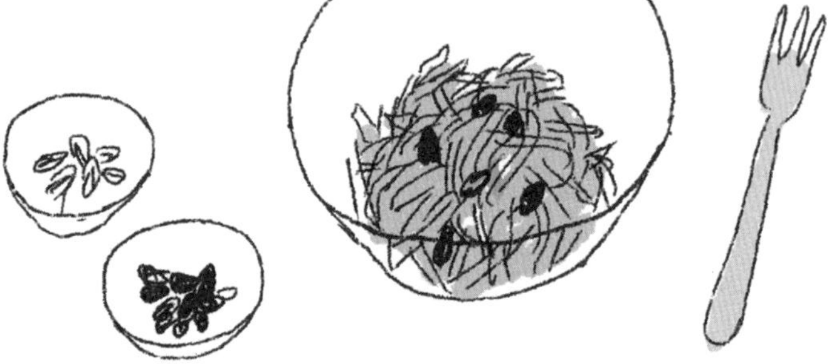

經常使用手機和電腦的現代人，容易有慢性眼睛疲勞的情形，這時候不妨多加運用改善眼睛疲勞的食材，自製家庭常備菜。

根據漢方的五臟思想，儲藏於肝臟的血液能供應眼睛的營養，培養觀看事物的視力，稱為肝血。肝血不足會造成視力降低、眼睛疲勞和乾燥等症狀。

紅蘿蔔是補充肝血的優良食材，透過補血與提升肝機能，進而舒緩眼睛乾燥和疲勞。

紅蘿蔔絲是經典的法國家庭菜餚，經常用在三明治的內餡或肉類料理的配菜裡，是相當方便的常備菜。除了紅蘿蔔，還要添加護眼功效的枸杞與葡萄乾，增添保養眼睛的效果。

做法相當簡單，只要將切絲的紅蘿蔔與枸杞、葡萄乾混合，再加入法式沙拉醬拌勻即可完成。

這天為：護眼日
如果將十月十日的阿拉伯數字10 10向右轉九十度，就會變成眼睛的形狀（1為眉毛、0為眼睛），因此將這天定為護眼日。

10月11日

美容

可滋潤乾燥肌膚的「橄欖油」

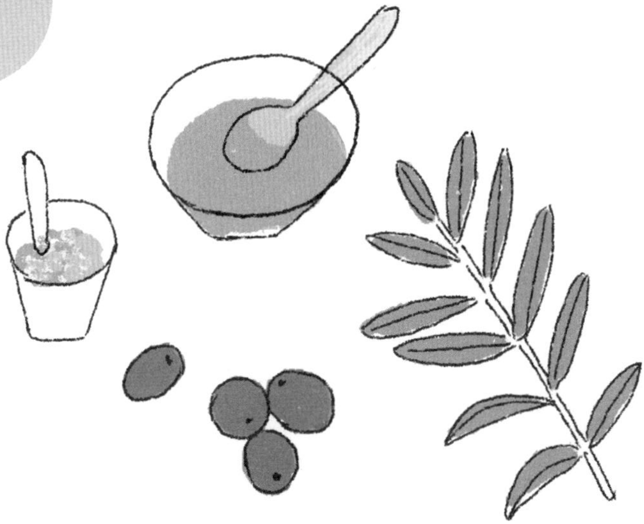

夏季因大量出汗，會在秋季產生顯著的影響，像是肌膚變得乾燥並容易口渴等，出現乾燥體質。因此，要做好滋潤體外到體內的保養。

提到防止肌膚乾燥，通常會使用化妝水或乳液等商品來滋潤肌膚，但人們往往著重於外部的保濕，卻忽略運用滋潤食材來保養體內這件同樣重要的事。因為防止肌膚乾燥，同時也能改善便祕等不適症狀。

大力推薦橄欖油，橄欖油具調理與滋潤肌膚的效果，從營養學的角度來看，由於含有豐富的油酸，是降低膽固醇的健康食材。可以使用橄欖油製作義大利熱沾醬，同時搭配能防止身體受寒的溫蔬菜。義大利熱沾醬對鯷魚、大蒜等料理而言會散發香氣，是能刺激食慾的菜餚；製作的重點是添加滋潤效果的牛奶或鮮奶油。

這天為：眨單眼日

眨單眼，也具有鍛鍊眼睛肌肉的效果，有助於塑造一雙迷人的表情。

10月12日

飲品

喝「豆漿杏仁茶」改善乾燥引發的不適症狀

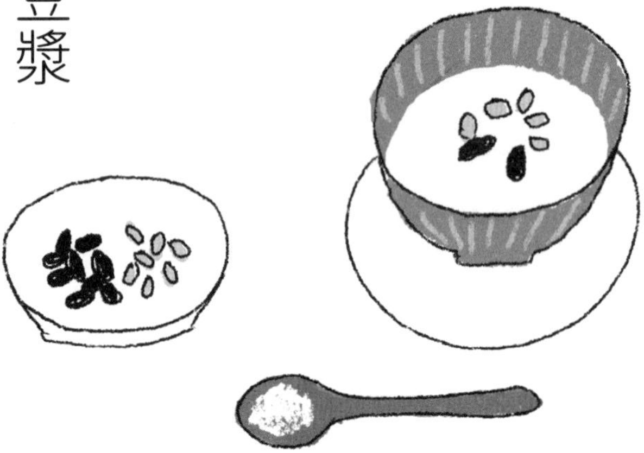

在乾燥的秋季，杏仁是益處良多的，食材像是杏仁豆腐，就是耳熟能詳的食物之一。如果是生藥用途，杏仁的日文あんにん（annin）則唸作きょうにん（kyounin），使用的種類也有所不同。若為藥用的用途，可選用含有豐富扁桃苷成分的苦杏仁，扁桃苷是止咳的有效成分；若為食用的用途，則可使用扁桃苷成份較少的甜杏仁。

甜杏仁是較易於取得的種類，甜杏仁是製作杏仁豆腐的材料，在日本超市都能購買，雖然不是藥用，依舊能感受其滋潤效果，可安心使用。可使用粉狀的杏仁霜，自製補充身體滋潤的飲品。

在溫熱的豆漿中加入杏仁霜，再根據個人喜好添加蜂蜜來增加甜味，如果再加入經常用來搭配杏仁豆腐的枸杞就更加完美了。枸杞不是只有裝飾用途，也是能防止乾咳和乾眼等乾燥症狀的優異食材，能增進豆漿杏仁茶的養生功效。

這天為：豆乳日
日本的豆乳（豆漿）可分為調整與無調整兩種，無調整豆乳的大豆成分較多，如果要製作鹽味料理，建議使用無調整豆乳。

基本

「養心」是自我照顧的思想

漢方不僅著重於身體的保養，也著重心靈的養生，稱為「養心」。我們可以根據季節更迭來思考人生，「天人合一」是關鍵字。由於自然與人類合為一體，所以天人合一是重視「與自然共生」的思想。

「生、長、收、藏」是存在於自然界的節奏，並對應季節。以植物來比喻，春天為發芽（生）、夏天為成長（長）、秋天為收成（收）、冬天為在地底等待春天的到來（藏）；讓我們配合自然的節奏，試著改變自我的心態吧！

【春】釋放在冬天潛藏於心中的志向，過著悠然自得的生活。

【夏】向外徹底釋放心中的志向。

【秋】保持安樂的志向，即使有無法達成的事情也不要感到後悔，擁有一顆平靜的心。

【冬】平心靜氣地潛藏志向，對任何事情都能感到滿足的心。

如果能了解以上心境的變化，即使事情進展不順利，就能解釋為不同時期所造成的結果。此外，秋天讓人容易產生感傷的情緒，心情往往變得低落，這時候要有一顆平靜的心，維持有餘裕的心態，並隨時慰勞自己，這也是養心的方式。

這天為：國際防災日

俗話說有備無患；和準備防災工作一樣，要藉由日常的養心，做好心理照護的萬全準備。

10月14日

運動

活化新陳代謝的「倒立」健康法

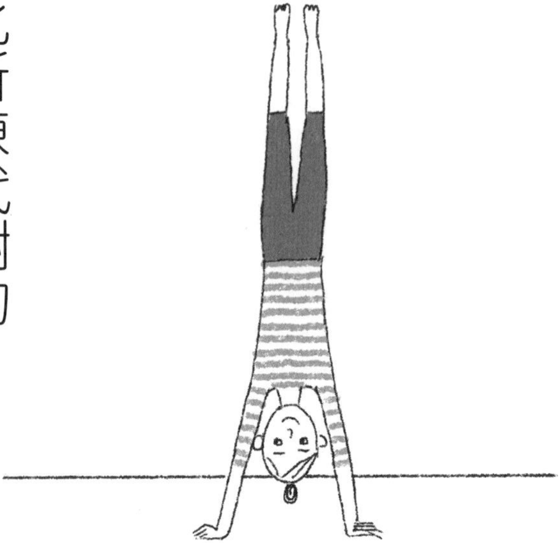

據說腦袋打結沒有靈感的時候，可以透過倒立讓腦袋靈光乍現。倒立可以將血液輸送至腦部，有可能達到活化腦部的功效。

日常生活中，由於重力的作用，血液容易聚集在下半身。此外，內臟器官也會受重力影響下垂，所以我們需要適時重整身體，促進血液循環，讓內臟器官回歸正確的位置。

倒立是相當有效的方式，透過倒立改善血液循環並讓內臟器官回到正確的位置後，能提升身體機能，活化新陳代謝。由於血液循環變好，倒立還能消除肩頸痠痛等不適症狀。

不擅長倒立的人，可以嘗試做抬臀的運動。仰躺在地，雙手支撐腰部，慢慢將雙腳垂直抬高，連同抬起臀部的動作，也能翻轉身體器官，獲得等同於倒立效果的功效。

這天為：鐵道日

眾多鐵道迷中，也有喜歡廢棄鐵道路線者，有些舊鐵道路線還變成旅遊路線，是適合散步、走走的去處。

吃「鹽麴蒸香菇」提升免疫力

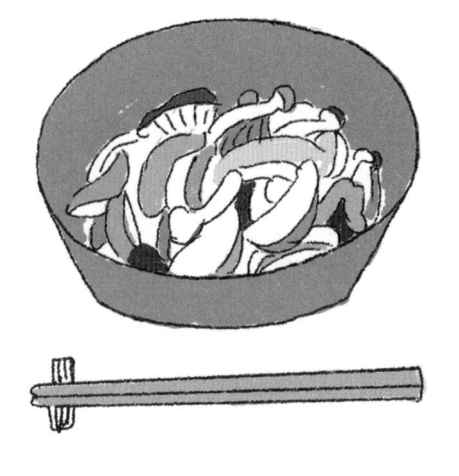

是時候透過漢方養生來預防冬天感冒，東洋醫學所提到的正氣（P342），相當於西洋醫學的免疫力；等同於病原菌的，則稱為邪氣（P61）。提升體內之氣與鍛鍊正氣，即可讓感冒遠離。提到補氣的秋季風味食材，不管怎麼說都會想到香菇！這時，不妨搭配強力的藥膳助手鹽麴，自製家中常備菜。

中國明代的香藥草學集大成著作《本草綱目》記載，香菇主益腸胃、化痰、理氣，可見自古以來香菇是補氣的食材。此外，發酵食品之一的鹽麴，能調節腸內環境，在古代能取代藥物使用。

可使用喜歡的香菇，加入鹽麴、薑泥、醬油製作鹽麴蒸香菇，若能使用數種菇類，美味程度倍增。鹽麴蒸香菇可當作義大利麵的配料，或是涼拌青菜。

這天為：香菇日
香菇經乾燥後去除水分，能提升味道與藥效，請務必嘗試自製乾香菇。

10月16日

放鬆

泡「鹽浴」能有效改善手腳冰冷和神經性疼痛

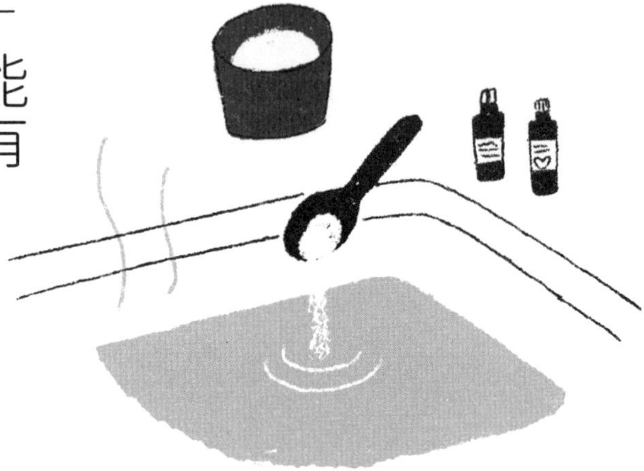

在溫泉大國日本，氯化物泉是較為普遍的泉質。提到知名的氯化物泉，像是靜岡的熱海溫泉、兵庫的城崎溫泉、石川的片山津溫泉等，溫泉聖地比比皆是。氯化物泉的主成分為鹽，可從身體內部溫暖全身，泡完溫泉不易感到寒冷，加上具有殺菌作用，也有治療外傷的效果。

若想在家中感受鹽的效果時，請試著使用富含礦物質的未精製天然鹽，來重現鹽浴的場景。除了使用市售的浴鹽，也可以直接加入天然鹽。肌膚敏感的人，泡澡時要一邊觀察肌膚狀態，一邊調整用量。如果偏好泡澡香氣的人，可以依照喜好添加精油。

泡澡時徹底溫暖身體，除了有效改善手腳冰冷和神經性疼痛，還能促進出汗與血液循環，並提高肌膚的新陳代謝，養顏美容的效果令人期待！

這天為：世界糧食日
世界糧食日的宗旨，是讓人們思考與重視開發中國家的貧困與飢餓問題，別忘了對食物表示感謝之意。

含豐富香料的「咖哩」是一道功效優異的藥膳

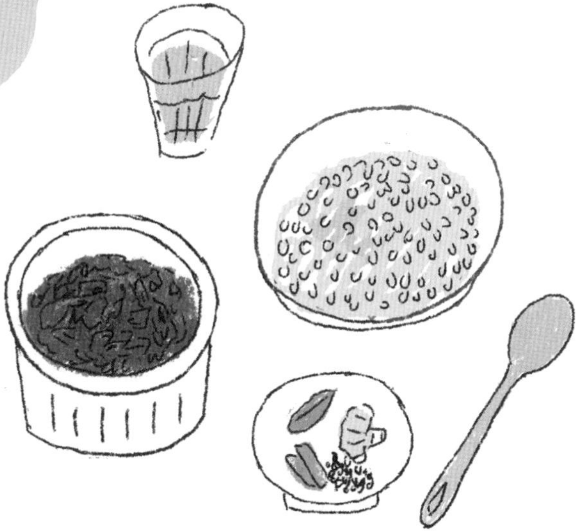

咖哩的多層次的香料風味，往往令人一吃就上癮，其香料是使用許多漢方生藥所製作而成。例如生薑（ginger）、茴香（fennel）、桂皮（cinnamon）、丁子（clove）、小豆蔻（cardamom）等，可依據功用將這些生藥分為兩大類。

【溫中】溫暖腹部調節腸胃狀態，消除疼痛。「安中散」（P216）是使用茴香和桂皮製作而成的漢方藥，具溫暖腸胃與消除疼痛的效果。

【理氣】促進能量之氣的循環，疏通胃部，重振心情。漢方「逍遙散」的材料為生薑、「香砂養胃湯」的材料為小豆蔻，均能消除從胸部到胃部的阻塞，緩解憂鬱。

最令人驚訝的是，沒想到在日常生活中常吃的咖哩，居然有如此多重的功效。

這天為：儲蓄日
透過有豐富藥效的香料咖哩，努力儲備全身的元氣。

「抑肝散」能有效改善令人煩惱的磨牙情形

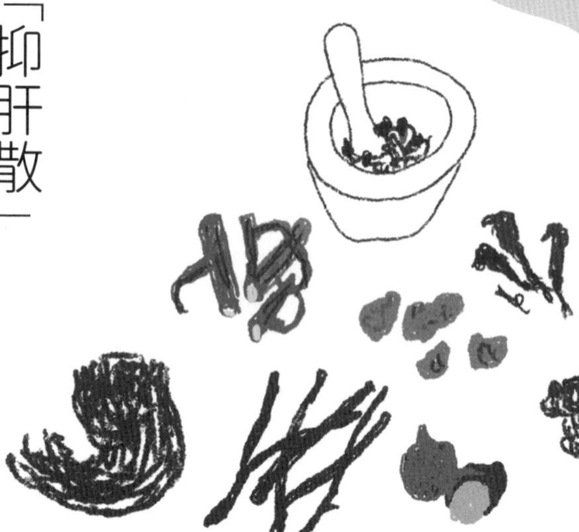

漢方與現代醫學最大的不同，就是漢方不會光從疾病名稱來開立處方，而是根據身體狀態、體質、生活環境等做綜合性判斷。以下以抑肝散為例，介紹詳細的知識。

從字面上看，可以將抑肝散解讀為一種抑制肝臟的藥物，其對應症狀為「精神官能症、失眠、兒童夜間哭鬧、兒童易怒、磨牙、更年期障礙、血道症*」。現代醫學所稱的肝臟，容易因飲酒過量而影響正常機能；漢方所稱的五臟之肝，則是容易受壓力所影響的臟器，肝過度亢奮會造成神經的亢奮。換言之，容易焦躁不安、情緒不穩定者，服用抑肝散能有效抑制各種症狀。

磨牙是抑肝散的對應症狀之一，乍看之下似乎與肝毫無關聯，但磨牙有很大的因素是受到壓力所影響。從宏觀的角度來思考不適症狀的原因與關聯性，這就是漢方特有的診斷處方。

這天為：駕駛日
只要一握方向盤就會轉變性格的「路怒症」者，也許是五臟之肝亢奮所導致。

* 指伴隨月經、懷孕、分娩、產後、更年期等女性荷爾蒙變化而出現的精神神經症狀和身體症狀。

10月19日

食物

吃「石榴」提升肺機能

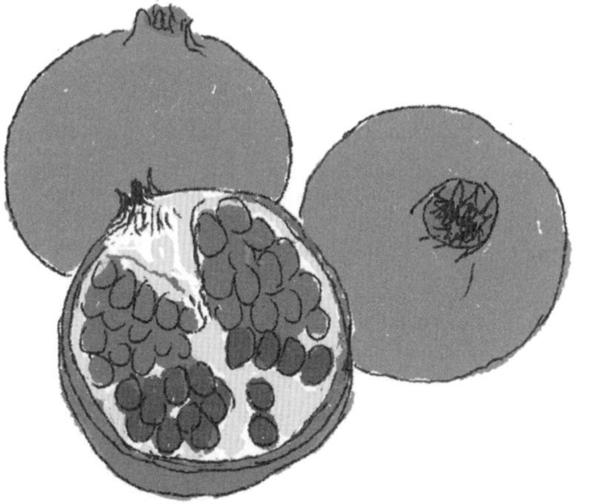

自古以來，石榴被運用於民間療法，腹瀉的時候，可以喝下用外皮和種子熬煮的石榴汁，以緩和症狀。石榴是在九至十世紀的時候從中國傳入日本，其汁液的酸性成分被當成擦鏡子時的輔助。江戶時代的錢湯，可見石榴口的狹窄出入口設計；由於古代人會使用石榴醋來擦鏡子，而日文的「低頭彎腰」又與「擦鏡子」發音相同，因此才有石榴口的名稱。到了現代，由於石榴果實所含有的植物雌激素，與女性的荷爾蒙的作用相似，造就廣泛討論。

在漢方領域裡，石榴能提升五臟之肺的機能，是乾燥季節可多加攝取的食材。石榴有解渴、改善聲音沙啞、慢性腹瀉和血便、不正常出血、更年期障礙等功效。

由於石榴的酸味較強，建議製成糖漿或水果酒。如果要自製石榴酒，可以使用去皮的果實，加入檸檬、冰糖與蒸餾白酒，浸漬約兩個月左右的時間。

這天為：海外旅行日

日文的10（遠，touo）與19（行，ikyu）與出遠門諧音，因而將這天定為海外旅行日。前往未知的地區，會讓人產生興奮的感覺，也可能活化腦部。

對頭髮有益的「四物湯」，深受美容界關注

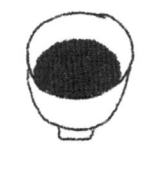

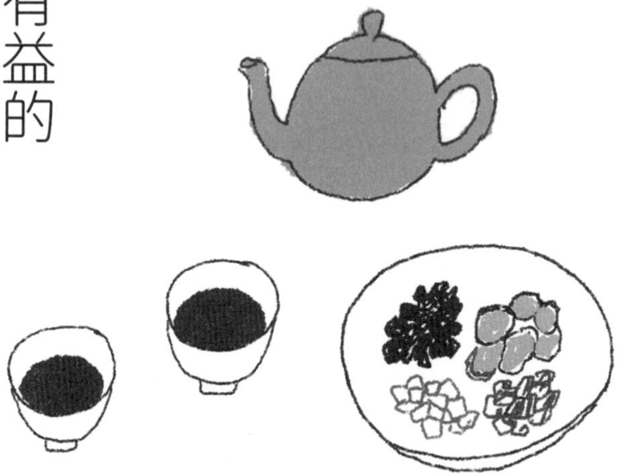

漢方常提到「髮為血之餘」，由於血液負責將營養與滋潤輸送至全身，能讓肌膚與頭髮保持彈性與光澤。若血液不足，肌膚會失去彈性變得暗沉，頭髮會變得乾燥，明顯掉髮與白髮變多，看起來顯得蒼老。女性生產時因大量出血，會有掉髮的現象，聽說瘦身過度也會導致頭髮失去光澤度。

為了補血，可以積極攝取黑芝麻、羊棲菜等補血食材，搭配運用漢方藥也是有效的方式。四物湯是具代表性的漢方藥，四物湯包含當歸、芍藥、川芎、地黃四種生藥，熬煮後會產生甘甜味的黑色液體。在台灣，常見使用精緻瓶子盛裝販售的四物飲。

四物湯也受到日本美容業界的青睞，包含肌膚保養商品、養髮劑等皆含有四物湯萃取液成分。

這天為：頭髮日

根據漢方似類補類（P128）的思想，攝取跟身體相似形狀和顏色的食物，能產生互補的作用，所以攝取黑色食材能幫助養成黑髮。

感到沮喪的時候可以按壓「神門穴」

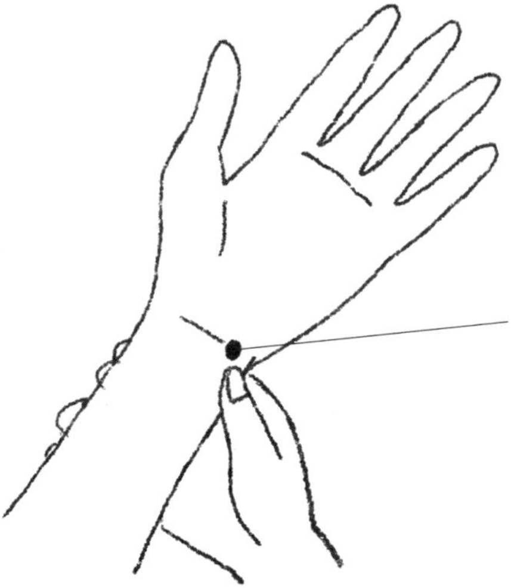
【如何找出神門穴】
神門穴位於小拇指下方、手腕內側皺紋上方的小型凹陷處。
【按壓神門穴的方法】
用另一隻手的大拇指找出穴位並按壓。一次按壓6秒，反覆按壓十次，換手做相同動作。

心情感到緊張、心跳加速、坐立難安，以及腦中持續在想事情，莫名感到焦躁不安，在這個沮喪之際，可以按壓神門穴來舒緩情緒。

心跳加速與五臟之心有關，神門穴是連通心的體內之氣出入口，刺激此穴位能穩定心情，抑制心跳加速的情形。

此外，按壓神門穴能對自律神經產生作用，抑制大腦的興奮狀態，消除心煩和焦躁不安的情緒，幫助精神回到穩定的狀態。由於心情變得平靜，能有效改善失眠。感到不安和煩躁的時候，不妨在夜間就寢前試著刺激神門穴。

這天為：燈光日
為了達到良好的睡眠品質，建議在就寢數小時前將燈光調成柔和的亮度，促進體內分泌睡眠荷爾蒙。

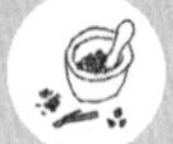

漢方藥

適合體力充沛，卻有劇烈咳嗽的人飲用的「五虎湯」

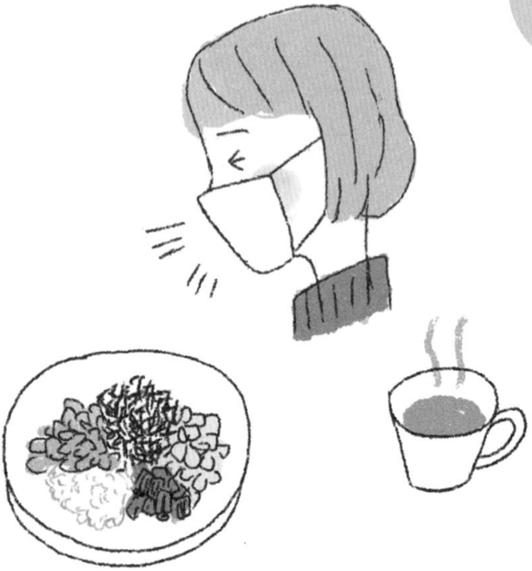

得到感冒的時候，咳嗽是令人感到不舒服的症狀之一。

光是咳嗽就分為各種類型，保養的方式也不相同，使用的漢方藥當然也不同。具帶代表性的兩種類型，第一種是體力充沛卻有劇烈咳嗽的類型，另一種是缺乏體力的乾咳類型。以下要解說體力充沛卻有劇烈咳嗽的狀況。

此類型的症狀包括呼吸困難、口渴、咳出黃色痰等等。夜晚蓋棉被睡覺時，身體體溫上升更容易使咳嗽惡化，嚴重時會造成胸口疼痛無法入睡，咳嗽咳到臉部泛紅的人，也是屬於此類型。

五虎湯是漢方藥的一種，材料包括麻黃、杏仁、石膏、甘草、桑白皮，石膏具肺之清熱作用，桑白皮能幫助化痰。由於石膏容易造成胃冰冷，服用前要注意。

這天為：平安遷都日

日本在西元794年的這天從舊都長岡京遷都至平安京，為了慶祝這天，每年會舉行被稱為移動時代風俗繪卷的時代祭。

10月23日

漢方藥

適合體力不足，有乾咳症狀的人飲用的「麥門冬湯」

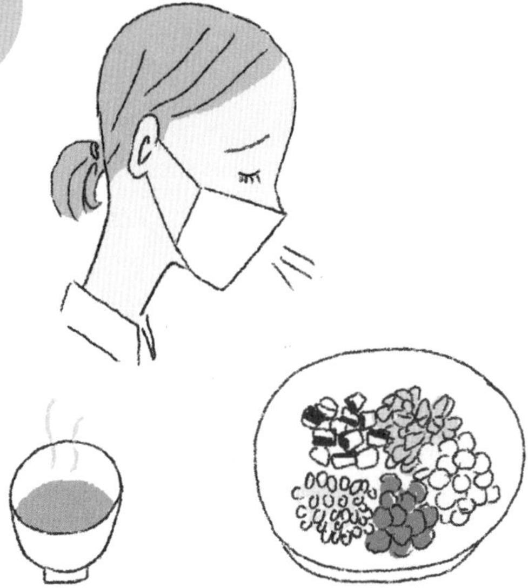

這天，要特別解說咳嗽的另一種代表類型，也就是體力不足者的乾咳。

因慢性病和老化造成體力降低的時候，鼻子和喉嚨的滋潤不足，稍微接觸到刺激時就容易咳嗽。滋潤不足也會造成口渴，口腔痰液較少，這就是形成乾咳的特徵。

為了改善乾咳，麥門冬湯能發揮優異的效用。麥門冬湯的主要成分麥門冬，是以麥冬的多年生草本植物乾燥製成，具潤肺與清熱作用，其他材料還有半夏、大棗、人參、甘草、粳米等，人參、大棗、粳米都能維持腸胃健康，補充滋潤。

無論是昨天的劇烈咳嗽或今天的乾咳，若症狀長期持續，有可能會引發喉嚨和氣管發炎等惡性循環。最重要的是每天保持洗手與漱口的習慣，以預防咳嗽等不適症狀。

這天為：霜降（日期依年份而異）
霜降為二十四節氣之一，這個時期天氣漸冷，花草枯萎，大地開始結霜。

10月24日

基本

「天人相應」是著重自然韻律的思想

漢方認為，人是自然的一部分，以此作為理論基礎。換句話說，人與自然（天）保持相通、相應的關係並生存在世上，就是所謂的天人合一。生活的韻律與自然的韻律保持一致，是應有的樣貌。

陰與陽存在於自然界中，一邊產生變化並相互維持平衡的關係。隨著太陽從東邊升起，陽氣增強；太陽西沉後，陰取代了陽，進入陰氣的時間。依照自然的陰陽韻律，人的體內陰陽也會產生變化。

在陽氣的時間，人類得進行各種提升陽氣的活動，製造活動的原動力以促進能量之氣和血的循環。到了陰氣的時間，人類得躺在床上進入節省體氣消耗的模式，讓血液回到血液儲藏庫的五臟之肝，透過提升陰氣的行為讓身心獲得休息。到了陰氣最深的凌晨十二點的時候，躺下來睡覺是相當重要的事情；雖然是看似理所當然的行為，卻是一套自然的法則。

過了傍晚時分，隨著陰氣加深，需有意識地進行陰氣行為，並盡量在進入明日之前就寢，才是天人相應的生活，也是漢方養生的一大原則。

這天為：文鳥日

十月是掌中寵物文鳥幼鳥的繁殖季節，日本人將文鳥稱為手中的幸福（手に幸せ，te ni shiawase），並根據10（te）、2（ni）、4（shi）加上「和在一起」（awase）的諧音，將這天定為文鳥日。

10月25日

食物

可自由變化的「義大利麵醬」，能促進氣、血、水的循環

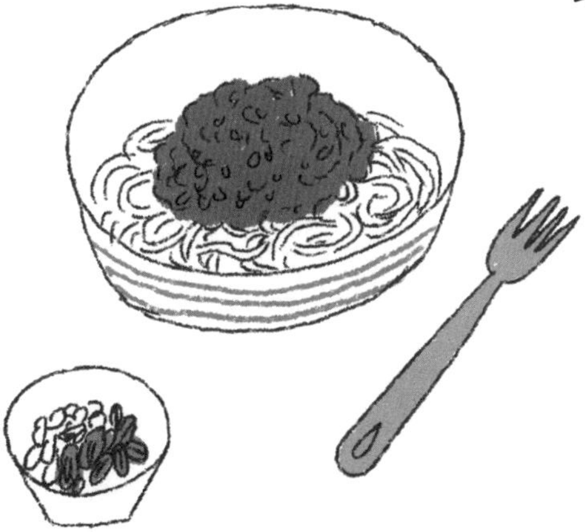

義大利麵是深受眾人喜愛的食物，如果運用巧思，就將義大利麵變成藥膳料理。此外，依照症狀的不同，還有千變萬化的風味。

這時候可以在義大利麵下工夫，以傳統的義大利肉醬為例，主要食材豬肉可補充元氣，番茄則是促進水分循環的食材，還要依據症狀來運用不同的食材，以增加功效。

因為工作不順遂而感到焦躁不安和沮喪時，可以在義大利麵醬添加芹菜和歐芹，以促進能量之氣的循環。因整天使用電腦工作而產生眼睛乾澀和視力模糊的症狀時，可以添加枸杞和松子來補血。因血液循環變差造成腿部與腰部疼痛時，可以添加油煎的茄子與蒜末。感覺特別疲勞的時候，也可以加入南瓜增加甜味，徹底舒緩情緒並療癒身心。

這天為：世界義大利日

若要提升義大利麵本身的健康功效，建議可使用全麥麵粉製作而成的義大利麵，全麥義大利麵含有豐富的食物纖維與維他命。

能緩解難受的宿醉「柿子優格汁」

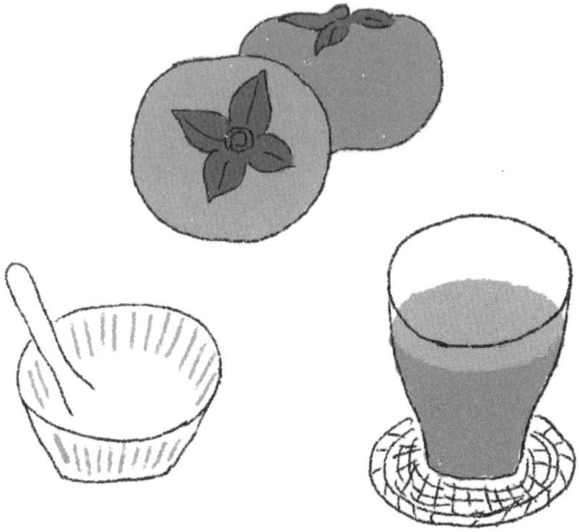

在空氣乾燥的秋天，提到當季的食材，可見許多含有豐富水分的水果，柿子是其中的一種，無論蒂頭和果實皆有優異的功效，可多加運用期滋潤效果，當作預防宿醉的方式。

據說單吃柿子就可以預防宿醉，所以也可以在酒後吃柿子，當作收尾的甜點。柿子能讓口腔變得清爽，幫助因酒精而產生潮紅的身體降溫，並達到解渴的功效。

如果在飲酒的隔天有宿醉症狀，吃早餐時可以喝杯柿子優格汁。由於優格也具滋潤作用，會讓效果倍增。如果要製成果汁，可使用甜味較高的柿餅。由於柿餅去除了柿子的水分，進而提升功效，加上柿餅的清熱能力也和緩許多，較適合手腳有冰冷症狀者食用。

這天為：柿子日
柿子有滋潤效果，加上含有豐富的維他命C，非常適合用來預防感冒。

10月27日

飲品

在寒冷的季節喝「咖啡」時，可添加溫暖身體的食材

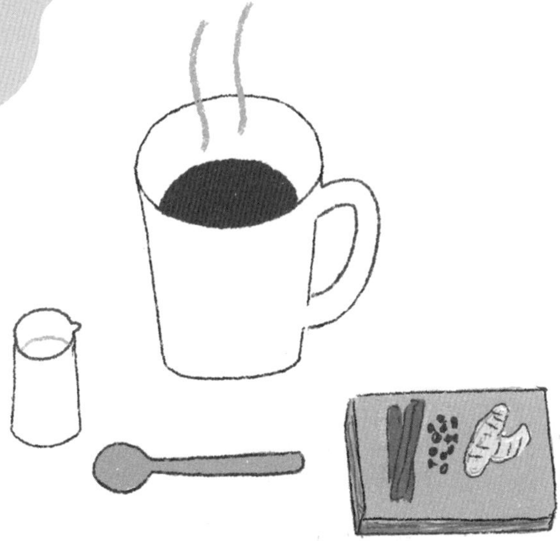

在越來越冷的季節，除了要增添衣物來防寒，還要留意飲食的內容，以提升防寒的效果。

早上起床的時候與工作空檔的休息時間，往往會喝杯咖啡放鬆一下。其實喝咖啡可以有更多的變化，基本原則是喝熱的之外，還可以試著添加溫暖身體的食材。

例如，早上要喝用來提神時，可以喝微甜的咖啡歐蕾，添加效果溫和的中性牛奶或豆漿，以及溫暖身體的黑糖（P88）後，不僅增添了層次，也提升了咖啡的風味。如果在咖啡加入細砂糖，反而會造成體寒，要多加留意。

在下午喝咖啡轉換心情時，可以添加溫暖身體的薑或肉桂等食材，體驗香料咖啡的風味。還有令人意想不到的組合，例如咖啡與辣椒也很搭，喝下辣椒咖啡能讓人感到神清氣爽，一舉消除睡意。

這天為：泰迪熊日
光是抱著蓬鬆柔軟的泰迪熊，就能當作防寒的方式。

運用「手掌療癒法」放鬆身體

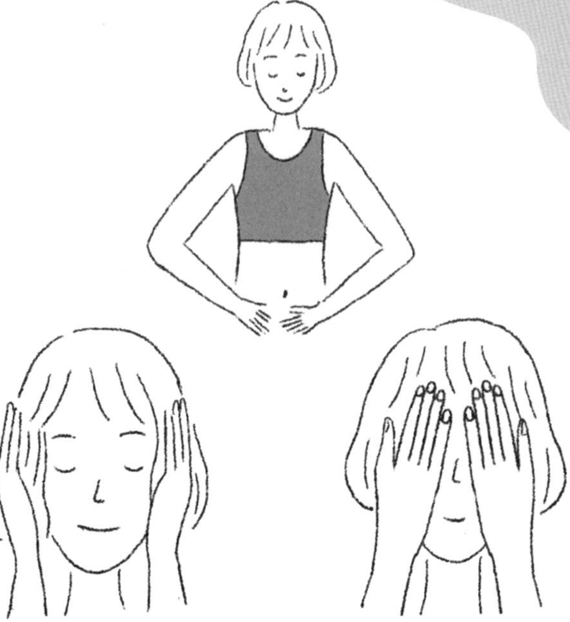

生活中常常聽到「手掌的力量」，雙手的確具有不可思議的魔力。日文的「用手觸碰」（手当てする），有治療和照顧的意思，例如感覺疲勞的時候，可以用手按住腰部；在我們還小的時候，當母親用手撫摸嬰兒的頭，也能感到一絲溫暖。

像這樣的手掌療癒法，對於自我保養也是相當有效的方式。首先將雙手手掌搓熱，然後將雙手放在肚臍下方，閉上眼睛慢慢呼吸六次。透過腹式呼吸法大量吐氣與吸氣，接著用手掌托住臉頰，將手指輕輕放在眼睛上呼吸六次。然後，將雙手移至側面，摀住耳朵呼吸六次。接下來將雙手移至頸部，感覺頸部變得溫暖後，再將雙手放在腰部，一邊上下摩擦一邊呼吸六次。最後再用雙手一邊摩擦膝蓋，一邊呼吸六次，完成手掌療癒法。

這天為：透明美肌日
在擦化妝水或乳液的時候，記得要用手掌加溫，慢慢地讓肌膚充分吸收。

10月29日

美容

吃「松子」補充身體滋潤並預防老化

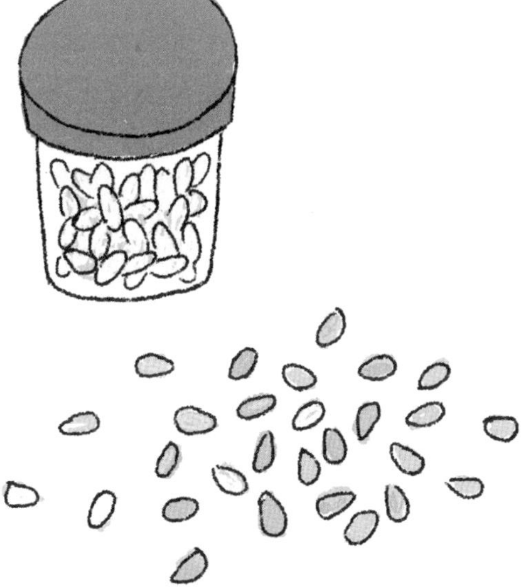

在中國，松子是仙人才會食用的東西，由於具滋補與防止老化的功效，是受到重視的松樹果實。

松子又名海松子，是生藥之一，經常用於藥膳領域。松子含有豐富的良性植物性蛋白質與維他命E，能滋潤肌膚、頭髮、腸道為首的內臟器官等部位。

如果發現頭髮乾燥、掉髮、指甲破裂等營養不足的症狀時，可以積極地在日常飲食中攝取松子。但是松子的油脂成分容易氧化，記得要將松子放在密封容器或密封袋子中，並存放在陰涼處。每次取出要使用的份量，直接放入平底鍋乾煎，充分感受松子的香氣。

松子除了能當作沙拉的配料，也很適合用來炒雞肉或豆腐。可以搭配具消除水腫和疣的薏仁，製成薏仁松子茶，能緩解因腸燥所引起的便祕症狀。

這天為：虎河豚日

河豚以其肉質柔軟具彈性而聞名，含豐富的膠原蛋白，是養顏美容的山珍海味。

「醫香同源」，千萬別小看香氣所潛藏的力量

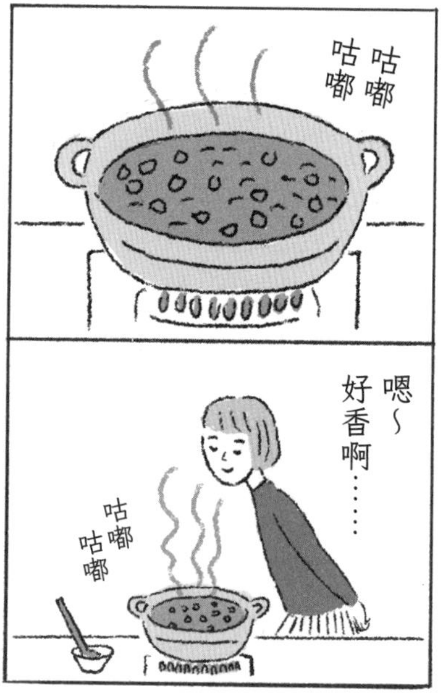

用於漢方藥的和漢植物，以及廣泛用於西洋民間療法的香藥草等，特徵是散發獨特的香氣。食材與植物所散發的香氣與其功效有極大的關係，例如在鼻塞的時候，即使是再好吃的料理，只要無法聞到料理的氣味，就會覺得食之無味。漢方藥也是一樣，一邊體驗熬煮生藥時散發的香氣，同時服用，會產生提升藥效的感受。

「醫香同源」指的是香氣也能入藥，香氣能刺激人的嗅覺，快速促進能量之氣的循環。要多加活用各種香氣，調養身心的平衡。

這天為：香氣紀念日
據說糖尿病和低血糖患者，身上會散發著甜香味！也許透過香氣能找出體內的隱疾。

10月31日

飲品

可舒緩喉嚨痛的「柚子綠茶」

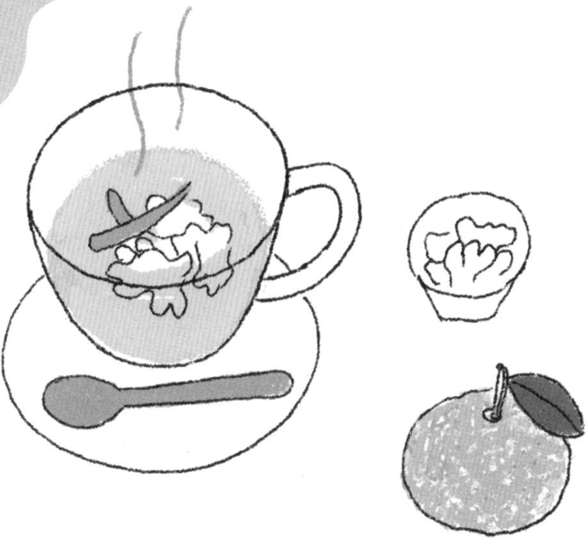

冬季在市場上大量販售的柑橘類，由於含有豐富的維他命C，非常適合用來預防感冒，芳香的柚子能有效舒緩感冒的各種症狀。以下要介紹的是使用柚子茶沖泡而成的「柚子綠茶」，只要注入熱水，即可沖泡出熱騰騰的暖身茶飲。

各種感冒的症狀中，如果因喉嚨痛覺得不舒服的時候，以綠茶為基礎所製成的飲品能有效抑制喉嚨發炎。綠茶具身體清熱，幫助喉嚨和皮膚消炎的功效；柚子是適合搭配綠茶的食材，兩者都能對喉嚨產生作用，加乘效果令人期待。此外，若能添加潤喉的銀耳，可說是如虎添翼。由於銀耳有助於滋補強身，能提升身體的保護力。

先以少量的水將乾銀耳泡軟，再將銀耳與柚子茶放入杯中，再注入綠茶即可完成這道簡易的飲品。

這天為：日本茶日
豐臣秀吉在這天舉辦北野大茶會，不論身分貴賤皆能參加，是符合茶道之心的茶會。

喝「葡萄乾玫瑰花茶」提升女性魅力

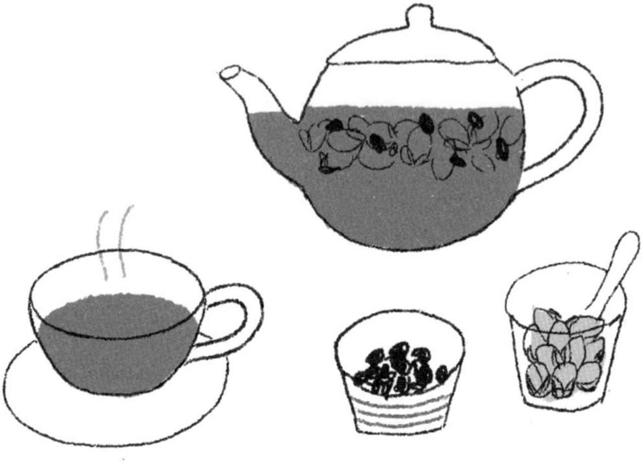

將平常常喝的紅茶，改成能增強女性魅力的美容飲品吧！為了提升女性魅力，最重要的是促進輸送全身營養的血液循環。血液的停滯會引發手腳冰冷等女性特有的毛病，為了預防肌膚暗沉、黑斑、皺紋、白髮等問題，永保青春美麗，補血與促進血液循環是重要的一環。

可以在紅茶中添加玫瑰花與葡萄乾；玫瑰花是漢方名稱，使用的是薔薇科玫瑰的花瓣，與一般使用於香藥草茶的乾燥玫瑰花瓣具相同的功效。玫瑰花的特徵是促進血液循環，甘甜香氣可幫助行氣，消除焦躁不安的情緒，也可以使用玫瑰花果醬泡茶。葡萄乾除了有補血與滋潤的效果，還能有效提升水分代謝與消除水腫。

這天為：紅茶日
英國是紅茶大國，古時候的英國人將紅茶視為治療百病的靈藥。

11月2日

放鬆

「用鼻子呼吸」防止消耗與洩漏體氣

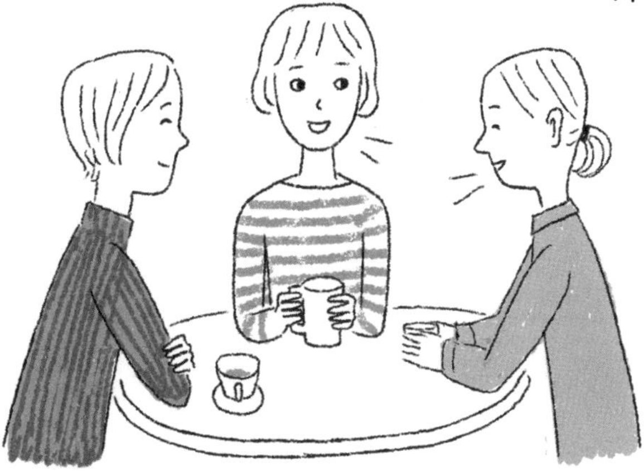

嘴巴是用來發出聲音的器官，但人在疲勞和生病的時候，就會變得沉默。

從漢方的觀點來思考，透過嘴巴發出聲音是消耗能量之氣的行為，話說得越多越容易消耗體內之氣，所以大聲說話的消耗氣的程度，會比輕聲說話更加明顯。

雖然沒有必要強迫自己不要說話，但只要了解說太多話會消耗體內之氣。疲勞的時候盡量輕聲細語，或是盡量扮演傾聽者的角色等，以上述方式即可避免消耗體內之氣。

此外，用嘴巴呼吸會造成洩漏多餘體氣的狀態。為了防止這種情況發生，請務必將舌尖固定放在上門牙後側的位置，這樣就能自然地運用鼻子呼吸，防止體氣從嘴巴漏出。

這天為：廚房、浴室日
廚房與浴室又被稱為家裡的用水區，但也別忘了仔細保養身體的用水區。

「橘子酒」預防感冒，含豐富維他命C

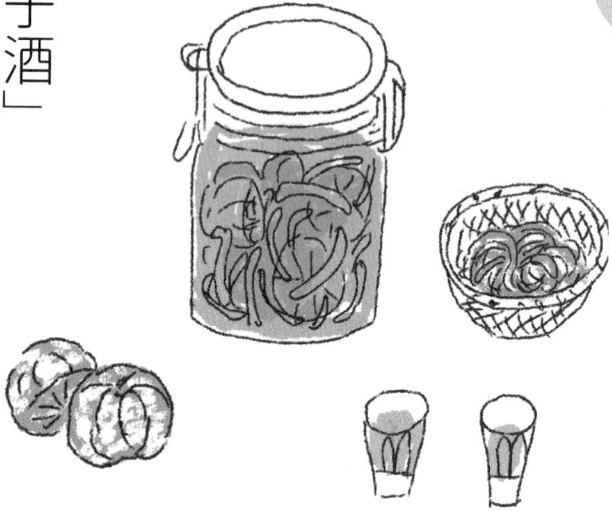

坐在日式暖桌中吃橘子，是日本的冬季風景。含有豐富維他命C的橘子，是預防感冒的食材之一，植根於日常生活中。

將橘子用於漢方領域時，將橘皮曬乾製成的陳皮是生藥的一種，能調節腸胃狀態與提升做新陳代謝，當然也有預防感冒的功效。

為了充分吸收橘子的功效，可以製作橘子酒，完整利用橘子的果肉與果皮。用熱水徹底洗淨橘子外皮，擦去水分，將橘皮切成細條狀在陽光下曬乾，製成陳皮。再將橘子內部橫切兩半以露出果肉，與檸檬片一起浸泡在蒸餾白酒中，浸泡約兩個月左右。

橘子酒特別適合用來舒緩感冒所引發的咳嗽、痰等症狀，對於食慾不振、火燒心、胃脹等症狀也有效。就寢前加入熱水稀釋飲用，有溫暖身體的效果。

這天為：橘子日

水果果皮的營養比果實更為豐富；在吃橘子的時候，要連同薄皮與橘絡一同食用。

「五勞」是日常生活中的五種過度疲勞

古代的中國人從自然界的運行中找出各種法則，奠定了構成漢方基礎的五行說。以構成大自然的木、火、土、金、水的五種要素為始，將所有事物分成五類。

日常生活中的過度疲勞，也可分為五勞，對於身體不同的部位會造成影響。

- 久行傷筋
- 久視傷血
- 久坐傷肉
- 久臥傷氣
- 久立傷骨

傷代表傷害之意，長時間步行會導致腿部抽筋和肌肉疼痛。

經常使用電腦和智慧型手機造成用眼過度，會導致眼睛乾燥、視力模糊、充血等症狀。

長時間坐著的話，由於活動量減少，容易造成肌肉畏縮，也就是肌肉的傷害。

長時間躺在床上，容易有精神萎靡、意志消沉等症狀。

反之，如果長時間站立，會造成腿部、腰部、關節的負擔。

在做任何事情的時候，如果持續做同樣的動作，也就是讓身體處於過度勞累的狀態，容易導致不適的症狀。若能體認到這一點，就會意識到隨時都需要適度的休息。

這天為：聯合國教科文組織憲章紀念日
提到聯合國教科文組織，就會聯想到世界遺產。武當山獲譽為中國第一的漢方寶庫，其古建築群登錄為世界遺產。

如果「臉色蒼白」，要注意肺的健康

漢方認為身體狀況與臉色息息相關，身體不適的症狀與臉色也會因季節顯現不同的特徵。

秋季至冬季是容易引發感冒的季節，這時候要留意臉色蒼白的問題。一般來說，日曬過的小麥色肌膚是健康的膚色，蒼白的肌膚則是不健康的膚色。台灣人說「一白遮三醜」，日本人則說「一白遮七醜」，白皙的肌膚雖然是美麗的象徵，但有時也會聽到「臉色蒼白」這種形容。

根據漢方基本思想的五行說，白色是對應五臟之肺的顏色，肺是主掌呼吸的臟器，能保護身體表面，連結鼻子、喉嚨等呼吸器官與肌膚，這些部位的共通點是性喜滋潤。在這個時期，如果發現有臉色蒼白的問題，要多補充滋潤身體的食材，幫助維持肺的健康。

像是松果、豆腐、銀耳等都是能對肺產生作用的食材，這些食物都是白色的，而且都有補充滋潤的功效。肺、白色、滋潤都是相互對應的關係。建議透過這些白色食物提升肺機能，加強對於鼻子和喉嚨的防護力，以預防感冒。

這天為：優質酵母日

酵母是食品發酵時不可或缺的存在，酵母也被運用在藥品的領域，整腸作用最為知名。

光是做「伸懶腰」就能活化內臟器官

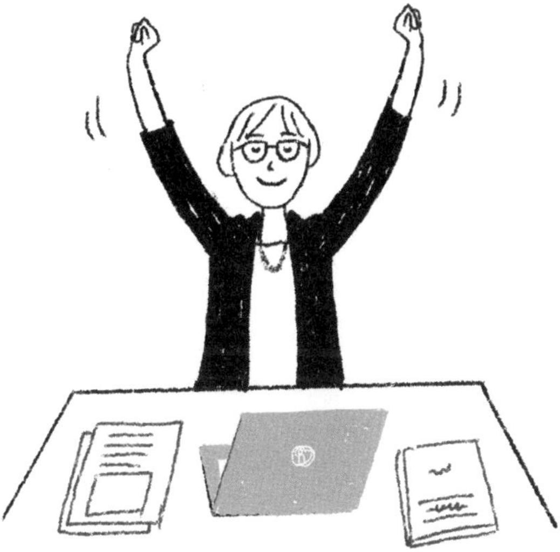

長時間保持相同姿勢的時候，會讓人想要伸個懶腰；就像早上起床和持續坐在辦公桌前工作時，就會想適時伸展身體。

伸展是伸展收縮的身體之意，身體在收縮的狀態下，不光只有手腳，內臟器官的活動也會受限。

例如，在駝著背的收縮狀態下試著呼吸，這時候能否做出深呼吸呢？想必會覺得難以呼吸吧！伸直背部呼吸的話，肺部就能正常運作，可做出深呼吸，其他的臟腑也是一樣。

天氣寒冷的時候，會不自覺地縮起身體，讓身體感到溫暖，內臟器官也會因寒冷而收縮。這時候要下意識地伸懶腰，適度伸展內臟器官。此外，伸懶腰還能放鬆肌肉，有效舒緩肩頸痠痛。

這天為：相親紀念日
在1947年的這天，日本的婚友雜誌社在東京多摩川河畔舉辦集團相親活動。

11月7日

食物

讓體內感到溫暖的「人蔘雞湯風鍋」

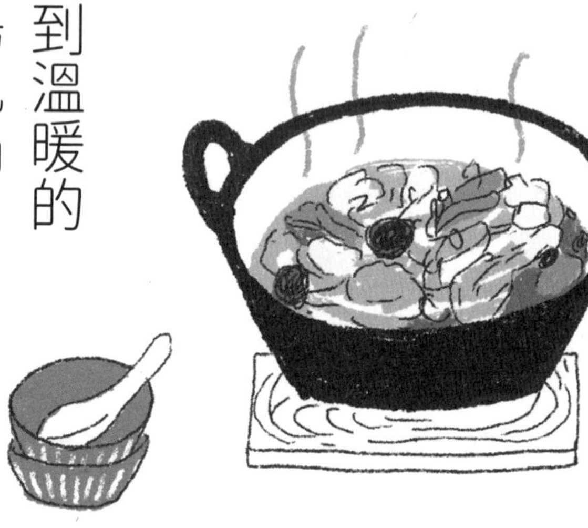

到了吃火鍋的季節，在這天可以自製改良版的人蔘雞湯風鍋，溫暖效果絕佳。

人蔘雞湯是韓國的藥膳料理，使用整隻雞並添加高麗人蔘、紅棗、蔥、薑等材料熬煮，具溫暖身體與補充元氣的功效。在家中要製作人蔘雞湯，由於製作門檻較高，可以嘗試改良版的人蔘雞湯風味鍋，充分發揮食材的功效。

使用帶骨的雞翅與雞腿肉，能熬煮出濃郁的湯頭。先快速燙過雞肉，再加入高麗人蔘、乾燥紅棗、蒜頭、薑、蔥綠部位的長蔥一同熬煮，待食材的功效和風味滲入湯裡後，加入鹽和胡椒調味後，可以跟平常煮火鍋一樣，再加入白菜、蔥等時令蔬菜和香菇等食材。

這天為：立冬（日期依年份而異）

立冬為二十四節氣之一，從這天開始進入冬季，吃溫暖的火鍋來度過寒冬吧！

美容

泡「橘子浴」打造水嫩的肌膚

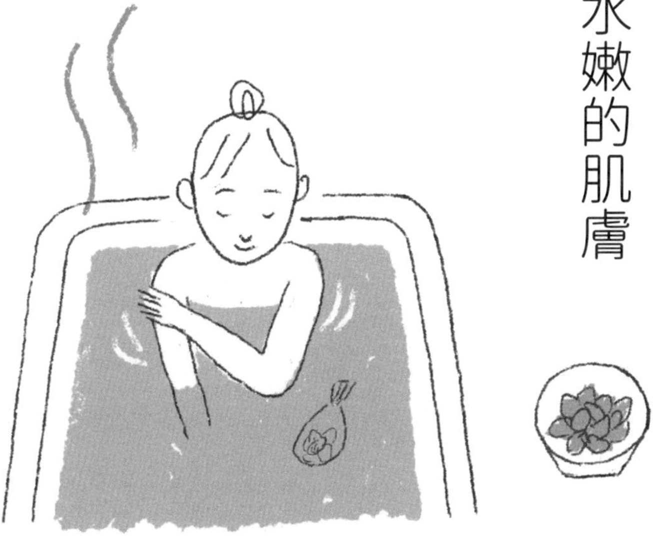

在日本有句俗諺叫做「橘子黃了，醫生的臉就綠了」，代表橘子成熟的時期氣候良好，生病的人也較少之意，可見橘子本身具有多重的健康效果。

在漢方的領域中，將橘皮曬乾製作而成的陳皮，是生藥的一種，還能應用在各式各樣的漢方藥。

從科學角度來看，橘子含豐富的檸烯成分，具優異的保溫效果，還有維他命C，可幫助養顏美容。吃完橘子的果肉後不要丟掉橘子皮，要多加運用才行。

要在家中發揮橘皮的功效，泡橘子浴是相當便利的方式，橘子浴具高度保溫與保濕效果，能促進血液循環，有效改善手腳冰冷和凍瘡症狀；透過泡澡滋潤更能打造水嫩肌膚。雖然可以使用生橘皮，但經過曬乾後的橘皮會更有效果。

這天為：漂亮肌膚日
秋冬是需要加強保濕的季節，橘子不僅能養顏美容，還能提升肌膚的屏障功能，有助於預防感冒。

「不通則痛」是氣、血、水循環不佳造成的疼痛

身體產生疼痛症狀時，你就會立刻吃止痛藥嗎？雖然止痛藥能暫時緩解疼痛，卻無法從根本性解決問題。最重要的是找出疼痛的原因，從疼痛的根本加以改善。

漢方所稱的不通則痛，指的是與身體機能有關的三大要素，也就是能量之「氣」、輸送營養至全身的「血」、滋潤身體的「水」，只要其中的要素停滯就會發生疼痛。

此外，依據病因的邪氣（P61），可將疼痛分為以下類型。

【風痺】身體各處發生疼痛。身體表面有可能因風邪而受寒，要用薑等食材來溫暖身體幫助驅寒。

【熱痺】身體產生紅腫和有泛紅等發炎性疼痛，要冷卻患部，少吃油脂、糖、刺激性食物。

【濕痺】體內囤積多餘水分產生疼痛，要積極攝取具利尿效果的食材和茶，室內則要多加除濕。

【寒痺】體寒造成血液停滯而引發疼痛，要做好下半身的保暖，可多攝取溫暖身體的食材和料理。

無論是哪種類型的疼痛，都要注意受寒，避免濕氣，保持均衡的飲食與轉換心情。

這天為：119號碼日

要撲滅疼痛之火，不是透過藥物，而是要消除疼痛之火的根源。建議從日常生活開始做起，以改善不良習慣為先。

11月10日

放鬆

用適當濕度的「芳香加濕法」預防傳染病

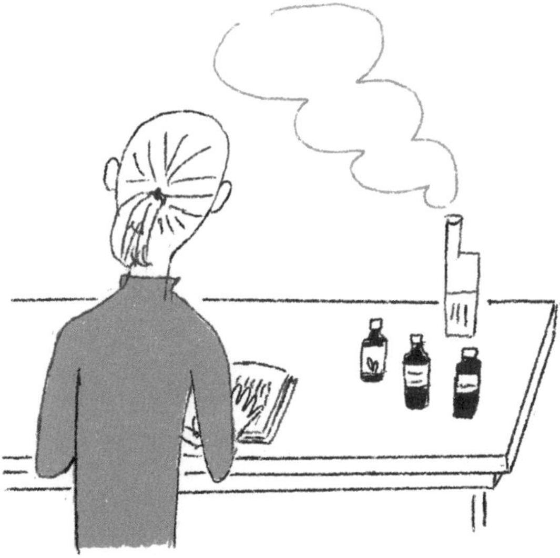

冬天是傳染病肆虐的季節，病毒等病原菌喜歡低溫乾燥的環境，病菌活動力相當強。為了預防流感以及新冠肺炎，除了配戴口罩、勤洗手與漱口等基本方式，對於居家環境也要採取萬全的措施。

在日本，加濕是首要的關鍵；冬天的時候，在家經常開暖氣，由於室內較為乾燥，所以要運用加濕器保持濕度。

此外，香氣也是得力的助手，可以使用散發芳香功能的加濕器，或是使用室內芳香噴霧和擴香石等工具來增加效果。

尤加利味是推薦的香味，除了抗菌效果，還能舒緩鼻塞。據說茶樹也具有抗菌力，而辣薄荷能促進能量之氣的循環，進而提升新陳代謝與免疫力。

這天為：廁所日

為了預防傳染病，保持廁所的清潔相當重要！特別是門把等手部經常接觸的部位，要做好殺菌工作。

食物

品嚐珍貴「鮭魚」，度過寒冷季節

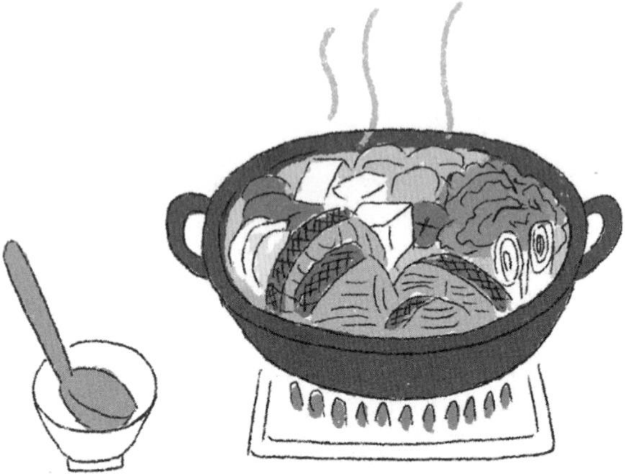

日本的北海道，以及國外的挪威等寒冷地區，都是盛產鮭魚的知名地區。自古以來，鮭魚便是禦寒的珍貴食材，受到重視後而出現各式各樣的吃法。

作為藥膳，具溫暖身體能力的鮭魚，是秋季至冬季所不可或缺的食材，鮭魚能溫暖腸胃促進消化吸收，幫助改善手腳冰冷、胃部機能虛弱、疲勞等症狀。鮭魚也能促進血液循環與水分代謝，建議經常感冒和有水腫症狀者食用。

提到鮭魚料理，北海道的石狩鍋是知名的當地特色料理，以下要介紹適合搭配鮭魚的「味噌風味石狩鍋」湯頭。

以味噌為湯底，加入生鮭魚、白蘿蔔、油豆腐，以及大量薑絲，即可熬煮出味噌口味的石狩鍋。在意手腳冰冷問題者，可添加溫性食材的韭菜，溫暖效果倍增，盡情享用暖呼呼的鮭魚料理吧！

這天為：鮭魚日

鮭魚為了回到上游地區繁殖、產卵會逆流而上，不向激流認輸的強大生命力，是藥膳重要的功效來源。

讓虛弱的腸胃恢復元氣的「中脘穴」

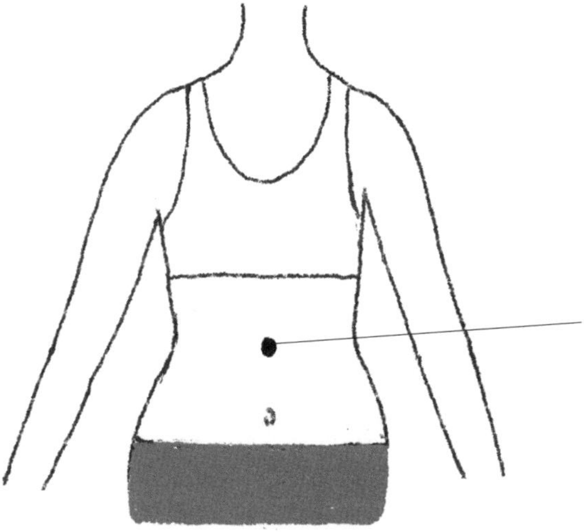

【如何找出中脘穴】
中脘穴位於肚臍與心窩的中央，在肚臍上方五個指頭處。

【按壓中脘穴的方法】
雙手中指交疊放在穴位上，輕輕地按壓或揉推，一次按壓10秒，反覆按壓十次。

中脘是位於肚臍與心窩中央的穴位，位於五臟六腑所在的軀幹中央，能有效對應廣泛的症狀。

中脘穴對於改善胃部疾病特別有效，可以活化虛弱的腸胃，緩解食慾不振的情形。

此外，中脘穴還能提升從食物中吸收能量之氣的效果，對於補充身體能量產生作用；低血壓患者也可按壓中脘穴來調整血壓。由於中脘穴也能調節氣之流動，所以因壓力等原因造成氣滯肥胖時，按壓中脘穴的瘦身效果也值得期待。

除了用手按壓刺激穴位，也可以運用艾灸和暖暖包來加溫穴位。

這天為：皮膚日
漢方認為皮膚對應了腸與肺，有便祕的情形時，肌膚通常會變得粗糙。

放鬆

「膝下按摩」促進停滯的血與水循環

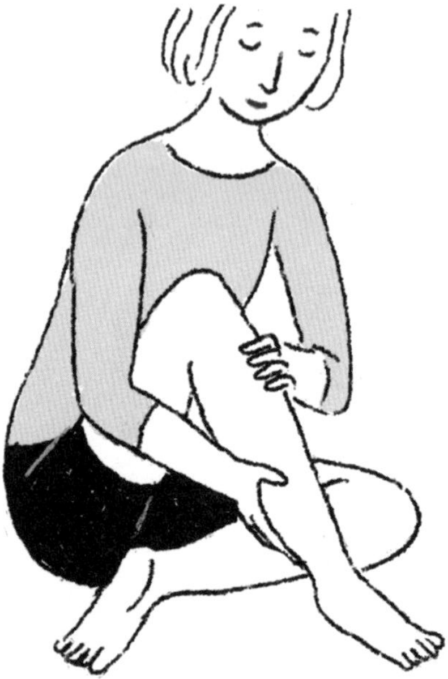

【進行膝下按摩的方法】
①將按摩精油倒在雙手手掌，均勻抹開精油，用手指抓住小腿肚，摩擦按摩腳踝至膝蓋的部位。
②最後輕揉膝蓋後側。

進入秋冬季節，手腳冰冷的毛病會越來越嚴重，手腳冰冷會導致血液循環變差，引發各種不適症狀。此外，手腳冰冷會造成水分循環惡化，容易產生水腫。在這個季節，要特別著重於身體「循環」的保養。

為了促進順暢循環，按摩是有效的方法。可以用荷荷巴油為基底油，分別添加幾滴促進循環的柏木與檸檬精油，自製按摩精油，透過香氣的力量提升按摩效果。

按摩的重點是集中按摩膝蓋下方部位，從腳踝到膝蓋之間的範圍。按摩前可以做足浴或泡澡，先充分溫暖雙腳。

這天為：好膝蓋日
身體隨著年齡增長而變得僵硬時，膝蓋應該是最令人叫苦連天的問題部位。可透過拉直腿部和屈膝的屈伸運動來拓展身體可動範圍。

「消渴」是糖尿病常見的症狀

糖尿病是慢性病之一，漢方將糖尿病的常見症狀稱為消渴，「消」是糖尿病中期以後的消瘦症狀，「渴」則是口渴之意。

很遺憾地，目前還沒有任何漢方藥能直接降低血糖值，但如果能找出引發糖尿病的病因，則有助於改善糖尿病的症狀。

從五臟的功能來思考時，肺、脾、腎的其中一個功能失調的話，就有可能引發糖尿病。根據引發糖尿病的臟腑，可分為以下三種類型。

【上消】肺所導致，嘴巴和喉嚨感到口渴，讓人想要喝水。

【中消】脾所導致，食慾旺盛，經常感到空腹狀態。

【下消】腎所導致，感到腰部無力、頭部沉重，以及皮膚發癢與產生囊腫。

除了要攝取補充臟腑功能的食材，改善生活習慣也相當重要。食養的重點包括減少飯量，選擇富含膳食纖維的海藻和香菇等食材當作配菜，或是用蒸煮、汆燙來取代油炸和煎炒等，都是不錯的料理方式。

這天為：世界糖尿病日

跟歐美國家的糖尿病患者相比，據說日本的糖尿病患者中，非肥胖者占很高的比例，所以即使沒有肥胖問題，也要多加注意糖尿病問題。

「燉乾蘿蔔絲與昆布」是排毒的黃金組合

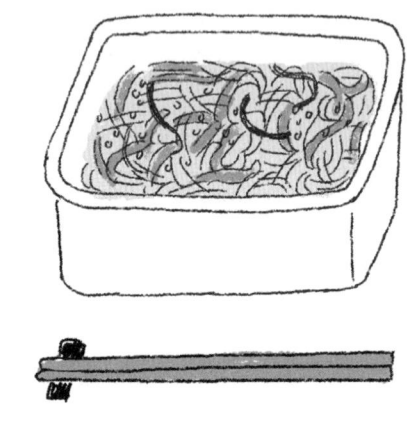

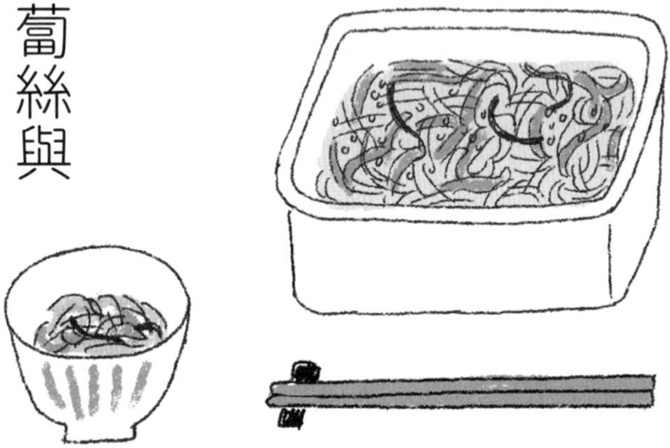

進入十一月，日本街頭開始有歲末年終的氣氛，在年底年初經常有吃大餐的機會，容易有暴飲暴食的情形，要從現在開始調整腸胃狀態，讓身體進入年終模式。

疲勞造成腸胃運作的停滯，是暴飲暴食最令人擔心的情形，作為消除腸胃停滯的特效藥，此時就是蘿蔔派上用場之際。蘿蔔可以促進消化，順利清除停滯的消化食物，非常適合在吃得過多、胃脹和有便祕傾向的時候多加攝取。此外，如果再添加昆布等海藻類食材，可促進排出體內多餘水分的效果，此黃金組合能讓身體變得舒暢輕盈。

自製燉乾蘿蔔絲與昆布絲，能延長食材保存時間，是相當便利的料理。蘿蔔經過曬乾後風味更佳，鉀、鈣、鐵和膳食纖維的含量顯著提升。

這天為：昆布日
各位會丟掉用來熬煮高湯的昆布嗎？可以將昆布切碎，製成燉煮料理，毫不浪費任何的食材。

11月16日

漢方藥

使用補充元氣的「山藥」製成漢方藥

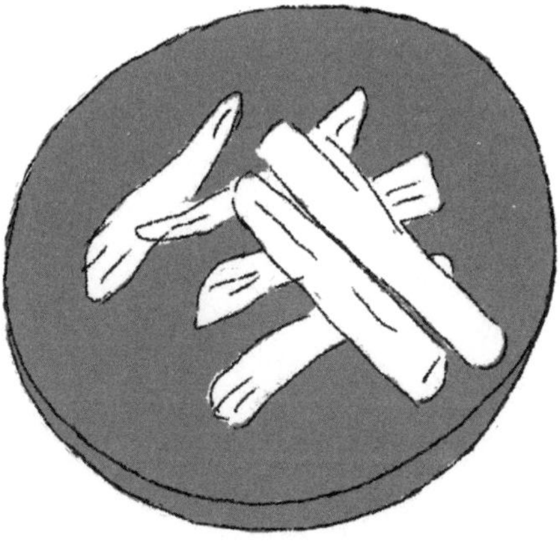

自古以來，山藥就是對滋補強身有益，在民間療法中也被當作提振元氣的食材。在漢方的領域中，山藥是生藥之一，能增進腸胃的功能，改善慢性腹瀉和食慾不振等症狀。山藥也是補充元氣的特效藥，適用於體力降低、長期咳嗽、頻尿和頭髮粗糙、斷裂等老化症狀。

「六味地黃丸」與「八味地黃丸」是使用山藥製作而成的知名漢方藥，兩者都可以補充隨著年齡增長而衰弱的五臟之腎，同時緩解頻尿、腿部和腰部無力、耳鳴、頭暈等症狀。將桂皮（肉桂）與附子（將烏頭根加工製成）加入六味地黃丸，即可製成八味地黃丸。桂皮與附子都是具強大溫暖身體效果的生藥，對於手腳冰冷症狀較明顯的人，通常會建議服用八味地黃丸。

這天為：自然薯日

山藥依據栽培地有多個品種（如淮山），特徵是具有明顯的黏性，營養價值相當高，在日本又被稱為「山中的鰻魚」或山芋。

吃滋潤身體的「蓮藕」預防乾眼症

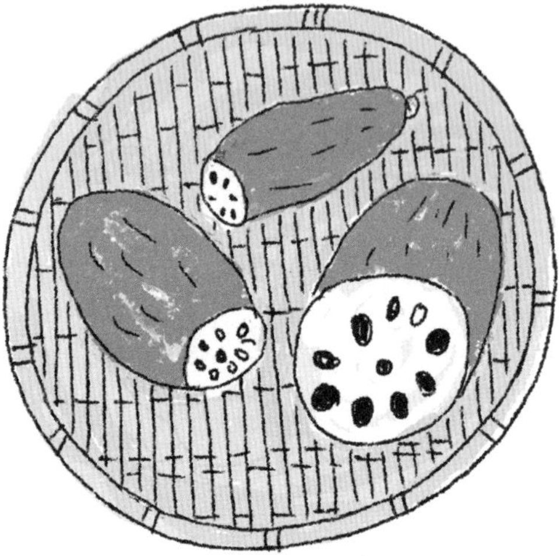

據說，透過蓮藕的孔洞，能讓人看見未來，因此日本人將蓮藕視為新年的開運物。由於蓮藕對身體能帶來各種健康效果，在較為乾燥的季節裡，是需要多加攝取的食材之一。

蓮藕具有強大的清熱與滋潤解渴功效，透過蓮藕的作用還能促進血液循環，也能改善淚液分泌減少而導致眼睛表面變得乾燥的乾眼症；建議眼睛有充血症狀者，多加食用。

此外，以蓮藕汁熬煮而成的蓮藕湯，自古以來就被當作治療咳嗽等病症的民間療法；蓮藕在漢方裡則有解渴、止咳化痰等功效。根據「似類補類」（P128）的觀念，吃形狀相同的食材能產生互補作用，蓮藕的孔洞外形，看起來就像是由許多小型肺泡所組成的肺。

這天為：蓮藕日

蓮藕是蓮的地下莖，其孔洞的用途是在水底的泥土中進行氣體交換。

11月18日

放鬆

以「乾布摩擦操」刺激皮膚，能預防感冒

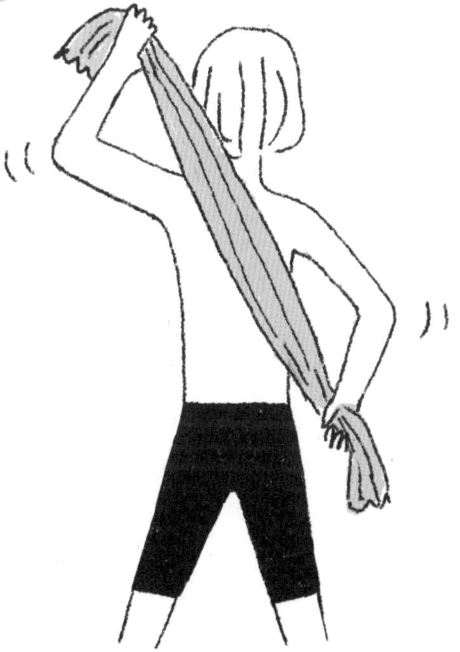

乾布摩擦操是知名、預防感冒的民間療法，透過刺激肌膚進而刺激血管，來促進血液循環。乾布摩擦操能消除手腳冰冷，提升新陳代謝，打造不易得到的體質。

就漢方角度來看，乾布摩擦操有助於預防感冒。提到感冒，通常會認為是五臟之肺和呼吸系統的問題，但透過刺激與肺相連的肌膚，可以提升肺功能並增強肌膚的屏障功能。雖然平常較難增強鼻子和肺的功能，但這種刺激肌膚的方法卻更加便利。由於身體機能都是相互連結的，所以這也是漢方特有的實踐法。

依照手臂、腿部、腹部、背部的順序，用乾布分別擦拭這些部位20至30次吧！

肌膚敏感者不要過度用力擦拭，可以用手掌隔著衣服擦拭。

這天為：土木日
如果把11和18寫成中文字並組合起來，十與一合為土，十與八結為木，所以這天被稱為土木日。

「陰陽平衡」是依據季節調整生活的節奏

每天在固定的時間起床、就寢，這是一般人所認為的規律生活。但是，太陽在冬天升起的時間會比夏天晚，而夏天日落的時間則是比冬天晚；如果整年都保持固定的起床與就寢時間，這樣是否符合自然的規律呢？

先前提到天人相應（P304）的思想，人類為自然的一部分，依照自然的陰陽節奏，體內的陰陽也會產生變化。因此，依照季節的變遷，著重一整天生活節奏的變化，是維持體內陰陽平衡的必要條件。

根據中國的中醫典籍《黃帝內經・素問》的記載，春天與夏天要「夜臥早起不熬夜」、秋天要「早臥早起」、冬天則是「早臥晚起，等待日出後起床」。

也就是說，一年四季都要避免熬夜。在秋天與冬天要養成早睡的習慣；春天與夏天則要早起；冬天是要等到日光出現再起床，建議晚起。

雖然在現代生活很難配合太陽的規律，但要在可能的範圍內意識陰陽節奏的存在。

這天為：農協紀念日

在1947年的這一天，日本政府頒布農業協同組合法，日本農協集團的簡稱為JA（Japan Agricultural Cooperation）。

11月20日

美容

吃「堅果醬雞翅」補充身體滋潤

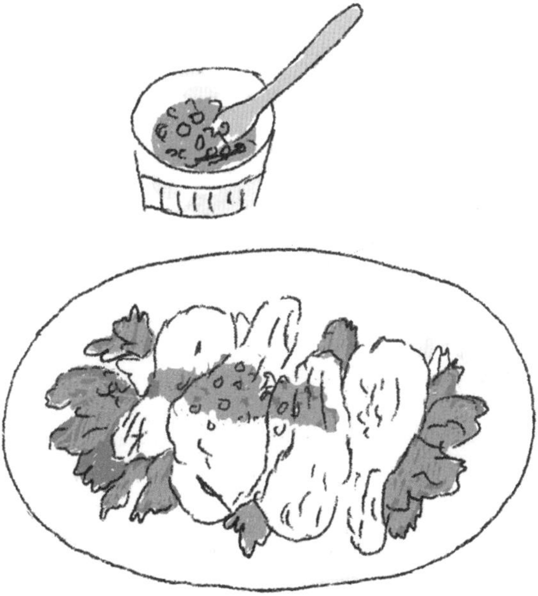

堅果是一年四季都可以買到的乾貨，由於秋天是堅果盛產的季節，不妨利用秋收之際，實施預防乾燥對策。以下要介紹搭配堅果可補充、滋潤並含豐富膠原蛋白的雞翅，自製藥膳風味料理。

例如滋潤肌膚和毛髮的松子，能有效預防肌膚老化的核桃等，可依個人喜好來選擇。

重點是製作堅果醬汁；將堅果放入平底鍋炒香後搗碎，再加入醬油、香油、胡椒、薑絲拌勻。用添加鹽巴的大量熱水先將雞翅汆燙，再用冷水沖洗，最後淋上堅果醬汁即可享用。

由於雞翅經過汆燙，能去除多餘的油脂，在意卡路里或脂肪的人可以安心品嚐。

這天為：好乾貨日
經過曬乾的乾貨，由於去除了水分，所以濃縮了食材的功效；乾貨也是吸收充分太陽能量的優異食材。

如同「潤腸湯」之名，是滋潤腸道的漢方藥

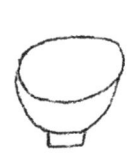

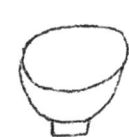

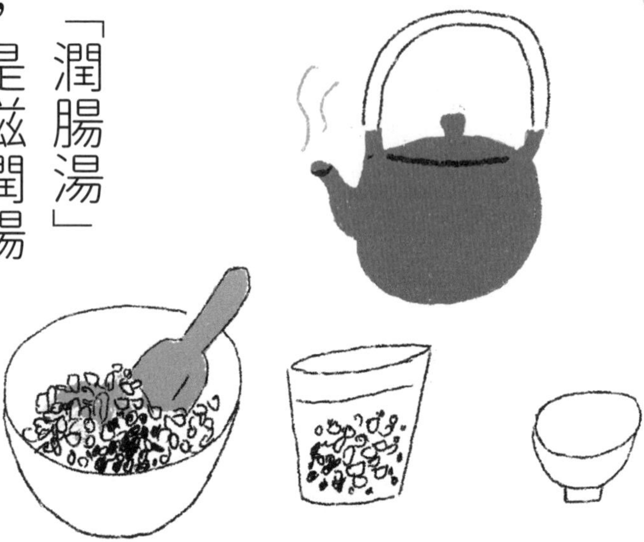

漢方藥通常是以數種生藥調配而成，其命名方式有多樣的法則，而某些漢方藥的名稱，一看到就能預知其功效，是相當有趣的現象。

潤腸湯就是其中的代表，如同字面上的涵義，是滋潤腸道的漢方藥，其作用是改善便祕。造成便祕的原因有很多，腸道乾燥往往會生成堅硬的小顆糞便，進而引發便祕，服用此藥能有效改善。

其他像是滋補腹部（中）增（益）加元氣的「補中益氣湯」，或是消除跌打損傷造成的腫脹和疼痛的「治打撲一方」，都是象徵功效的漢方藥名稱例子。

此外，這些名稱的最後一個字「湯」、「散」、「丸」則是代表製作方法，湯為煎煮，散為粉末狀，丸為藥丸的意思。

這天為：炸牡蠣日
牡蠣具補血與舒緩焦躁不安情緒的效果，以油炸的方式能鎖住牡蠣的原汁原味，風味更加鮮美。

11月22日

飲品

預防流感等傳染病的「板藍根茶」

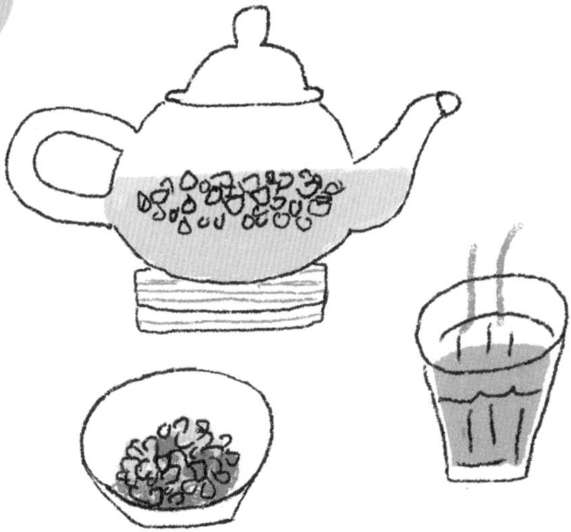

板藍根為十字花科植物「菘藍」的根部，其葉子可用來製作藍染，板藍根更是可內服與外用的生藥。二〇〇二年SARS於中國肆虐的時候，有一部分的人利用板藍根來治療和預防SARS的感染，在日本則是因板藍根能幫助預防傳染病而聞名。

據說板藍根有抗菌、抗病毒作用，能有效改善發燒和喉嚨痛的症狀。在中國，人們會將板藍根曬乾並切碎後，泡茶飲用，或是加水稀釋熬煮後當作漱口水。近年來在市面可見板藍根糖、顆粒、茶包等形式，除了傳染病，對於緩解口腔潰瘍等發炎皆具效果。由於板藍根具清熱作用，手腳冰冷者在使用上要多加留意。

如果無法取得板藍根茶的時候，也可以試試魚腥草茶，同樣具有清熱的功效。

這天為：小雪（日期依年份而異）
小雪為二十四節氣之一，進入小雪後天氣越來越冷，開始下雪了。

促進腎機能的「足心穴」

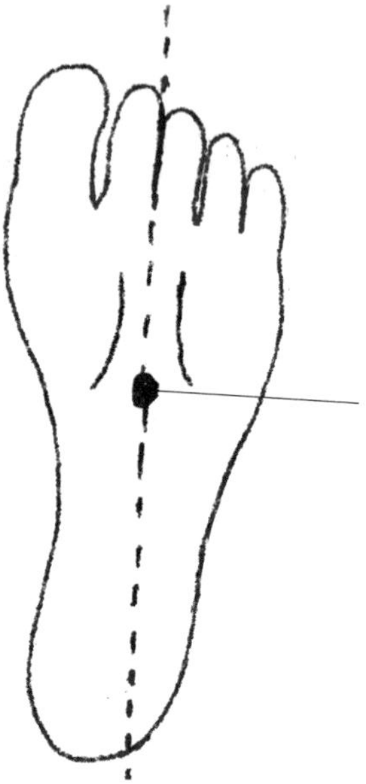

【如何找出足心穴】
足心穴位於靠近腳掌心的中央處。

【按壓足心穴的方法】
雙手大拇指交疊按壓穴位，用其他手指牢牢支撐腳背。稍微使力按壓，一次按壓20秒，反覆按壓十次。換邊做相同動作。

五臟之腎機能降低，是造成雙腳浮腫的原因。腎是負責代謝水分的臟腑，當五臟之腎虛弱的時候，體內多餘水分無法順利排出，就會引發水腫。加上水分會造成體寒，使腎機能繼續降低，形成惡性循環。而且冬天不易出汗，腎與膀胱為了將多餘的水分以尿液的形式排出，就會是全面運作的狀態。因此，秋冬是身體容易受到傷害的季節。

為了提升腎機能，按壓腳底穴位一邊溫暖冰冷的雙腳，同時進行刺激是最有效果的方式。足心穴是能促進腎機能與調節身體水分平衡的穴位，此穴位位於腳底中央，反射區對應腎臟。建議可先用吹風機加溫穴位再按壓，效果更佳。

這天為：外食日
在勤勞感謝日，為了對每天替家人準備三餐的媽媽表示感謝之意，因此將這天制定為外食日。

11月24日

放鬆

有便祕困擾時，可以運用「二秒五秒呼吸法」紓壓調息

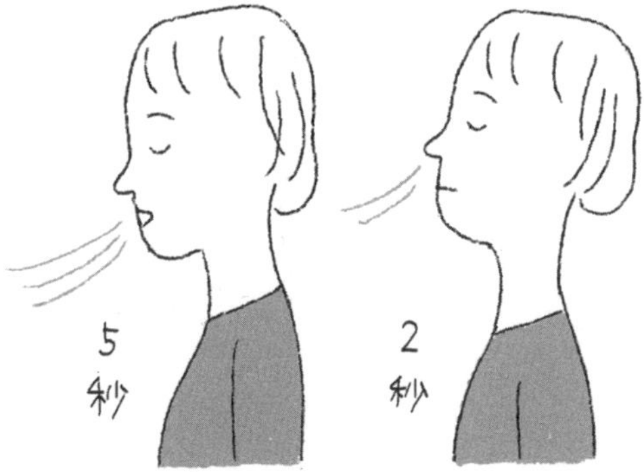

到了秋冬的季節，有便祕困擾的人越來越多。乾燥的空氣加上寒冷的氣溫，往往影響腸道機能，腸道變乾燥後會失去滋潤，並因寒冷而收縮，活動力因此變得遲鈍。即使是平常沒有便祕症狀的人，腸道在這時候也會缺少通暢感，進而形成小顆像是的羊糞便或堅硬的糞便。

為了消除難受的便祕，除了要多加攝取芝麻或蜂蜜等滋潤腸道的食材和膳食纖維，避免腹部受寒也相當重要。透過散步來刺激腸道是不錯的方式，由於壓力是腸道的敵人，所以平時要著重於紓壓的日常養生。

呼吸是易於實行的方式，為了實踐深呼吸的方式，可以先吸氣兩秒後，緩緩吐氣五秒，透過二秒五秒呼吸法調節身體節奏。平常有便祕困擾以及壓力較大的人，可以試試此呼吸法。

這天為：柴魚片日
富含豐富鰹魚營養的柴魚片，能補充氣、血與增進元氣，是日本人精力的來源。

最近變胖了？這時可以喝「調味普洱茶」

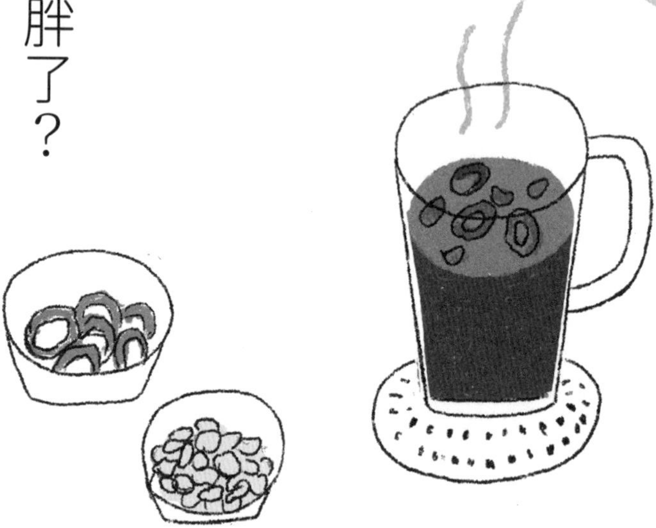

在眾多種類的中國茶中，普洱茶被歸類為發酵製成的黑茶，能促進血液循環與排出陳舊廢物，是知名的排毒茶。普洱茶也是有助於瘦身的代表茶類，這時候可以添加適量的藥膳食材提升功效。

例如山楂與陳皮，山楂可以促進肉類料理等油膩食物的消化，並降低膽固醇和血壓。陳皮是將橘皮曬乾製作而成，同樣能增進消化吸收能力，促進能量之氣的循環，是普洱茶排毒效果的後盾。藉由香氣的效果，能改善因壓力造成肥胖的症狀。

此外，有手腳冰冷症狀的人，可以在普洱茶中添加焙煎黑豆（P256），能溫暖身體，促進血、水的循環與提升代謝，提高燃燒脂肪的能力。

這天為：美好笑容日
由於11與25為日文好的（いい，ii）和笑顏（にっこり，nikkori）的諧音，因此將這天定為美好笑容日。保持笑容，有助於日常的養心。

助眠的「伸展呼吸」

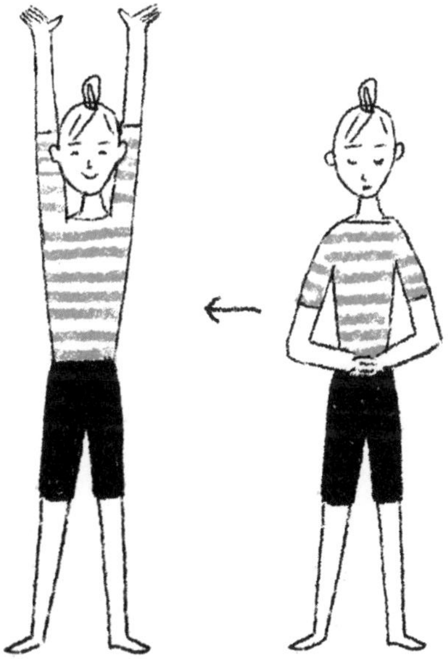

【伸展呼吸的做法】
①張開雙腳與肩同寬，雙手交握放在腹部前方。
②放鬆肩膀力量，一邊吸氣一邊慢慢地從前方抬起交握的雙手，做大幅度伸展。
③雙手手掌朝上，抬至頭上，雙手手臂放在耳朵旁邊伸展。
④在頭上解開交握的雙手，一邊吐氣一邊從左右兩側慢慢放下手臂，反覆做數次。

身體在一天之中會反覆伸展與收縮；早上起床的時候身高最高，晚上睡覺的時候身體收縮幅度最大。在一整天的活動中，由於受到重力的影響，身高甚至會有接近兩公分的差距。

睡了一整晚後，由於身體擺脫了重力的影響，會恢復到原本的身高；所以只要意識到一天之中的身高變化，並在當天加以恢復即可。可運用伸展操，來伸展收縮的脊梁骨等骨骼和關節。

千萬不可忘記身體內的器官，為了讓下垂的內臟器官回到原本的位置，做「伸展呼吸」是不錯的方式，而且晚上睡前進行伸展呼吸，還能幫助睡眠。

這天為：好風呂日
錢湯和溫泉等寬敞的浴場和露天浴場，開闊感十足，泡湯時感覺更加放鬆。

「當歸芍藥散」能改善女性的各種煩惱

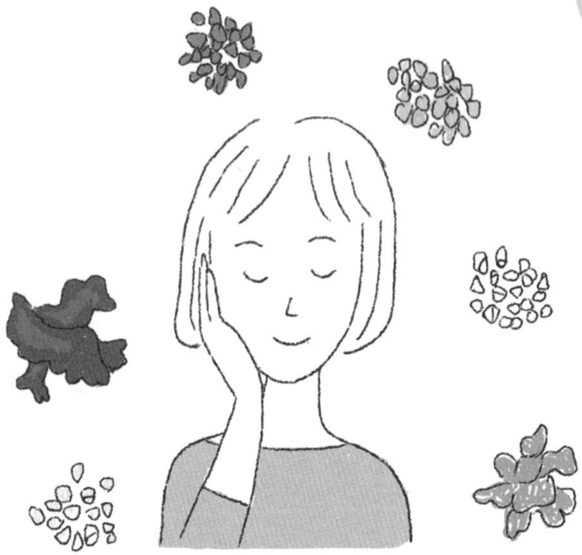

漢方認為女性的一生深受「血」所左右，「血」負責輸送體內的營養與滋潤，這是女性美麗與健康的重要要素。有關生理期、懷孕、生產等不適症狀，以及更年期障礙等女性特有的不適症狀，都與血液循環有極大的關係。

生藥中的當歸與芍藥，是幫助補血的主要漢方藥，叫做「當歸芍藥散」，是婦科用藥時的首選，用途廣泛。

「異病同治」是漢方的思想之一，運用單一的漢方藥能改善身體各種不適症狀，當歸芍藥散對於手腳冰冷、水腫、頭痛、肩頸痠痛、頭暈、失眠、焦躁不安等，也就是所謂的「不定愁訴」症狀，都能發揮效果。由於當歸芍藥散能促進血液循環，可改善肌膚的黑斑和皺紋等，帶來優異的美容效果，是女性的強大後盾。

這天為：諾貝爾獎制定紀念日
專長領域為中醫學的藥學者屠呦呦，是中國首位自然科學領域之諾貝爾獎得獎者。

11月28日

食物

用於藥膳時，「雞蛋」也是完全營養品

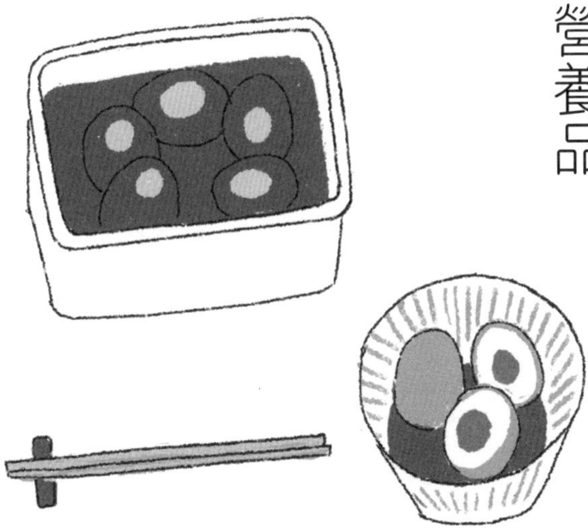

雞蛋是生命的來源，含有發育所需的所有營養，因此被稱為「完全營養品」。雞蛋含有均衡的必需胺基酸等良性優質蛋白質，以及維他命與礦物質等豐富成分。

在藥膳的領域中，雞蛋也是優秀的食材之一，能對五臟之肝、心、脾、肺、腎產生作用，被認為能補充身體所有部位所需的營養。雞蛋具有出色的滋潤與改善乾燥的能力，能滋潤呼吸系統，舒緩口渴、喉嚨痛、乾咳等症狀。在感冒開始流行的這個時期，雞蛋是值得多加攝取的食材。

雞蛋可用來製作各式料理，但為了方便快速使用，預先製作水煮蛋再調味是便利的方式。如果將半熟的水煮蛋浸泡在以高湯和醬油製成的醬汁中，還可當作便當的小配菜，實用又便利。

這天為：太平洋紀念日
太平洋的意思為和平且平緩的大洋，是由葡萄牙航海家麥哲倫（Ferdinand　Magellan）所命名。

運動後吃「藥膳牛排」消除疲勞

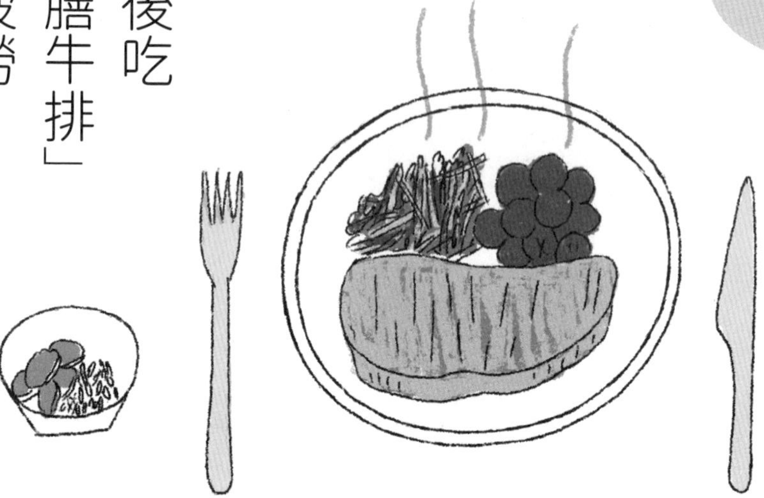

運動鍛鍊身體後，別忘了透過飲食來保養身體。由於運動會消耗營養來源的血和元氣來源的氣，可多利用食物來補充氣、血；此時牛肉就是最佳選擇。牛肉富含鐵質，補血功效佳，還能健胃整腸與補氣，並強化使用過度的肌肉。

若要自製牛排，在煎牛排的時候可添加藥膳香料，撒上能幫助消化吸收的孜然，以及促進氣循環的陳皮（橘皮）等，運用香氣四溢的香料增進食慾。最後，選擇可促進血液循環的韭菜當作裝飾配菜。

要特別注意的是，牛肉、孜然、韭菜都是屬於溫暖身體的食材。由於漢方著重五性的平衡，這時候的重點是添加清熱作用的番茄或茄子，以避免料理太偏向溫熱性質。

這天為：好肉日

據說許多長壽之人都喜歡吃肉，牛肉可強健腿部和腰部，是防止老化的食材。

持續用「坐姿馬拉松」促進血液循環

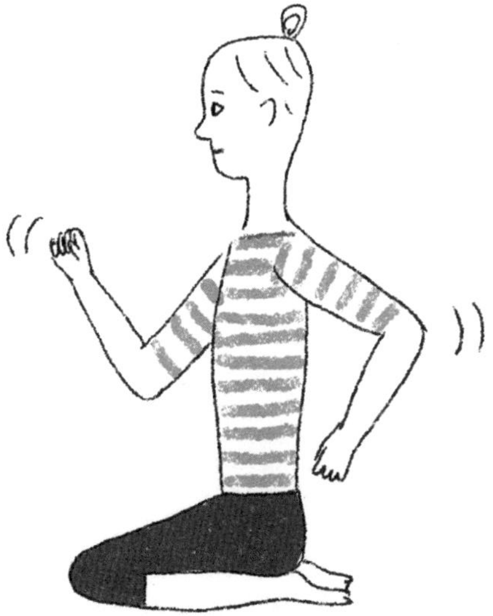

隨著天氣越來越冷，讓人更懶得外出運動，即使認為自己必須要運動了，卻遲遲無法抬起沉重的腰部。即使天冷又懶惰，在家也能做一些不用抬起腰部的有效運動。

這項運動叫做坐姿馬拉松，採坐姿即可進行。相信任何人看到這項運動，都能輕鬆進行，而且若沒有先從簡單的運動做起，要持之以恆是相當困難的事情。

進行坐姿馬拉松的時候，最重要的是確實擺動手臂，並鬆開肩胛骨到肩膀的部位，同時透過有節奏感的呼吸將大量的新鮮空氣吸入體內。做動作時要留意這兩大重點。

首先採跪姿，輕微伸展上半身，如同跑馬拉松般彎曲手肘，配合呼吸擺動手臂。以呼氣三次與吸氣一次的呼吸頻率，反覆此呼吸頻率。

這天為：鏡子日
您有每天照鏡子的習慣嗎？別忘了透過鏡子觀察臉色、肌膚狀態、舌頭顏色等，自我確認健康的狀態。

「正氣」是身體抵抗力的來源

進入十二月，正式迎接秋天的到來，這個時期也是流感等傳染病肆虐的季節。然而，並不是每個人都會感染這些傳染病。即使傳染病肆虐，有些人依舊精神抖擻，最大的差異在於抵抗力！漢方將身體具抵抗力的狀態稱為「正氣充沛」。

正氣泛指身體的所有生命力，包括構成人體的氣、血、水三要素，以及五臟六腑所主宰的生理活動和治癒力等。由於身體有正氣存在，所以即便外在有構成疾病原因的邪氣（P61）入侵體內，正氣也能擊退邪氣。

為了提升正氣，後天性地透過呼吸和飲食來補氣，是相當重要的方式。如果感覺身體有不舒服的地方，就要重新檢視日常的飲食內容。

補氣的食材包含南瓜、山藥、馬鈴薯、香菇等菇類、牛肉、雞肉、鰻魚、干貝、鰹魚、竹筴魚、糙米和薏仁等穀類。請盡量攝取以上食材，以維持均衡的飲食。此外，除了飲食，還要透過運動活動身體，也別忘了保持充足的休息。

這天為：暖暖包日
雙腳冰冷的時候，可以將暖暖包貼在腳踝後方的太谿穴，溫暖效果極佳。

運用「坐姿伸展」舒緩背部的痠痛

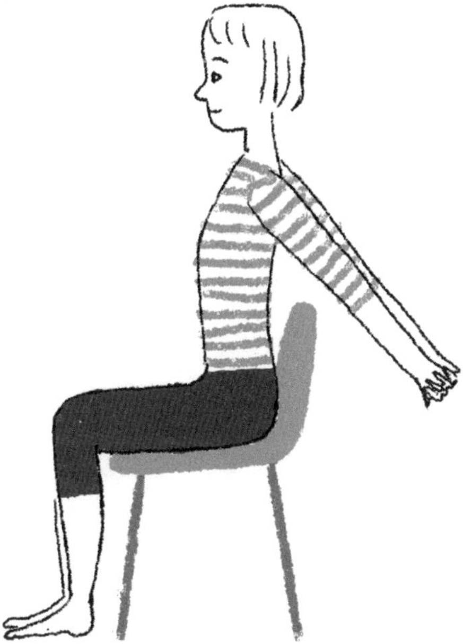

一旦感到寒冷和緊張時，由於肌肉會收縮，所以背部往往會感到明顯的僵硬和痠痛。這時候，要以坐著就能伸展身體的運動方式來放鬆背部。

坐在椅子上，或是雙腳往前伸，坐在地板上，雙手交握放在背後。直接抬起交握的雙手，同時保持雙手緊貼左右肩胛骨，維持此姿勢一段時間。最後，再慢慢地放下雙手。

身體僵硬的人也許較難抬起手臂，在自己能力所及的範圍內做到即可。抬起手臂時不能讓身體變成前傾的姿勢，要將注意力放在肩胛骨，重點放在確實活動肩胛骨上。

如果僵硬程度較為嚴重的時候，可以飲用有效治療感冒初期症狀的葛根湯，溫暖身體並舒緩緊繃的肌肉，幫助放鬆。

這天為：全國防火日

日本12月的空氣較為乾燥，是容易發生火災的季節。為了避免喉嚨乾燥引起發炎，也要提防喉嚨的火災。

感覺腿部與腰部冰冷的人，可多吃「蝦子」

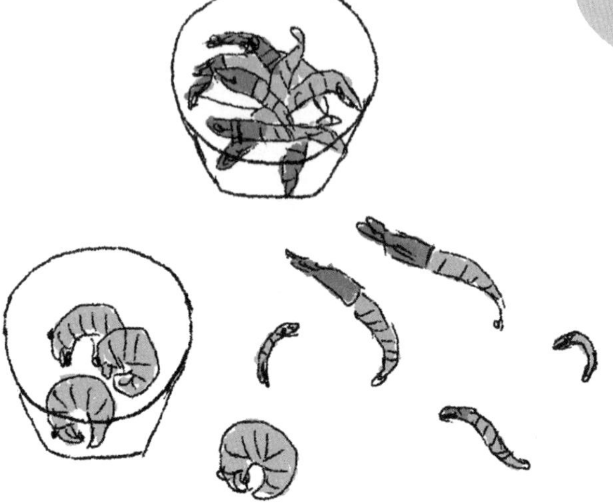

在日本，鮮紅色的蝦子是吉祥的象徵，加上彎曲的外形，象徵身體健康，是祈求腰部能自由彎曲的好兆頭。所以自古以來，蝦子就是宴會料理所不可或缺的食材，在藥膳領域中更視為是重要的增強體力食材，能溫暖身體與滋補強身，消除腿部與腰部的冰冷症狀。蝦子還能維持五臟之腎的機能，幫助增強精力，提升體力與氣力、防止老化等，可謂益處良多。

蝦子又可分為大型的伊勢龍蝦，以及迷你的櫻花蝦等，其中包含乾燥蝦與生蝦，種類琳瑯滿目，但功效大致相同。

如果想要將蝦子運用在每日的飲食，可以多加活用便利的蝦米；利用蝦米熬煮出美味的高湯，能添加在湯品、燉煮料理、白飯中。由於蝦頭到蝦尾皆能食用，是體現一物全體（P9）思想的最佳食材，將蝦子的功效發揮到淋漓盡致。

這天為：月曆日

日本根據古代曆法，將一年劃分為二十四節氣，提供人們做季節養生的參考。

身體在生病後變得虛弱時，可吃「馬鈴薯洋蔥粥」

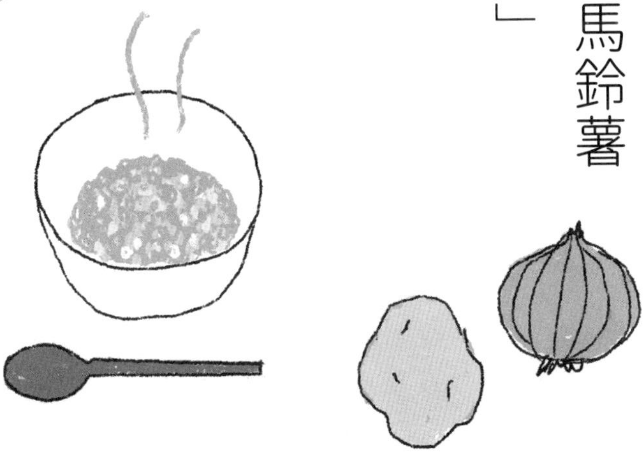

在日本提到生病後的調養餐，通常會想到柔軟易消化的稀飯和烏龍麵等食物。這兩種食物雖然都是碳水化合物，但在藥膳領域裡卻有不同的作用。

米飯能調節胃的機能，舒緩腹瀉症狀，補充身體元氣來源的氣。烏龍麵的原料為小麥，能對五臟之心產生作用，消除囤積於體內的熱氣。當身體因生病而變得虛弱時，為了幫助快速康復，用米來製作稀飯是不錯的方式。

藉著做菜的機會動手煮碗粥吧！利用能增進腸胃元氣的馬鈴薯，以及促進消化的洋蔥，將兩項材料磨碎後自製「馬鈴薯洋蔥粥」，就是一道能快速恢復腸胃健康狀態，並讓身體湧現元氣的食譜。

隨著腸胃恢復元氣，還可以自由添加起司、麵粉或蔬菜等材料，倒在平底鍋上，煎成海鮮煎餅，增添料理的變化性。

這天為：血清療法日

1890年的這天，日本醫學家北里柴三郎與同事德國醫學家埃米爾．貝林（Emil Adolf von Behring），發現了破傷風與白喉的血清療法，正式對外發表。

「五味子」是喚醒味覺的生藥

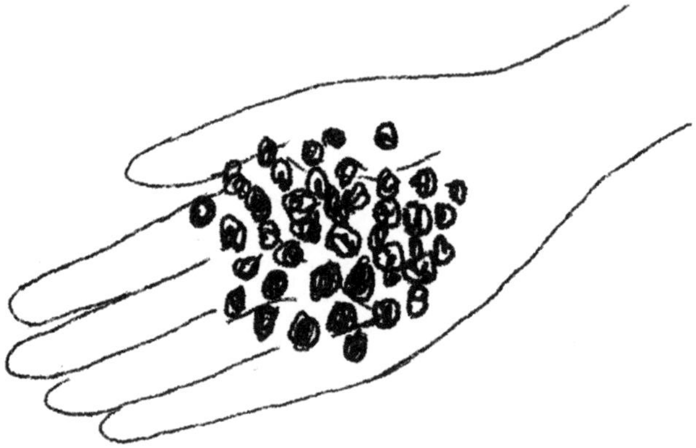

五味子是五味子科五味子的果實，在夏季生長的紫色小果實，經曬乾後可製成生藥。

五味子的意思就是具有五種味道；五味（P53）基於五行說，指的是酸味、苦味、甘味、辛味、鹹味。由於五味分別對應五臟，具有五味的五味子，是能對五臟產生作用的生藥，當中最知名的作用是調節肺功能，以及止咳化痰。

據說吃了五味子，能察覺到平常吃了哪些過量的味道；如果同樣的味道攝取過量，感官就會變得遲鈍，甚至感受不到味道。聽說，在從前很多人無法察覺鹹味，近年來則是有許多人無法察覺甘味與辛味。

這天為：國際志工日

很多人認為志工是為了他人奉獻而做，但志工服務其實也是惠及自身的表現。

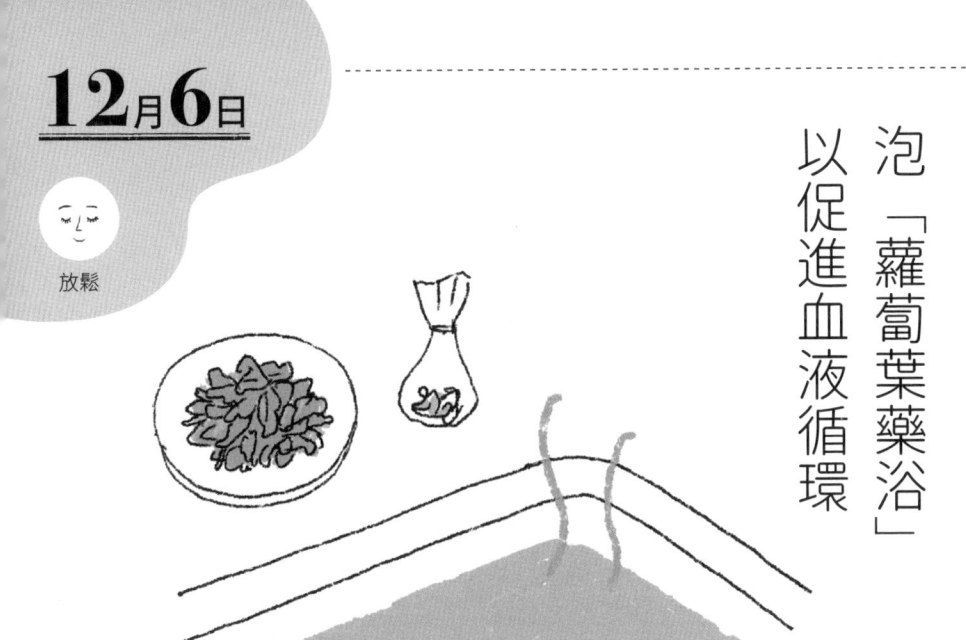

12月6日

放鬆

泡「蘿蔔葉藥浴」以促進血液循環

多加運用當季的素材，是漢方養生的基本原則。在泡澡時也能在浴池中放入季節性素材，改善在這個時期容易產生的不適症狀。

手腳冰冷與血液循環不良是經常在冬天發生的不適症狀，而蘿蔔葉則是能有效緩解症狀的當季食材。經過曬乾的蘿蔔葉稱為乾葉，傳統上用於藥浴，可以保護皮膚免受寒冷和乾燥的影響，並促進血液循環。也因為是經過曬乾製成，所以濃縮了豐富的功效。

可以將蘿蔔葉切碎曬乾，但切細的話效果更佳，並放在陽光下充分曬乾。接著將蘿蔔葉放入茶包後，再放入浴池中，或是用鍋子熬煮出湯汁後再倒入浴池中。

泡蘿蔔葉藥浴能放鬆僵硬的肌肉，讓體內獲得溫暖。請務必選購帶有葉子的蘿蔔，而且不要隨便丟棄，才能有效活用蘿蔔葉。

這天為：聲音日

溪流或波浪等水流聲，是能增加腦內α波的療癒聲音。

身體因寒冷變得僵硬時，用「沐浴按摩法」來放鬆

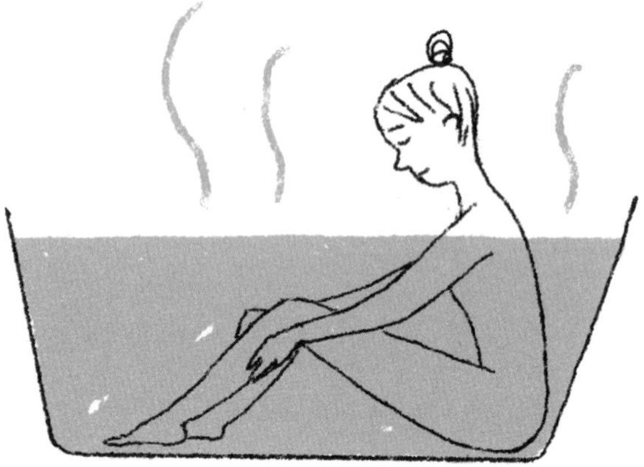

在冷颼颼的夜晚泡個熱水澡，可説是人生一大享受。當身體變得暖和並獲得舒緩之時，是放鬆因寒冷而變得僵硬的身體的大好機會，請務必在泡熱水澡的時候多加按摩。

身體在冬天容易收縮，肌肉也會變得緊繃，無論是能量之氣、輸送營養至全身的血、滋潤身體的水分都會有停滯的情形。泡熱水澡時，即使坐在浴缸裡，只要輕輕撫摸全身也能產生按摩的效果，讓全身的循環恢復順暢流動。特別是腿部與手臂等氣血容易停滯的末梢部位，都是促進循環的重點。

當身體累積疲勞的時候，可以往身體末梢的方向按摩，想像將疲勞推出去的感覺。想要提振精神的時候，可以從末梢往內臟器官的方向按摩，想像促進氣循環的感覺。

按摩的重點是施加適度的刺激，讓人感覺舒服的程度，同時能提升精神層面的放鬆。

這天為：大雪
大雪為二十四節氣之一，這個時候開始下雪，寒冬正式到來。

12月8日

基本

因季節而異的「脈搏」，有獨特的表現方式

「脈診」是漢方的診斷法之一，除了確認心臟的健康，還能透過把脈觀察全身的狀態。正常的脈象稱為平脈和常脈，一次呼吸脈動四次（一息四至），並能保持均一的節奏，而且脈搏有適中的硬度與強弱變化。通常會使用食指、中指、無名指三根手指來把脈。

但是，脈象會因身體狀況而產生變化，身體狀況則因季節而有變化。平脈也會因季節而不同，並依據特徵而有獨特的表現。

【微弦】春天的平脈；春天會對於主掌情緒的五臟之肝造成負擔，平脈就像是上弦的弓，是具有彈性的脈象。

【微鉤】夏天的平脈；五臟之心活動變得旺盛，脈搏有力，感覺脈搏突然揚起，又快速消失。

【微毛】秋天的平脈；負責呼吸的五臟之肺受到影響。如同冬天的來臨，萬物的活動都趨於平靜，脈搏變得如同觸碰羽毛般柔軟。

【微石】冬天的平脈；在冬天運作的腎脈處於冬眠狀態，隱藏在身體深處難以用手觸及。其脈象宛如用指尖輕彈小石子，觸感較為堅硬。

如同前述，能用語言來形容無法以數值來表現的脈搏狀態，不禁讓人佩服前人的智慧。

這天為：事納

在農曆的這天，是感謝一整年辛勞的日子，在部分地區會舉行針供養。

服用出自日本的漢方藥「乙字湯」，改善痔瘡困擾

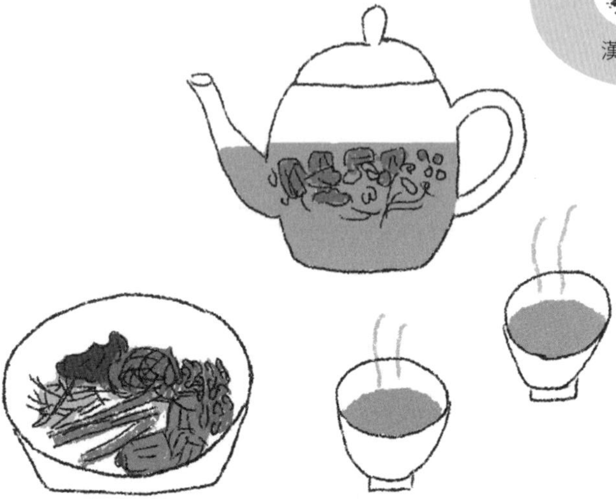

痔瘡往往是令人羞於啟齒的症狀，的確也有很多人為痔瘡所苦。事實上，日本江戶時代的武士也有痔瘡的煩惱。武士露宿在外的時候，由於身體受寒，血液循環不良之祭，就會引發痔瘡。因此水戶藩的侍醫原南陽，發明了乙字湯。

乙字湯的成分包含當歸、柴胡、黃芩、甘草、大黃、升麻，是誕生於日本的漢方藥，能有效治療糞便較硬的便祕型痔瘡和出血症狀。

由中國明朝研發的潤肌膏，經過江戶時代外科醫華岡青洲改良為紫雲膏（P211）後，成為痔瘡的外用藥，能有助於舒緩痔瘡的疼痛和傷口。

痔瘡雖然可以透過治療來改善，但更重要的是避免引發，所以首先得預防便祕。平常可以飲用決明子茶或魚腥草茶等與生藥有關的茶類，這些茶類不像瀉藥有強烈的作用，而是溫和地促進排便。

這天為：地球感謝日

地球是孕育萬物生命的來源，在這天對地球表示感謝之意。從宏觀的角度來看，我們也應該感謝大自然的一切。

因受寒而發燒可以喝「雞蛋酒」

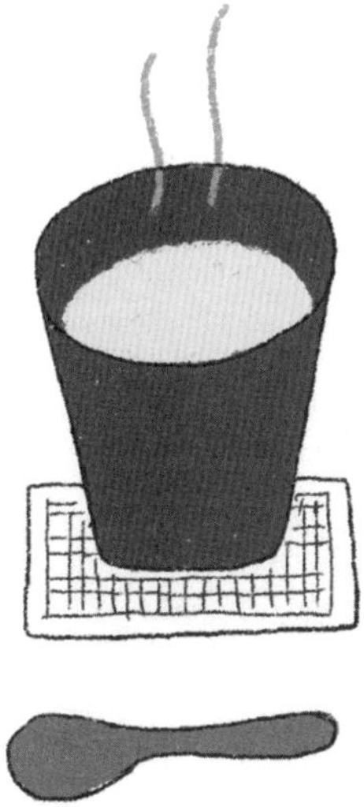

聖誕市集可說是歐洲的冬季風情畫之一，很多人會在逛市集的時候喝熱紅酒，將肉桂等香料與蜂蜜加入溫紅酒中，能溫暖在戶外市集受寒的身體。由於熱紅酒有溫暖身體的效果，飲用後可以預防感冒。

提到日本用來預防感冒的酒，通常會想到雞蛋酒。雞蛋是生命的來源，具高度營養價值與均衡的營養，被稱為完全營養品。

開小火熬煮雞蛋、日本酒、砂糖並攪拌均勻，趁熱飲用後，讓身體由內感到徹底溫暖。像是在身體打冷顫，即將要感冒和發燒的時候，請務必飲用雞蛋酒，而若添加現榨橘子汁、薑末與蔥花後，還能提升溫暖效果。

這天為：蘆薈優格日
蘆薈很適合用來泡澡（P46），或是加進優格中，也可以塗抹在燒燙傷處。

12月11日

飲品

喉嚨痛和咳嗽時，可以吃「蘿蔔糖」

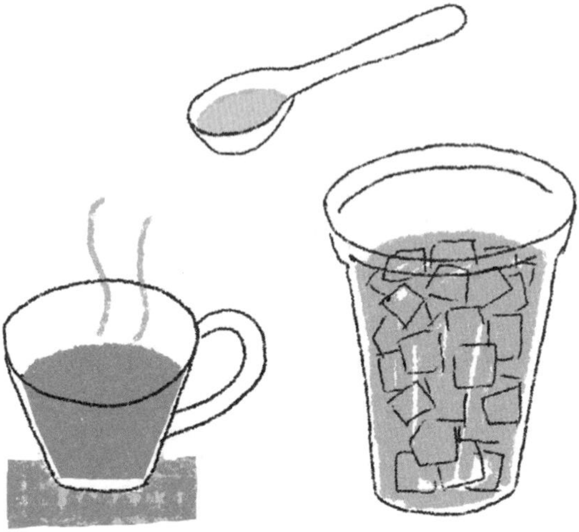

當季的蘿蔔肉質柔軟、多汁、價格合理，只要看到就會忍不住買一條吧！但是買回家的蘿蔔，是否因為沒有辦法全部煮完，只好把剩餘的部分冰在冰箱裡呢？這時候，就建議自製蘿蔔糖。

蘿蔔糖是使用蘿蔔再添加蜂蜜醃漬而成，運用於民間療法上可舒緩喉嚨痛和咳嗽症狀。蘿蔔具有化痰與暢通支氣管的作用，能有效改善喉嚨不適、咳嗽、黃痰、口內炎等症狀。此外，蜂蜜也具舒緩喉嚨痛的作用。

蘿蔔不用經過削皮，直接切成一公分左右的塊狀，放入小型的廣口瓶，再倒入蜂蜜蓋過蘿蔔。醃漬二至三小時後，再將蘿蔔放進冰箱冷藏。若以熱水溶解上層的清液來飲用，能溫暖身體並讓喉嚨感到舒暢；建議在一星期內喝完。

這天為：腸胃日
在吃烤魚或生魚片的時候通常會搭配蘿蔔絲，這是因為蘿蔔有促進消化吸收與增進腸胃機能的作用。

12月12日

食物

有感冒徵兆又缺乏食慾時，可以吃「炭燒酸梅」

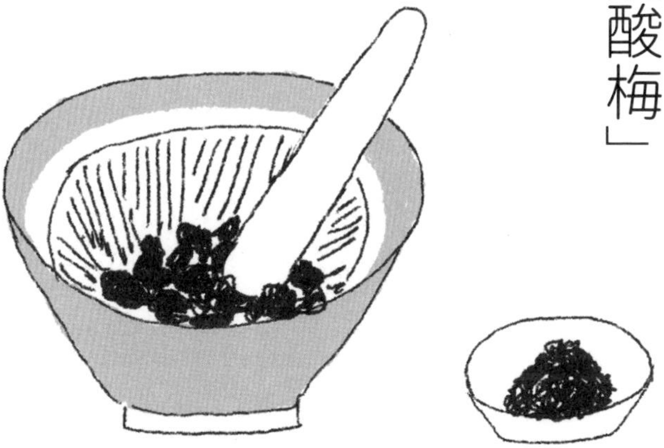

自古以來在民間療法中，經常運用炭燒手法製藥，除了炭燒梅子，一般還有炭燒昆布和炭燒茄子蒂頭等，以長時間烘烤的方式將食材烤至焦黑，讓食材的成分碳化變成粉末，再加入熱水溶解飲用。

炭燒酸梅具預防感冒、增進食慾、改善手腳冰冷、消除疲勞等，可發揮令人期待的效果。在剛得到感冒的初期，可以一同添加薑末飲用，充分溫暖身體。

若要在家中自製炭燒酸梅，可先將乾燥的梅子放入陶鍋或無釉的煎藥壺中，再將麵粉加水揉成的麵糰塗抹在鍋子與蓋子之間的縫隙，密封好，再開火烘烤數小時。最後，將變得焦黑的梅子放入攪拌器打碎，或是用研缽磨成粉即可完成。日本坊間的天然食品商店也有販售粉末狀的炭燒酸梅，可多加運用市售產品。

這天為：電池日

為了預防感冒，平常就要透過漢方養生幫身體充電。

身體發冷罹患感冒時，可以喝「蔥花味噌湯」來舒緩症狀

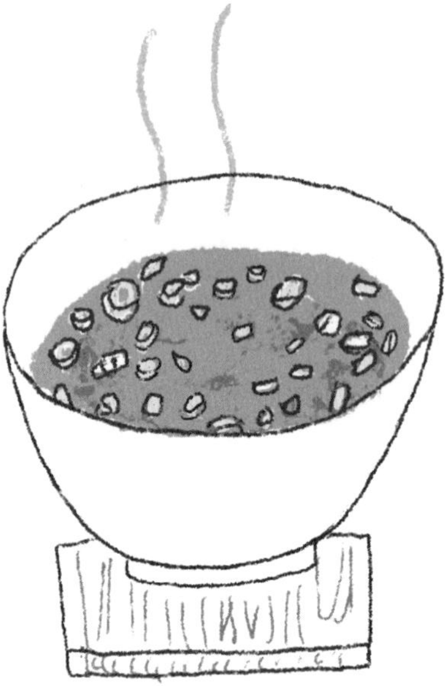

聽說，將蔥圍在脖子上可以治療感冒。雖然無法確定圍在脖子上是否能發揮功效，但蔥的確有預防感冒的效果，自古以來受到廣泛使用。

在此推薦加入薑熬煮而成的蔥花味噌湯。依據食物的作用可分為五味（P53），所以蔥與薑被歸類為辛味；辛味食物具有溫暖身體與發散的作用。

味噌能有效消除體內多餘的熱氣，若能完美組合以上三種食材，即可驅除體寒，發散多餘熱氣，促進能量之氣的循環，增加體內正氣（P342）以擊退造成感冒的原因。

剛罹患感冒缺乏食慾的時候，可嘗試在熱水中加入少量味噌、蔥花、薑末慢慢飲用，若再添加蒜泥，增進身體活力的效果更加。

這天為：維他命日
吃當季和在地的食材，順應自然節奏生活的漢方養生，是維持身心健康的維他命。

12月14日

食物

因感冒感覺肩膀僵硬時，可以喝「生薑葛湯」

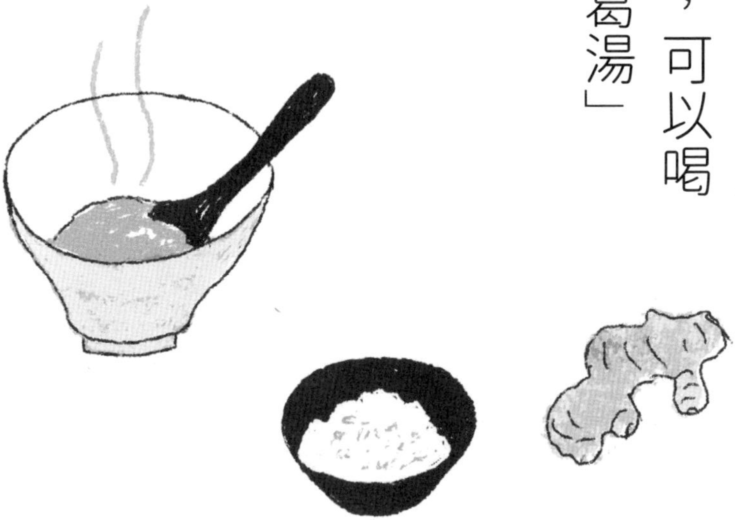

提到葛，像是葛麻糬或葛饅頭等，是日本經常用來製作夏季清爽甜點的材料之一，而在寒冷的時期，則可飲用溫暖體內的葛湯。葛的常見用途除了食用，在剛到感冒的時候也可以服用葛根湯。

生薑葛湯充分濃縮了葛的風味與藥效，葛具有消除體內多餘熱氣與滋潤身體的作用，薑則是能預防身體受寒；在得到感冒肩膀僵硬的時候，非常適合飲用生薑葛湯。若要增加甜味，可以添加防止體寒的黑糖。

近年來由於葛的產量減少，超市販售的「葛粉」大多是用馬鈴薯等澱粉製成。為了充分攝取葛的功效，建議使用本葛。

這天為：南極日
1911年的這天，挪威極地探險家羅阿爾・阿蒙森（Roald Amundsen）成為世界首位踏上南極點的人。

「風邪」是在寒冬更要特別預防的邪氣

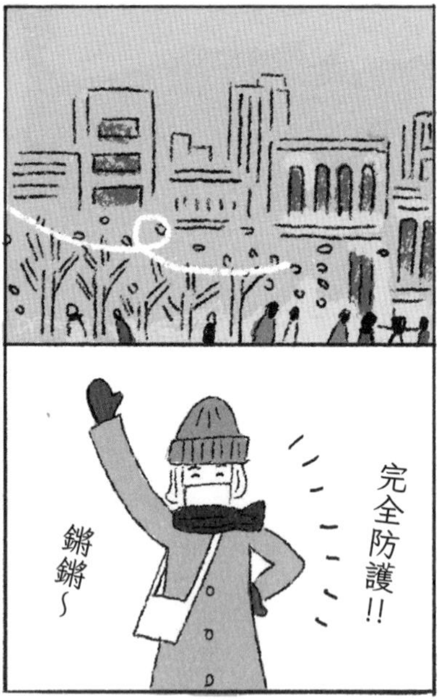

「風邪」的日文讀音為かぜ（kaze），漢方中的讀音則為ふうじゃ（fujya）。風邪是邪氣（P61）之一，也就是引發身體不適症狀的季節性外風證（風寒）。感冒的各種症狀，往往是因風邪所引發，其特徵是從身體上半身和表面侵襲人體，包含鼻子、喉嚨、眼睛、頭部等部位，會出現流鼻水、咳嗽、痰、喉嚨痛、頭痛等症狀，皮膚和毛孔會有發冷和出汗的症狀。

要預防風邪，首先要預防風邪入侵，在寒冷的日子外出的時候，要配戴口罩來保護鼻子和喉嚨，或是用圍巾覆蓋衣領等，睡覺的時候不要露出頸部和肩膀。

這天為：觀光巴士紀念日
近年來敞篷的雙層觀光巴士十分受到歡迎，在這個季節搭乘這種雙層觀光巴士的時候，要特別留意風邪入侵。

12月16日

穴位

可舒緩喉嚨痛和咳嗽的「天突穴」

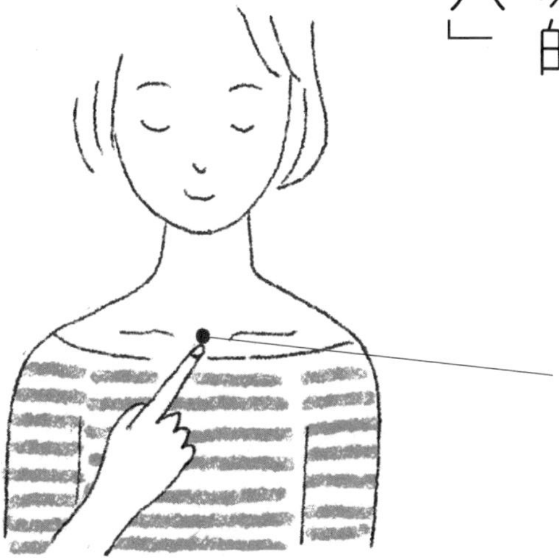

【如何找出天突穴】
天突穴位於頸根的中央，左右鎖骨之間的凹陷處。

【按壓天突穴的方法】
用食指按住穴位，從喉嚨根部往下推的方式刺激穴位，一次按壓6秒，反覆按壓十次。按壓時不要過度用力。

冬天由於空氣乾燥，容易引發喉嚨痛，像是因感冒造成喉嚨發炎等疼痛，以及引發咳嗽等令人難受的症狀。漢方認為引發喉嚨痛和咳嗽的原因之一，是熱氣造成肺機能降低的肺熱症狀，天突穴能緩和肺熱症狀，進而改善喉嚨痛和咳嗽的症狀。

天突穴位於左右鎖骨中央處，能有效暢通肺氣，舒緩氣管與喉嚨的症狀。除了氣候乾燥和感冒造成的喉嚨痛、咳嗽等症狀，也是能有效改善氣喘的穴位。

咳嗽往往會耗費人的體力，令人感到難受，如果長期因咳嗽所苦，可以按壓此穴位看看。

這天為：紙紀念日
隨著數位化的時代進步，現代人用紙書寫文字的機會越來越少，但在紙上書寫文字，依舊是讓人變得平靜的方式之一。

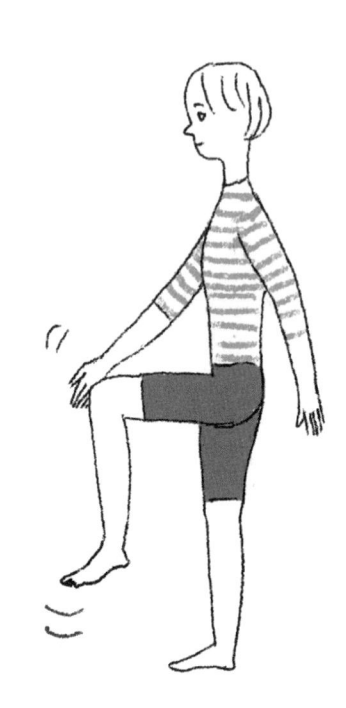

做「原地踏步」改善下半身的循環

炎熱的夏天與寒冷的冬天，讓人懶得在家中活動身體，即使知道運動的重要性，但還是無法擺脫長年運動不足的情形。運動不足不僅會造成肥胖，也會導致下半身的循環惡化，雖然知道這點，但還是無法改變！這時，建議做原地踏步運動。

其實，不需要為了做運動而特地準備相關的器材；在客廳坐在沙發上看電視的時候，只要趁廣告時間站起來即可。

起身後一邊觀看廣告，一邊進行原地踏步，訣竅是確實抬起大腿，可以用手抓住椅子、牆壁、桌子等穩固的物體，慢慢地抬起膝蓋至九十度，維持姿勢一會兒再放下。做原地踏步時要將力量放在下腹部，有助於消除臃腫的腹部。

這天為：飛機日

搭飛機時，在前往廁所的途中，也可以做踏步動作，來幫助預防深度靜脈血栓。

12月18日

放鬆

可溫暖身體與舒緩疼痛的「柚子浴」

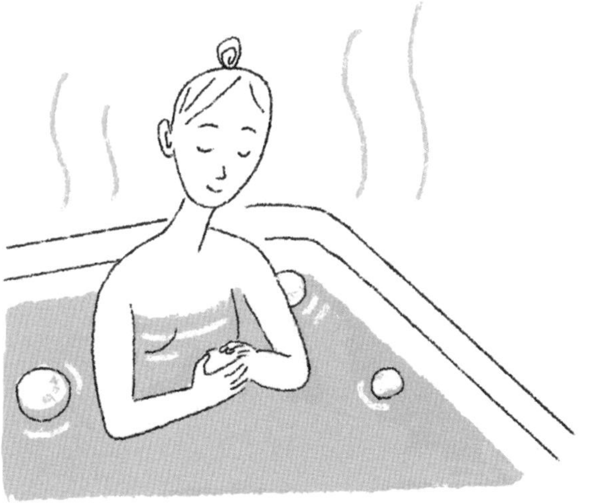

日子一天天過去，日落時間越來越早，黎明越來越晚。在進入冬至的這個時期，日照時間變短，寒冬真正到來。在這個季節，每天在家享受泡澡的樂趣，是令人期待的時刻。

日本人在冬至有泡柚子浴的習慣，柚子浴能促進血液循環，具有溫暖身體、改善手腳冰冷、肩頸痠痛、神經痛等疼痛的效果。看到柚子漂浮在浴池中的可愛景象，視覺上充滿療癒感，清新的香味讓人感到神清氣爽。

這個時期的柚子除了能用來泡澡，還可以成為火鍋的材料，或是用來沖泡柚子茶等。柚子在柑橘類中散發獨特的溫和芳香，能促進能量之氣的循環與穩定情緒，想要放鬆喘口氣的時候，請務必多加運用。

這天為：年末觀音

每月18日為觀世音菩薩的緣日，12月的這天被稱為年末觀音，在東京淺草寺舉行的羽子板市市集，是年末的一大風物詩。

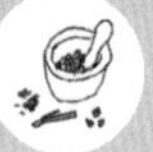

「大建中湯」是溫暖腹部的甘甜漢方藥

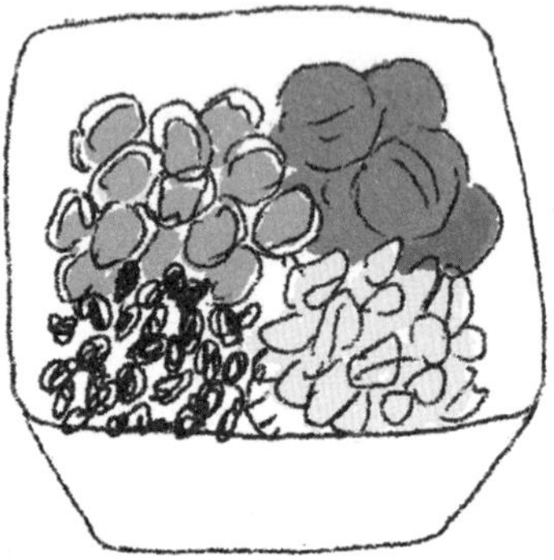

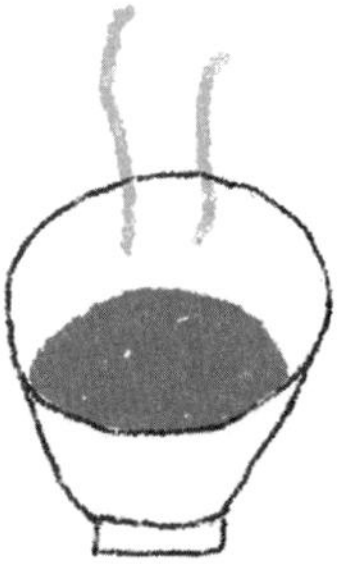

漢方藥往往給人味道苦澀的印象；俗話說良藥苦口，雖然有些漢方藥的味道的確是苦的，但也有甘甜的漢方藥，大建中湯就是其一。

大建中湯的主要作用為「溫中補虛」，可改善因腹部受寒引發的疼痛。當腹部一冷的時候，運作會變得遲緩，並感到鼓脹和疼痛，但只要溫暖腹部即可消除這些症狀。

從大建中湯含有的生藥，即可了解其味道甘甜的原因；包含補氣的人蔘、溫暖腹部的山椒與乾薑（將生薑蒸過並曬乾製成），舒緩腹部緊繃以及補充元氣的麥芽糖，這些都是食物的一種。甘甜帶有微辣，是大建中湯的味道特徵。

大建中湯的效果也受到西洋醫學的認可，能預防術後便祕和腸梗阻。

這天為：日本人首度飛行紀念日

1910年的這天，日本人成功完成首度的動力飛行，飛行時間為4分鐘，距離為3公里。

食物

12月20日

可溫暖身體並調節腸胃狀態的「鰤魚」

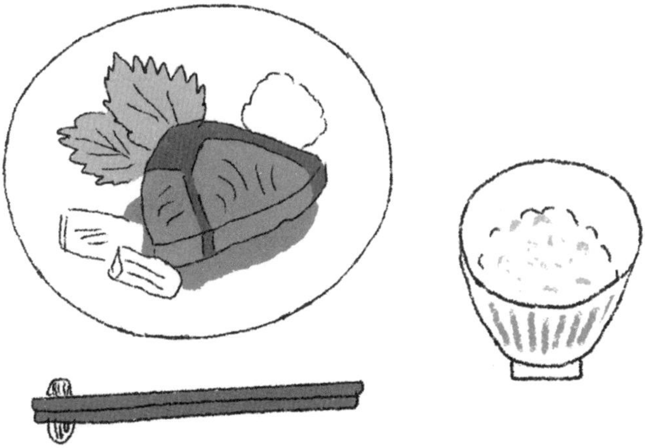

冬季的鰤魚又被稱為寒鰤，是在富山與金澤等北陸地區才能捕獲的高級魚類，因而受到重視。鰤魚也是出世魚*的代表，因而被視為吉祥物，是新年年菜的菜色之一。

鰤魚能促進能量之氣的循環，補充輸送營養的血液，以及溫暖身體調節腸胃狀態等，是適合在冬天攝取的魚類。

照燒和鹽燒鰤魚是常見的料理方式，但如果是在寒冷的冬季，為了發散體內滯留之氣並增進溫暖身體的效果，可以添加薑和長蔥，改良成預防感冒的食譜。料理方式是先將薑泥加入照燒醬中，再加入切段的長蔥一起烘烤。

若有喉嚨痛的症狀，可以再添加蘿蔔。提到鰤魚與蘿蔔的組合，蘿蔔燉鰤魚是常見的料理，建議可以將蘿蔔泥放在照燒鰤魚上一同享用。

這天為：鰤魚日

在12月月至2月的期間，在日本海能捕撈到野生鰤魚，在太平洋則要等到稍晚的2月至3月才能捕撈。

*出世魚：隨著成長過程而有不同的魚名。

能改善淋巴循環的「肩井穴」

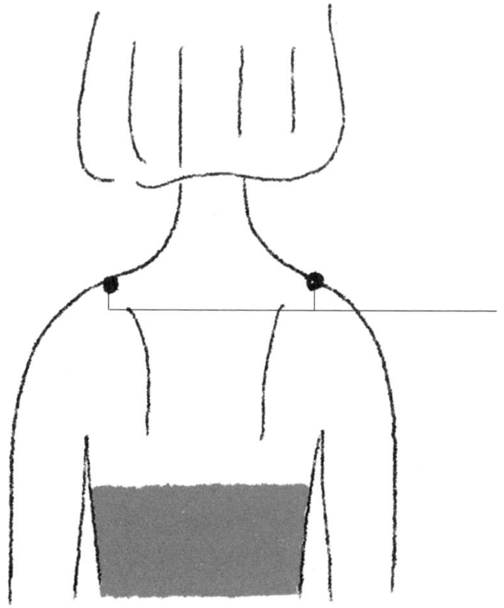

【如何找出肩井穴】
肩井穴位於頸根與上肩的中間處。

【按壓肩井穴的方法】
用另一隻手的中指或食指放在穴位上按摩，一次按壓10秒，反覆按壓十次。左右交替進行。

身體因寒冷而收縮的時候，會使構成體內三大要素的氣、血、水循環變差，體內平衡失調。循環停滯會引發肩頸痠痛等肌肉緊繃和頭痛症狀。

如果肩頸痠痛症狀嚴重的人，可以刺激肩井穴，促進血液和淋巴的循環。

自古以來，肩井穴就是知名消除肩頸痠痛的穴位，除了以指壓的方式，在揉捏或拍打肩膀時可以刺激肩井穴，是令人感到舒服的穴位。可以搭配按壓位於鎖骨凹陷處的淋巴結，更能有效舒緩肩頸痠痛的情形。

這天為：填字遊戲日
填字遊戲能訓練腦力，但在填字時過於投入可能會導致肩頸痠痛，要多加注意。

食物

吃「冬至七草」開運！

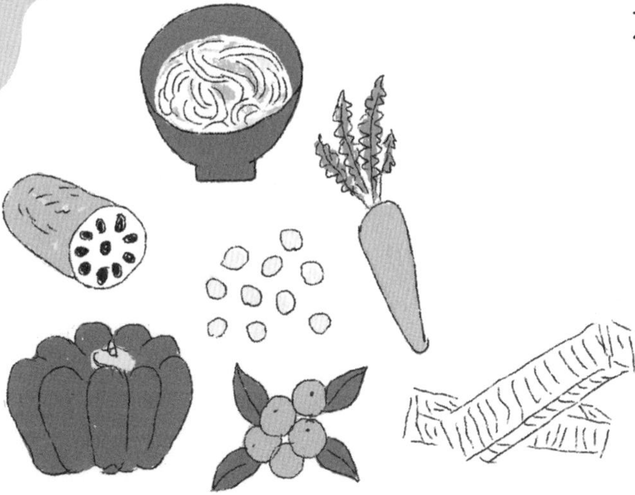

提到冬至，日本人會聯想到泡柚子浴（P359）和吃南瓜等風俗習慣。據説，在冬至吃南瓜能保佑整年身體健康、無病無災。所以，在京都的矢田寺會舉行南瓜供養，款待南瓜給前來參拜的信眾品嚐。

此外，日本人深信在冬至吃帶有日文ん（n）發音的七種食物，能帶來好運。包含南京（なんきん，南瓜的別稱）、人参（にんじん，紅蘿蔔）、蓮根（れんこん，蓮藕）、銀杏（ぎんなん）、金柑（きんかん）、饂飩（うどん，烏龍麵），這些食物可以溫暖身體並補充元氣，當身體充滿元氣，也許就能帶來好運。

南瓜是在冬至必吃的食物，另外別忘了品嚐以南瓜跟紅豆燉煮而成的「表親煮」（いとこ煮）。紅豆因顏色關係，是能補充五臟之腎機能的食材，據説在冬至品嚐表親煮，能有效預防感冒。

這天為：冬至（日期依年份而異）
冬至為二十四節氣之一，是一年之中夜晚最長的日子。這天過後，嚴寒將要到來。

在忙碌的日子裡，喝「紅棗黑糖牛奶」小歇片刻

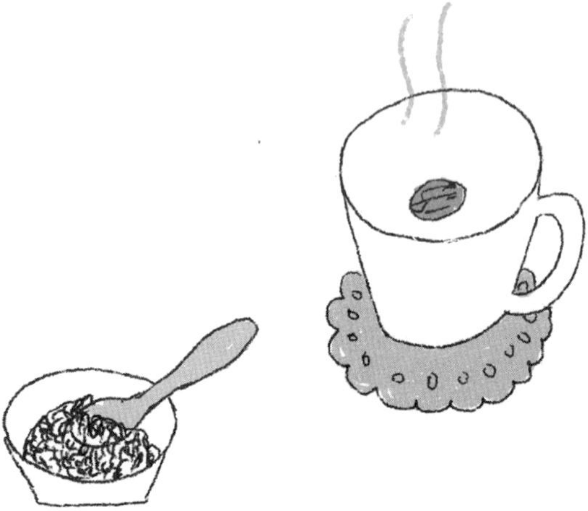

在喝一杯熱牛奶的時候，似乎能帶來暖心的力量。無論用於飲品或料理，牛奶都是能讓味道和風味變得更為溫和的食材，也許是這個原因，心情也變得更加平和。

在寒冷的冬天，要倚賴熱牛奶的「溫暖」力量，小歇片刻放鬆一下。推薦搭配藥膳食材的紅棗，以及溫暖效果絕佳的黑糖，自製紅棗黑糖牛奶。

紅棗能調節腸胃狀態，幫助消除疲勞、舒緩情緒低落和失眠等心理性疲勞；黑糖能有效改善手腳冰冷引發的經痛和月經不順等女性特有毛病。在加熱牛奶的時候添加紅棗，便可快速萃取有效成分。最後，加入黑糖攪拌均勻即可完成，是療癒身心的最佳飲品。

這天為：東京鐵塔完工日

東京鐵塔於1958年的這天正式開幕，在自立式鐵塔中，是僅次於東京晴空塔的日本第二高結構物。

以「三角式」消除明顯的小腹

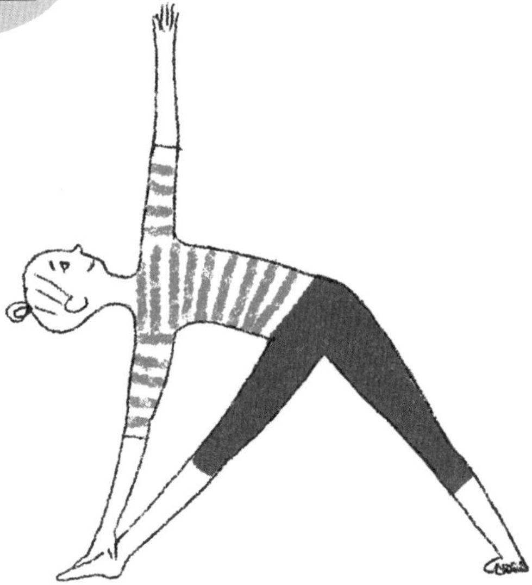

【三角式的做法】

①先從筆直站立的狀態下，慢慢吐氣並張開雙腿與肩同寬。

②右腳腳尖朝外，左腳腳尖朝向正面，雙手舉至肩膀高度並與地板平行。

③維持姿勢並一邊吐氣，上半身向右傾，用右手抓住右腳踝，視線朝向左手指尖。維持此動作約30秒後，回到步驟②的姿勢。如果難以用手抓住腳踝，也可以放在小腿上。換邊做同樣動作。

人的體型會隨著年齡而發生變化，有時候會發現明明體重沒變，卻穿不下原本的衣服了。中年後的女性，腹部和腰部容易變寬，有很多人對於明顯的小腹感到困擾。

為了消除凸出的小腹，矯正變形的全身是有效的方式；尤其是矯正變形的骨盆，讓內臟維持在正確的位置，便可改善凸出的小腹。此外，當骨盆變形的時候，由於血液循環變差，容易形成陳舊血液停滯的瘀血體質，這是需要留意的地方。

可以做瑜伽的三角式來改善身體的變形，這是利用全身來構成三角形的姿勢，有助於改善便祕和縮小腰圍。

這天為：聖誕夜
很多人認為聖誕夜是聖誕節的前一天晚上，但根據基督教曆書的記載，由於日落後才是一天的開始，所以24號日落後到25號日落後的期間，才是聖誕節。

利用「後頸根按摩」保持好氣色

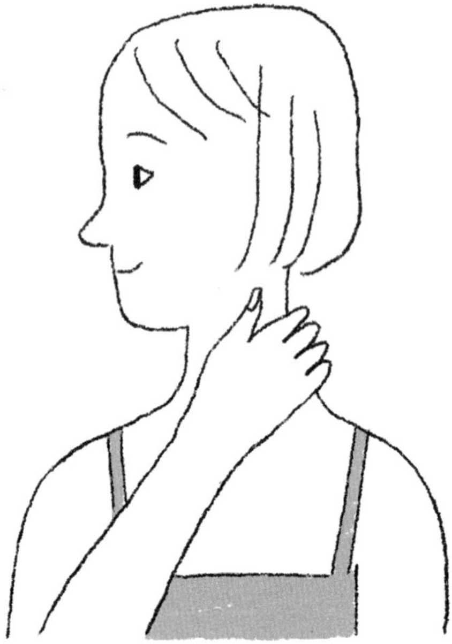

寒冷的冬天，往往不自覺地縮起脖子，加上駝背的姿勢，這不僅容易導致血液循環變差、肩頸僵硬和痠痛等問題，還會讓臉色顯得蒼白。此外，化妝時也不易上妝，給人留下不好的印象，導致負面的連鎖反應。

乾燥的空氣也會導致肌膚變得粗糙，雖然努力做臉部的保養，是不是因此忽略身體的保養呢？

後頸根按摩能一次解決冬天的煩惱，泡完澡一邊擦拭身體乳液一邊按摩，由於血液循環變好，不僅能讓臉部恢復光澤，肌膚也能保持滋潤。

按摩的重點是由內向外。首先，從耳後往肩膀方向按摩撫摸，接著從喉嚨根往鎖骨與胸口方向按摩；按摩時也可想像一下促進體內循環的感覺，效果更佳。

這天為：溜冰日
溜冰看似輕鬆，消耗的卡路里等同慢跑，緊實下半身的效果絕佳。

「紅花酒」能消除女性特有的不適症狀

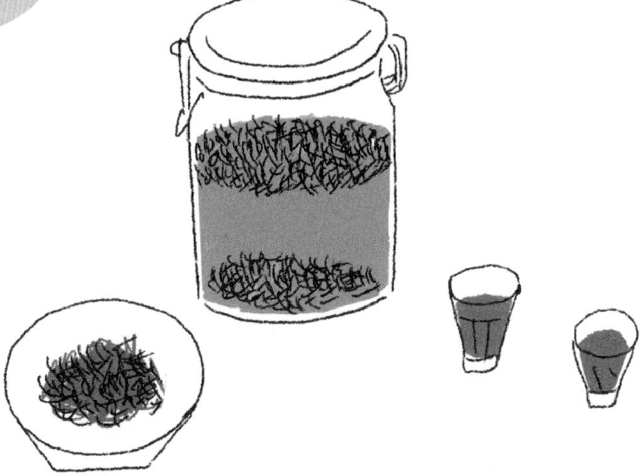

紅花在漢方生藥中的日文漢字發音為こうか（kouka），用來治療血液鬱滯、月經不調、經前症候群（PMS）和更年期不適等症狀，可消除女性特有的毛病，永保青春與活力。此外，紅花能消除鬱血與身體僵硬，對於改善肩頸痠痛和腰痛皆能發揮效果。

紅花除了是食用油的原料，還能運用乾燥的花瓣釀造紅花酒，即可輕鬆攝取紅花的功效。使用紹興酒與蒸餾白酒各450ml、紅花10g、砂糖50g，這是易於製作的份量，將以上材料浸漬一個星期並過濾即可完成。

由於使用了紹興酒，所以很適合搭配中式料理，像是當作紅燒豬肉或韭菜炒豬肝的調味或料理酒。但是，生理期和懷孕中的女性，要避免飲用紅花酒。

這天為：節禮日
這天是打開聖誕禮物盒的日子，在英國或加拿大等國家，節禮日被定為國定假日。

泡「蘋果浴」打造水嫩的肌膚

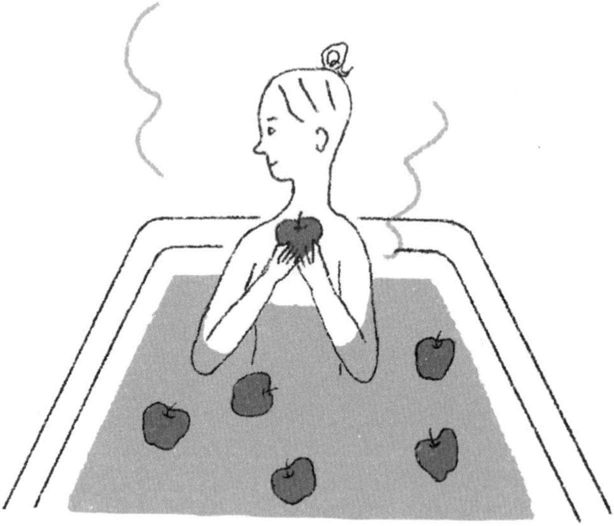

近年來，在蘋果產地青森縣與長野縣的溫泉旅館中，蘋果浴已經成為一大特色。充滿蘋果酸甜香味的沐浴時光，光用想像，就能感到放鬆與療癒。

據說在暈車的時候，只要聞過蘋果的香氣，就會感到舒暢許多。這是因為蘋果的清新芳香具有鎮靜與穩定情緒的效果，漢方則認為蘋果能提升五臟之心的作用，舒緩不安和焦慮的心情。

蘋果浴的功效也獲得現代科學的實證，例如蘋果所含有的蘋果酸具保濕效果、亞油酸具有促進血液循環效果、油酸則有滋潤的效果。

看到蘋果在浴池漂來漂去的景象，能讓人產生雀躍的心情。

這天為：寒天發源日
石花菜等海藻是寒天的主要原料，含有豐富的膳食纖維，有助於提升代謝。

12月28日

飲品

年底年初的暴飲暴食，可以喝「桑葉烏龍茶」緩解

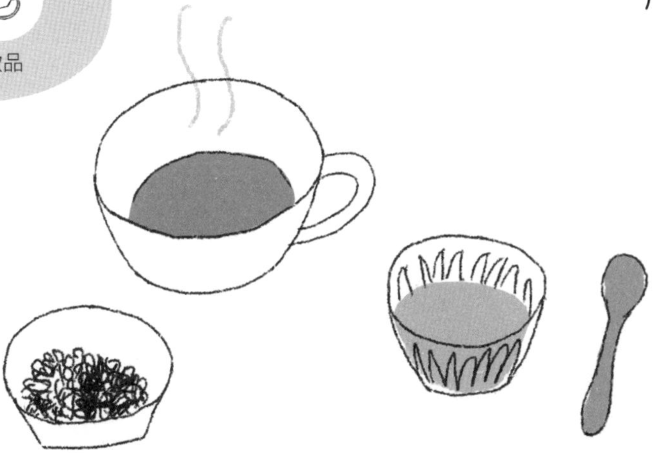

光是茶類，就分為各式各樣的性質與功效，建議可以在家中常備數種茶，依據季節和用途選擇想要合適的飲用茶，或是混合使用。

在進入年底年初的這個時期，推薦飲用烏龍茶與桑葉茶的混合茶；烏龍茶能幫助燃燒脂肪與促進消化，桑葉茶能減緩飯後血糖值的上升，運用雙重茶類的力量來加強暴飲暴食對策。

在要參加應酬的當天，可以將桑葉烏龍茶倒入保溫瓶中，重點是在開始應酬喝酒前飲用桑葉烏龍茶。如果吃完油炸食物的隔天，有胃部不適的情形時也可以飲用桑葉烏龍茶，有助於舒緩症狀。

此外，將寒天加入桑葉烏龍茶中冷藏凝固，即可製成帶有苦味的美味藥膳凍，也可以依個人喜好添加蜂蜜，就是一道甜中帶苦，讓人欲罷不能的甜點。

這天為：體檢日

近年來的新型體重計不僅能測量體重，還能測量體脂率或肌肉量等數據，隨時在家中進行體檢，做好健康管理。

攝取「黑色食材」提升生命力

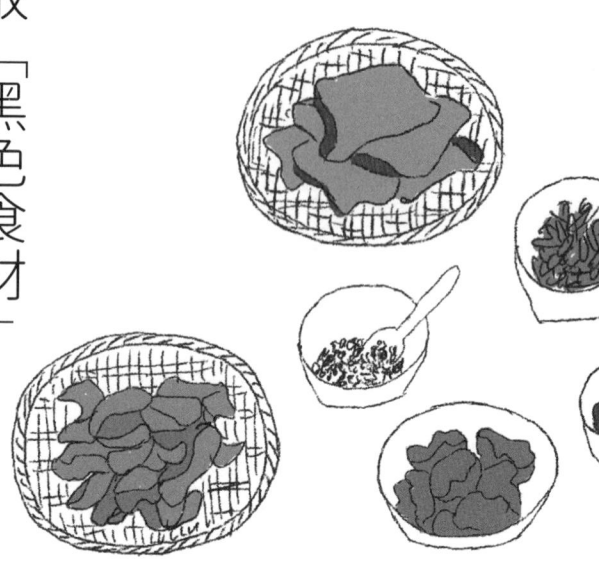

食用「黑色食材」是冬季養生的一大重點，這是因為五臟之腎在冬天往往較為虛弱，黑色食材能維持五臟之腎的機能。

在冬天，透過汗水排出水分變得困難，因此會交由尿液負責排出體內多餘的水分，所以腎與膀胱的負擔也會變大。

另外，漢方認為腎臟是與生命活動關係密切的臟腑，是儲存生命力來源精氣的器官，如果腎臟機能虛弱，生命力也會變得虛弱。到了冬季，植物開始枯萎，動物處於冬眠狀態，是自然界生命力降低的季節，這時候腎的作用也會降低。換言之，攝取黑色食材促進腎機能，就能提升生命力。

裙帶菜、昆布、羊棲菜等海藻類、黑木耳、黑豆、黑芝麻等，都是黑色食材的代表，要在冬天積極攝取。

這天為：香頌日

香頌（chanson）在法語中意指歌曲，大聲唱歌是永保年輕生命力的祕訣。

12月30日

基本

以平靜的心情吃飯，也是「食養」的一種

「以什麼樣的態度吃飯」，是食養的重要概念。

食物入口後，經由正確消化與吸收的過程，得以維持生命。好不容易攝取食物，卻沒有經過消化與吸收便直接排泄，就會浪費食物的營養；如果讓過量的食物囤積在體內，則是更糟的情形。食物沒有經過消化吸收而囤積於體內，是漢方所稱的「痰濕」，會引發各種不適的症狀。

江戶時代的本草學者貝原益軒在著作《養生訓》提到，用餐前後不能動怒，也不能抱著心事用餐，用餐後也不能感到焦慮。因為心理狀態會影響飲食的品質，現代人往往會一邊看電視或手機一邊吃飯，這樣無法品嚐食物的味道，甚至忘記自己吃過什麼。

察覺無形的相互關係，這是漢方的特徵之一。我們要對自然與烹調料理者表達感謝之意，同時感受食物的風味並重視飲食內容，這時候吃下肚的食物才會成為體內的氣與血。實踐無形的思想，或許是相當困難的事情，但隨時保持平靜的心，用心於吃飯的行為與飲食的內容，就是真正的食養思想。

這天為：地鐵紀念日
搭地鐵來趟短程小旅行時，通常都會選擇前往離住處不遠的地點，但重要的並不是旅行的目的地，而是旅行的方式。

12月31日

基本

以「恬淡虛無」之心，度過平靜的生活

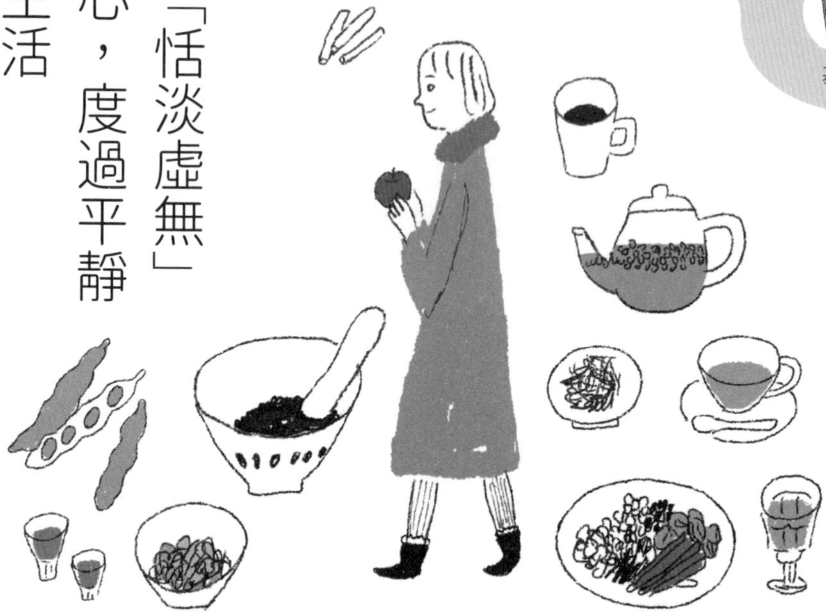

提到漢方，會聯想到什麼呢？漢方藥、藥膳、還是針灸？無論是哪個答案，都是漢方的一部分。此外，東洋與西洋醫學對於觀察人與疾病的觀點各有不同，但同樣都是觀察「人」這一點，並沒有不同。

這樣一來，同一件事物就會有各種不同的觀點。我們往往都會堅持刻板印象與單一觀點，但只要稍微改變立場，就能輕易解決生活中的大小問題。

中國的中醫典籍《黃帝內經》寫道：「恬淡虛無，真氣從之；精神內守，病安從之。」也就是說，不執著於任何事情，保持平靜且恬淡的心，體內之氣就能順暢運行，各種疾病自然而然痊癒。

不執著於單一的觀點，不糾結於任何事情，過著平靜的生活，就是漢方養生的基礎。

這天為：除夕

日本在除夕夜要敲響108次除夕鐘聲，代表消除人類的108種煩惱，也是全年十二個月與二十四節氣、七十二候的加總。

漢方的基礎知識

本單元以Q&A的形式，進一步彙整出必需多加理解的漢方基本思想，搭配圖表的解說，以作為每日養生的參考。

Q1

何謂漢方？

A 漢方是從中國傳入的醫學，依照日本的風土與日本人的體質加以演進而成。

漢方起源於古代的中醫，經傳入日本後，依照日本的風土與日本人的體質加以變化、演進所構成的醫學，稱為「漢方」。

除了漢方藥，包含針灸、氣功、按摩、藥膳、日常養生等，能幫助我們度過更為健康生活的方式，都是漢方的一種。

Q2

漢方的基本理論為何？

A 「陰陽五行說」是漢方的基本思想，是適用於人類的一套自然法則。

「陰陽論」源自古代中國，像是月亮與太陽、水與火等，是將兩種自然現象視為相互對立的關係。此外，根據古代人生活的必備要素「木」、「火」、「土」、「金」、「水」，誕生了「五行說」。

將這兩種理論加以組合，產生了「陰陽五行說」；兩者都屬於自然法則，由於人是自然的一部分，所以可套用相同法則，進而構成了漢方的基本理論。（P8、P81）

Q3

將「五行說」套用在人體後，會有哪些現象？

A 肝、心、脾、肺、腎是構成人體的「五臟」，五臟器官有各自的作用。

五行說可套用在氣候、季節、方位、顏色、味道等各種元素中（參照五行對應配置圖）。

將五行套用在人體機能後，構成肝、心、脾、肺、腎的「五臟」，從現代醫學的解剖學角度來看，指的是臟器的作用。其他像是感情和感覺器官等，也可分為五類。（P39）

五行對應配置圖

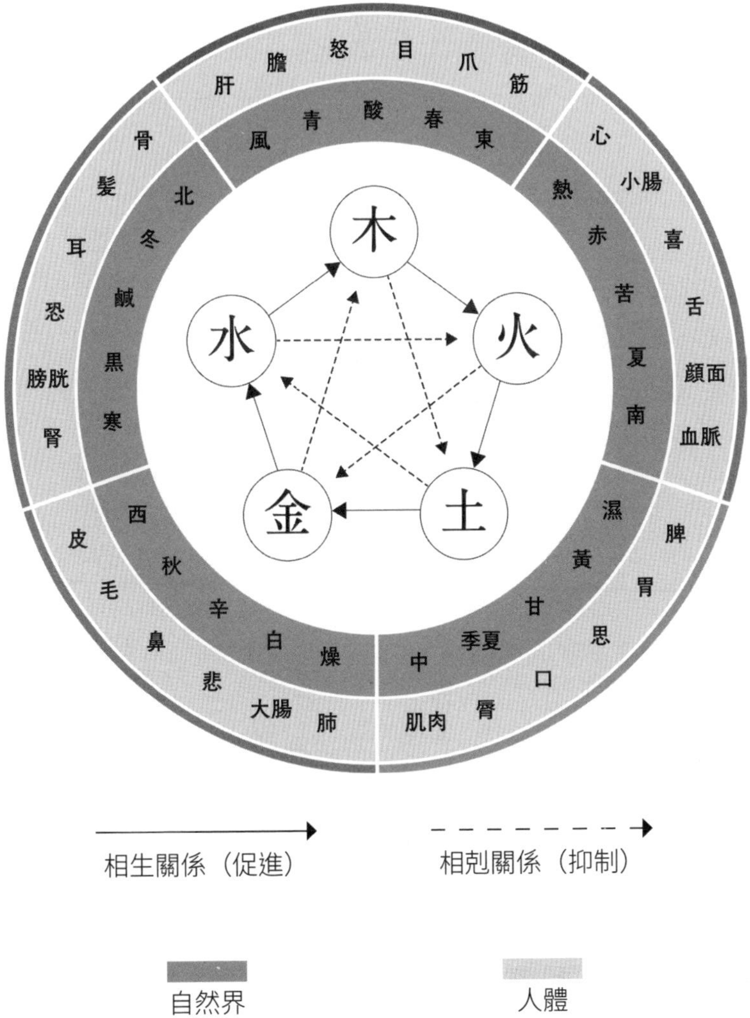
木
火
土
金
水
東
春
酸
青
風
肝
膽
怒
目
爪
筋
熱
赤
苦
夏
南
心
小腸
喜
舌
顏面
血脈
濕
黃
甘
季夏
中
脾
胃
思
口
脣
肌肉
燥
白
辛
秋
西
肺
大腸
悲
鼻
毛
皮
寒
黑
鹹
冬
北
腎
膀胱
恐
耳
髮
骨
相生關係（促進）
相剋關係（抑制）
自然界
人體

Q4

何謂藥膳？

A 將日常飲食視為是「藥」的一種，並依照身體狀態和季節找出最佳飲食的食養方式。

藥膳是基於「藥食同源」的概念，所以我們日常所吃的食物，也可以作為良藥。充分運用每種食物的特性，並依照身體狀態和季節，選擇最合適的食物，就是藥膳的方式。

Q5

何謂藥膳中的食材性質？

A 根據「陰陽」思想，將熱、溫、平、涼、寒的五大性質，分為「五性」。

具溫暖身體與興奮作用的「陽性」食材為熱性與溫性，讓身體降溫和具鎮靜作用的「陰性」食材為寒性與涼性，作用較為溫和的食材則是平性，將五種性質分為「五性」。五性有助於調節身體陰陽平衡。（P52）

Q6

何謂藥膳中的食材味道？

A 根據「五行」思想，將酸、苦、甘、辛、鹹五種味道，分為「五味」。

將酸味、苦味、甘味、辛味、鹹味五種味道分為「五味」，各種味道都有各自的作用。根據五行說，五味對應五臟，當身體產生不適症狀的時候，如果能找出五臟中是哪個部位所造成，即可選擇相對應味道的食材。（P53）

食物的五性

寒性	**具有強大的清熱作用，以及鎮靜與抑制發炎的效果** 竹筍、蓮藕、苦瓜、豆芽菜、西瓜、柿子、蛤仔、柚子、海藻類、香蕉、羊棲菜、昆布、蛤仔、螃蟹、鹽。
涼性	**具有清熱作用，與寒性相比，較為溫和** 芹菜、蘿蔔、番茄、茄子、小黃瓜、冬瓜、蘆筍、小松菜、橘子、蘋果、水梨、檸檬、豆腐、綠茶。
平性	**不偏寒涼、溫熱的性質，作用溫和** 紅蘿蔔、白菜、高麗菜、馬鈴薯、山藥、玉米、白、黑木耳、梅子、大豆、黑豆、鰻魚、牡蠣、豬肉、雞蛋、牛奶、蜂蜜。
溫性	**具有溫暖身體的作用，與熱性相比，較為溫和** 南瓜、洋蔥、韭菜、薑、蒜頭、蕗蕎、紫蘇、桃子、栗子、核桃、鮭魚、蝦子、雞肉、牛肉、紅茶、黑糖、醋。
熱性	**具有強大的溫暖身體與提振精神的作用** 羊肉、肉桂、胡椒、辣椒等。

食材的五味

酸味	**能緊縮肌肉，抑制過度出汗與尿** 番茄（甘）、柚子（甘）、橘子（甘）、蘋果（甘）、梨（甘）、檸檬、梅子、葡萄（甘）、桃子（甘）、醋（苦）。
苦味	**具有清熱與促進排便的作用** 芹菜（甘）、苦瓜、綠茶、紅茶（甘）。
甘味	**具有滋補強身、舒緩疼痛和緊張的作用** 茄子、小黃瓜、冬瓜、紅蘿蔔、白菜、高麗菜、馬鈴薯、山藥、玉米、白、黑木耳、南瓜、香蕉、西瓜、柿子、大豆、黑豆、栗子、核桃、鮭魚、蝦（鹹）、雞肉、牛肉、羊肉、雞蛋、牛奶、蜂蜜。
辛味	**具有排出囤積於體內物質與促進氣血循環的作用** 蘿蔔、洋蔥、蔥、韭菜、薑、蒜頭、蕗蕎、紫蘇、肉桂（甘）、胡椒、辣椒。
鹹味	**具有軟化堅硬物質和促進排便的作用** 羊棲菜（甘）、昆布、蛤仔、花枝、牡蠣（甘）、鹽。

＊部分食材具有兩種味道，這時候會在食材後面用括弧加註另一種味道。
＊有關於食材的五性與五味，有各種說法。

一日一頁中醫養生

養氣血、疏經絡、排毒素，
順應節氣食補強身、
運動按摩，365天保健全書

監　　修　藥日本堂
譯　　者　楊家昌

責任編輯　蔡穎如
封面設計　兒日設計
內頁編排　林詩婷

行銷主任　辛政遠
行銷專員　楊惠潔
通路經理　吳文龍
總 編 輯　姚蜀芸
副 社 長　黃錫鉉
總 經 理　吳濱伶
首席執行長　何飛鵬

出　　版　創意市集
發　　行　英屬蓋曼群島商家庭傳媒股份有限公司城邦分公司
Distributed by Home Media Group Limited Cite Branch
地　　址　115 臺北市南港區昆陽街 16 號 8 樓
8F., No. 16, Kunyang St., Nangang Dist., Taipei City 115 , Taiwan

讀者服務專線　0800-020-299 周一至周五 09:30 ～ 12:00、13:30 ～ 18:00
讀者服務傳真　(02)2517-0999、(02)2517-9666
E-mail　service@readingclub.com.tw
城邦書店　城邦讀書花園 www.cite.com.tw
地　　址　115 臺北市南港區昆陽街 16 號 5 樓
電　　話　(02) 2500-1919　營業時間：09:00 ～ 18:30
ISBN　978-626-7488-80-5（紙本）／ 978-626-7488-90-4（EPUB）
版　　次　2025 年 3 月初版 1 刷
定　　價　新台幣 480 元（紙本）／ 360 元（EPUB）／港幣 160 元

製版印刷　凱林彩印股份有限公司

國家圖書館預行編目 (CIP) 資料

一日一頁中醫養生：養氣血、疏經絡、排毒素，順應節氣食補強身、運動按摩，365 天保健全書／藥日本堂監修；楊家昌譯 . -- 初版 . -- 臺北市：創意市集出版：英屬蓋曼群島商家庭傳媒股份有限公司城邦分公司發行 , 2025.03
　面；　公分
ISBN 978-626-7488-80-5（平裝）

1.CST: 漢方 2.CST: 養生

413.21　113018463

香港發行所　城邦（香港）出版集團有限公司
九龍土瓜灣土瓜灣道 86 號順聯工業大廈 6 樓 A 室
電話：(852) 2508-6231
傳真：(852) 2578-9337
信箱：hkcite@biznetvigator.com

馬新發行所　城邦（馬新）出版集團
41, Jalan Radin Anum, Bandar Baru Sri Petaling,
57000 Kuala Lumpur, Malaysia.
電話：(603) 9056-3833
傳真：(603) 9057-6622
信箱：services@cite.my